中国药科大学"双一流建设"科技创新团队项目 CPU2018GY43

Supported by "Double First–Class" University Project CPU2018GY43

# ICH
## 基础知识 500 问

梁毅　徐伟　主编

ICH 指导原则研究团队

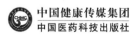

中国健康传媒集团

中国医药科技出版社

**图书在版编目（CIP）数据**

ICH 基础知识 500 问 / 梁毅，徐伟主编 . — 北京：中国医药科技出版社，2021.5

ISBN 978-7-5214-2379-2

Ⅰ . ① I… Ⅱ . ①梁… ②徐… Ⅲ . ①药品管理—规范—中国—问题解答

Ⅳ . ① R954-65

中国版本图书馆 CIP 数据核字（2021）第 054870 号

**美术编辑**　陈君杞

**版式设计**　也　在

出版　**中国健康传媒集团**｜中国医药科技出版社

地址　北京市海淀区文慧园北路甲 22 号

邮编　100082

电话　发行：010-62227427　邮购：010-62236938

网址　www.cmstp.com

规格　710×1000mm $^1/_{16}$

印张　25

字数　357 千字

版次　2021 年 5 月第 1 版

印次　2023 年 11 月第 2 次印刷

印刷　三河市万龙印装有限公司

经销　全国各地新华书店

书号　ISBN 978-7-5214-2379-2

定价　**75.00 元**

获取新书信息、投稿、为图书纠错，请扫码联系我们。

# 编　委　会

# 前　言

　　ICH 为 The International Council for Harmonisation of Technical Requirements for Pharmaceuticals for Human Use 的缩写，中文译名为国际人用药品注册技术协调会，简称国际协调理事会（以下简称 ICH）。ICH 是由欧盟、美国、日本三方发起的，在瑞士注册的国际性非盈利组织。截至目前，ICH 共有 16 个成员国或者地区、组织和 27 个观察员国或者地区、组织。在 ICH 成员国或者地区、组织和观察员国或者地区、组织中，以美国、日本和欧盟为首的近 20 个国家的制药工业产值占全世界的 80%，研发费用占全世界的 90%，拥有世界上最先进的研发、生产、流通和药物警戒的技术和管理标准，同时也拥有全世界最完备的审评和监管模式。ICH 的使命是在世界各国之间不断进行协调，以确保各国能以科学、标准而又统一规范的方式，在药品全生命周期如研发、生产、流通、使用、监管和药物警戒等各个环节进行全面质量管理的标准化管理，确保药品安全、有效、质量稳定。ICH 管理委员会主席、美国 FDA 和 CDER 战略办公室主任穆林博士曾说过："创办 ICH 的初衷，就是为了让多国混乱、各国自成一体的药物监管系统标准化，让多国都遵守同样的方法和审批程序进行审批工作，其目的就是为了让 ICH 成员国或者地区、组织的产品可以尽快相互认证。"

　　2017 年 6 月 19 日，原中国国家食品药品监督管理总局（CFDA）以正式成员身份加入 ICH，成为 ICH 的监管机构成员之一。从促进我国医药行业自身的建设以及与国际先进的技术和管理标准接轨的角度来看，加入 ICH 意味着我国将遵循 ICH 指导原则并参与到 ICH 指导原则的探讨和制定工作中来。

加入 ICH，要求我国在药品研发、生产、流通、使用、监管和药物警戒等整个药品生命周期里，学习、借鉴和遵循 ICH 标准，全面提高我国药品技术和质量与质量安全管理水平。总之，加入 ICH 对我国医药行业的发展势必会带来积极和深远的影响。但是，我们也要清醒地认识到，我国医药行业在标准化、规范化建设方面和国外发达国家相比还存在着不小的差距，可以说，学习、借鉴和遵循 ICH 技术与管理标准对于我国医药行业来讲是一场全面而又深刻的革新。当然，在此过程之中也一定会带来阵痛和困难，这就是我国医药行业必须翻越的障碍，只有翻越了这个障碍，才能真正使得我国医药行业脱胎换骨，融入世界。

要真正实施好 ICH 技术和管理标准，就必须对这些标准有清楚的了解。为此，中国药科大学非常重视 ICH 知识的普及和教学培训工作，专门设立中国药科大学"双一流建设"科学创新团队项目，即 Supported by "Double First-Class" University Project，编号为 CPU2018GY43，大力资助这个工作的开展。在此资助下，中国药科大学 ICH 政策研究中心的专家和学者，齐心协力、精心编写了这部 ICH 指导原则基础知识的入门参考书供大家学习和参考。中国药科大学 ICH 政策研究中心的前身是中国药科大学药品国内外注册与质量认证研究培训中心，自 1993 年成立至今已有三十年多年的历史。目前中心拥有教授三名、副教授三名、讲师三名，还有五十多名博士和硕士研究生。中心承担过各级政府和企业委托的近百项有关课题的研究工作，撰写高水平的研究论文 500 多篇，编写国家级规划统编教材 10 多部，曾多次获得国家各级政府的奖励和表彰。

本书将所有 ICH 现行指导原则按照顺序分成 Q（Quality，质量）、S（Safety，安全性）、E（Efficacy，有效性）和 M（Multidisciplinary，多学科）四章，每章又分为若干小节，每个指导原则为一节。正文以问答的形式，对指导原则所涵盖的知识点一一讲解，力求语言通俗、翻译准确、详略得当。部分不适合制作成问答形式的指导原则（比如 Q4B、Q7、M1、M4、M8），我们以分点、分小标题的方式讲解了其中的知识。

Q（Quality，质量）——质量领域指导原则的主要内容包括稳定性研究、确定杂质的相关阈值，以及基于 GMP 风险管理的更灵活的药品质量管控方法等。Q 部分已发布的指导原则包括 Q1A~Q1F（其中 Q1F 已于 2006 年撤销）、Q2、Q3A~Q3D、Q4B、Q5A~Q5E、Q6A~Q6B、Q7~Q12。目前待发布的指导原则有 Q13：原料药和制剂的连续制造，Q14：分析方法开发等。

S（Safety，安全性）——ICH 制定了一整套安全性指导原则，以发现致癌性、遗传毒性和生殖毒性等潜在风险。S 部分已发布的指导原则包括 S1A~S1C、S2、S3A~S3B、S4~S6、S7A~S7B、S8~S11。

E（Efficacy，有效性）——ICH 在有效性主题下开展的工作涉及临床试验的设计、实施、安全和报告。它还涵盖了源自生物技术过程的新型药物，以及使用药物遗传学/基因组学技术生产的靶向药物。E 部分已发布的指导原则包括 E1、E2A~E2F、E3~E12、E14~E18（其中 E13 空缺）。目前待发布的指导原则有 E19：安全性数据收集的优化。

M（Multidisciplinary，多学科）——这部分是跨领域的主题，不完全符合质量、安全性和有效性类别的其中之一。它包括 ICH 医学术语（MedDRA），通用技术文件（CTD）和监管信息传输电子标准（ESTRI）的发展等。M 部分已发布的指导原则包括 M1~M10（其中 M5 已于 2013 年并入 E2B，M6 于 2011 年中止开发）。目前待发布的指导原则有 M11：电子临床研究方案的协调结构。

本书适用于从事药品研发、注册、生产、药物警戒等工作者阅读和使用，也适用于药学类专业包括药事管理、药物经济学、医药国际贸易等的高年级本科生与研究生阅读和使用。当然，也非常适用于对 ICH 知识有兴趣的人员阅读。读者在阅读时既可以通读全文，掌握各项指导原则的核心知识，也可以带着学习和工作中的问题，在本书中寻找答案。

由于 ICH 指导原则始终处于不断更新之中，本书出版时可能与 ICH 现行指导原则略有差异，希望读者谅解。由于 ICH 标准内容多、涉及领域广、科技知识较深奥等因素，再加上编写时间比较短，所呈现的成品难免有疏漏和不足之处，希望读者在阅读使用过程中能提出您宝贵的意见，我们将不断改进，使您满意。

编　者

2021 年 2 月

# 目 录

## Q

# S

# E

# M

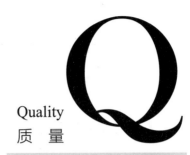

Quality
质　量

质量领域指导原则的主要内容包括稳定性研究、确定杂质的相关阈值，以及基于 GMP 风险管理的更灵活的药品质量管控方法等。Q 部分已发布的指导原则包括 Q1A~ Q1F（其中 Q1F 已于 2006 年撤销）、Q2、Q3A~ Q3D、Q4B、Q5A~ Q5E、Q6A~ Q6B、Q7~ Q12。目前待发布的指导原则有 Q13：原料药和制剂的连续制造，Q14：分析方法开发等。

# Q1A 新原料药和制剂的稳定性试验

**A：稳定性试验的目的是什么？**

B：稳定性试验的目的是测试原料药或制剂在各种环境因素如温度、湿度和光等条件的影响下，其质量随时间的变化情况，并由此确定原料药的复检期、制剂的货架期和建议的贮藏条件。

**A：ICH Q1 系列稳定性研究指南总体介绍了药品稳定性试验的哪些内容？**

B：ICH Q1 稳定性研究指南一共包括了 6 个独立的文件，分别是：Q1A 新原料药和制剂的稳定性试验；Q1B 新原料药和制剂的光稳定性试验；Q1C 新剂型的稳定性试验；Q1D 原料药和制剂稳定性试验的交叉和矩阵设计；Q1E 稳定性数据的评价；Q1F 在气候带Ⅲ和Ⅳ，药物注册申请所提供的稳定性数据。其中 Q1F 已于 2006 年撤销。

**A：Q1A 总体介绍了哪些内容？**

B：Q1A 作为 ICH Q1 系列指南文件的主体内容，阐述了稳定性研究的原理与目的，并分别对新原料药和制剂就开展稳定性研究的通用内容、条件和注意事项等方面进行了详细描述。Q1B~Q1E 则从不同的侧重点对 Q1A 进行了补充。

值得注意的是，Q1A 指导的范围主要是阐述新分子实体及其制剂注册申请时要提交的稳定性资料，目前尚不包括简明申请、变更申请及临床试验申请等所要求的资料。对于特殊剂型，对在其建议的包装容器中进行取样及试验的特定要求也不包括在内。

**A：原料药进行稳定性试验的途径是进行强制降解试验。原料药进行强制降解试验的目的是什么？**

B：（1）原料药的强制降解试验有助于确定可能的降解产物，而这些降解产物又有助于了解降解途径和分子内在的稳定性，并论证使用的分析方法是否能反映产品的稳定性。

（2）强制降解试验作为杂质谱研究中的一种辅助手段，相较于稳定性放置后期的样品，强降解试验提供的杂质更为丰富，而且不需要长时间放置，同时，可以明确杂质产生与环境因素之间的相互影响信息，为原料药存放及包材选择提供指导信息。

**A：原料药的强制降解试验具体如何进行？**

B：强制降解试验的类型将取决于各种原料药的性质及其所包含的制剂类型。强制降解试验通常仅需对一批原料药进行试验，它包括温度、湿度、氧化、光照对原料药的影响。

（1）酸／碱水解考察条件的设置主要考虑因素 酸／碱溶液的浓度（或pH 值）、考察的温度与时间，具体考察条件需根据药品特点，特别是分析药物结构中含有的水解基团及其所处的电子和空间位阻环境。如对于含有羧酸酯的药物，其可能对碱水解十分敏感，就可使用较低浓度的氢氧化钠溶液，在室温条件下进行考察即可。而同样对于含有羧酸酯的药物，如果所处空间环境位阻较大，如叔丁基酯，可能水解条件需适当加强。常用水解考察条件包括：0.1~1 mol/L 的盐酸或氢氧化钠溶液，在室温或加热条件下进行考察，如 60℃ /2d。

（2）光照降解 光照强制降解试验的条件设置在 ICH Q1B 中有较明确规定，可分别在样品均质化或溶液状态下进行考察，一般要求总照度不低于 $1.2 \times 10^6$ Lux·h（冷白光灯）或近紫外能量不低于 200（w·h)/m²（紫外灯），如 254 或 365nm 光源照射 24h。

（3）高温降解 对于热降解，一般遵循阿伦尼乌斯（Arrhenius）方程，即随温度升高降解速率加快。高温降解试验即运用这一原理，通过设置较高的考察温度在较短的时间内获得药品的降解信息。具体考察温度和时间需根据药品特点，在前期预试验的基础上灵活确定，常见如 80℃ /10d，130℃ /8h。

（4）氧化降解　需考虑试验条件的剧烈程度以及不同氧化机制的类型，采用适宜的氧化条件进行考察，如对于亲核氧化，采用 0.1%~3% 的过氧化氢为氧化剂 / 中性溶液中 / 室温 /7d；对于自由基介导的氧化，采用偶氮类（如 AIBN）或过氧化物（如 BPO）引发 / 暴露于有氧环境 / 室温 /7d，或溶解于金属离子的盐溶液（如 50mmol/L 的硫酸亚铁溶液）中 / 暴露于有氧环境 / 室温 /7d。

### A：Q1A 中关于原料药及制剂稳定性试验批次的选择有什么要求？

B：原料药及制剂都应提供至少三个批次样品的稳定性资料，原料药应是中试规模生产的批次，其合成路线和生产工艺应与最终生产时的相同，应能代表规模化生产时的产品的质量。稳定性研究的原料药应放置在与贮存和销售相同或相似的包装容器中。制剂要求与拟上市产品具有相同处方、工艺、质量、质量标准和包装，包括内包装和容器上的标签。制剂的每一种规格和包装规格都应进行稳定性研究，除非应用了括号法和矩阵法设计。

### A：对于质量标准的建立，Q1A 是如何指导的？

B：质量标准就是一系列的试验、参考分析方法和建议认可的限度要求。稳定性研究应检验那些在贮藏期间易变化、可能影响其质量、安全性和（或）有效性的项目。检验项目应包括物理、化学、生物和微生物特性，制剂还应包括保护剂含量（如抗氧剂、抑菌剂）和功能性测试（如定量给药系统）。应采用经验证能指示稳定性的分析方法。

### A：对于稳定性研究试验频率，又是如何规定的？

B：对于长期试验，试验的频率应足以确定原料药或制剂的稳定性状况。对建议复验期或货架期至少为 12 个月的原料药或制剂，在长期放置条件下的试验频率一般为：第一年每 3 个月一次，第二年每 6 个月一次，以后每年一次，直到建议的复验期或货架期期满。

在加速试验放置条件下为期六个月的研究中，至少进行包括初次和末次的 3 个时间点（如 0、3、6 月）的试验。根据研究开发的经验，预计加速试验结果可能会接近显著变化限度，则应在最后一个时间点增加样本数或在研究设计中增加第 4 个时间点。当加速试验结果产生了显著变化，则应进行中间放置条件试验。建议进行为期 12 个月的研究，其中至少包括初次和末次的四个时间点（如 0、6、9、12 个月）的试验。

**A：对于原料药及制剂稳定性研究放置条件有什么要求？**

B：原料药与制剂应在一定的放置条件下进行考察，以考察其热稳定性，必要时也考察其对湿度的敏感性。选择的放置条件和研究时间的长短要充分考虑到药物的贮藏、运输及其使用的整个过程。除另有规定外，原料药及制剂长期试验、加速试验及必要时的中间试验放置条件应采用表 Q-1 所示的"一般情况"下的放置条件。

表 Q-1 "一般情况"下的放置条件

| 研究 | 放置条件 | 申报数据涵盖的最少时间周期 |
|---|---|---|
| 长期试验 * | 25℃ ±2℃ /60%RH ± 5%RH 或 30℃ ±2℃ /65%RH ± 5%RH | 12 个月 |
| 中间试验 ** | 30℃ ±2℃ /65%RH ± 5%RH | 6 个月 |
| 加速试验 | 40℃ ±2℃ /75%RH ± 5%RH | 6 个月 |

\* 长期试验在 25℃ ±2℃ /60%RH ± 5%RH 还是在 30℃ ±2℃ /65%RH ± 5%RH 条件下进行，由申请者决定。

\*\* 如果把 30℃ ±2℃ /65%RH ± 5%RH 作为长期试验条件，则无中间试验条件。

**A：对于拟冷藏、拟冷冻贮藏、拟在 −20℃以下贮藏的原料药和制剂的放置条件是如何要求的？**

B：拟冷藏、拟冷冻贮藏的原料药和制剂的放置条件如表 Q-2、表 Q-3

所示。对于拟在 –20℃以下贮藏的原料药和制剂应酌情处理。

表 Q-2　拟冷藏的原料药的放置条件

| 研究 | 放置条件 | 申报数据涵盖的最少时间周期 |
|---|---|---|
| 长期试验 | 5℃ ±3℃ | 12 个月 |
| 加速试验 | 25℃ ±2℃/60%RH ±5%RH | 6 个月 |

表 Q-3　拟冷冻贮藏的原料药的放置条件

| 研究 | 放置条件 | 申报数据涵盖的最少时间周期 |
|---|---|---|
| 长期试验 | –20℃ ±5℃ | 12 个月 |

另外，对于包装在非渗透容器中的药物制剂可不考虑药物的湿敏感性或可能的溶剂损失，因为这种容器具有防止潮湿和溶剂通过的永久屏障。因此，包装在非渗透容器中的制剂稳定性研究可在任何湿度下进行。而对于包装在半渗透容器中的水溶液制剂，除物理、化学、生物和微生物稳定性考察外，应考察潜在的失水性。这种考察可在低相对湿度条件下进行，以证明其可以放在低相对湿度的环境中。

**A：当申报批次的长期稳定性数据在批准时还无法涵盖所建议的复验期或货架期时，要承诺在批准后继续进行稳定性研究，以建立确切的复验期或货架期。具体是如何规定的？**

B：具体而言，需进行稳定性承诺的有以下三种情况。

（1）如果原料药或制剂递交资料包含了至少三批生产批次的稳定性研究数据但未至复验期或货架期，应承诺继续研究直到建议的复验期或货架期，制剂还应进行六个月的加速试验。

（2）如果递交资料包含的生产批次的稳定性研究数据少于三批，应承诺继续进行长期稳定性研究直到建议的复验期或货架期，制剂还应进行六个月的加速试验，并补充试验的批次到至少三批。

（3）如果递交的资料不包含生产批次稳定性数据，则应承诺用生产规模生产的前三批样品进行长期稳定性研究，直到所建议的复验期及货架期，制剂还应进行六个月的加速试验。一般来说，用于研究承诺批次的长期稳定性研究方案应与研究初始批次的方案相同。

**A：原料药及制剂应按照相应的国家和地区的要求，在标签上说明贮藏条件。关于说明书和标签，具体是如何要求的？**

B：标签上的贮藏条件应建立在稳定性评价的基础上。必要时，应有特殊说明，尤其是对不能冷冻的原料药及制剂。另外，应避免使用像"环境条件"或"室温"这一类术语。原料药如有必要，应在容器的标签上注明复验日期，制剂应注明失效日期。

## 参考文献

［1］杨长花，王月茹，刘峰，等. UPLC-Q-TOF-MS 研究依拉地平原料药的降解杂质［J］. 华西药学杂志，2019，34（03）：188-192.

［2］郭涤亮. 浅谈化学药物强制降解试验的设计与开展［J］. 中国新药杂志，2019，28（20）：2468-2472.

# *Q1B* 新原料药和制剂的光稳定性试验

**A：Q1B 针对光稳定性试验对 Q1A 进行了补充，具体指导了哪些内容？**

B：Q1B 指出新原料药和制剂的内在光稳定特性应经过评估，以证明适当的光照不会引起药物发生不可接受的变化。

系统的光稳定性试验研究包括：① 原料药试验；② 除去内包装的制剂试验；如需要，再进行；③ 除去外包装（带内包装）的制剂试验；如需要，再进行；④ 上市包装的制剂试验。通常，光稳定性试验批次按总指导原则采用一批样品。

**A：Q1B 对于进行光稳定性试验的光源有什么要求？**

B：药品生产商或申请者可根据光源制造商提供的光谱分布说明书选择光源。通常为两种光源：光源 1，采用任何输出相似于 D65/ID65 发射标准的光源。如具有可见 – 紫外输出的人造日光荧光灯、氙灯或金属卤化物灯。D65 是国际认可的室外日光标准。ID65 相当于室内间接日光标准。若光源发射光低于 320nm，应滤光除去。光源 2，相同的样品应同时暴露于冷白荧光灯和近紫外灯下。冷白荧光灯应具有 ISO10977（1993）所规定的类似输出功率。近紫外荧光灯应具有 320~400nm 的光谱范围，并在 350~370nm 有最大发射能量；在 320~360nm 及 360~400nm 二个谱带范围的紫外光均应占有显著的比例。

**A：光暴露试验方法是如何要求的？**

B：在确认研究中，样品应暴露在总照度不低于 $1.2 \times 10^6$ Lux·h，近紫外能量不低于 200（w·h）/$m^2$ 的光源下，以便对原料药和制剂进行直接比较。

样品可并排暴露于经过验证的化学光量测定系统下，以确保获得规定的光暴露量；或在用经校正的辐射计 / 测光仪监测的条件下持续适当的时间。若用遮光保护的样品（如用铝箔包装）作为避光对照来评估热诱导变化对总变化的影响，应将其与受试样品并排放置。

**A：原料药光稳定性试验是如何做的？**

**B：** 原料药的光稳定性试验应包括两个部分：强制降解试验和确认试验。强制降解试验研究的目的是评价原料药的总体光敏感性，用于方法开发及降解途径的阐明。确认研究是为该原料药的储藏、包装、标签等提供所需要的信息，确认研究应能确定在制剂生产和处方配制过程中所必要的预防措施，以及是否需要避光包装。利用原料药阿西莫林钠的光稳定性试验举例说明：分别将阿莫西林钠原料药暴露在总照度不低于 600 万 Lux·h 和 120 万 Lux·h 的条件下，检查阿莫西林钠原料药的 pH、浊度、吸光度、水分、旋光度、含量及有关物质的变化情况，见表 Q-4。

表 Q-4　阿莫西林钠原料药理化性测定值

| 项目 | 限度 | C201802006-0 天 | C201802006-120 万 Lux·h | C201802006-600 万 Lux·h |
|---|---|---|---|---|
| 澄清度 | < Ⅱ M | 0.5 | 0.5 | 0.5 |
| 吸光度 | ≤ 0.2 | 0.027 | 0.20 | 0.74 |
| 比旋度 | +240 至 +290 | +284.5 | +285.9 | +271.5 |
| 酸碱度 | 8.0 至 10.0 | 9.31 | 9.31 | 9.32 |
| 水分 | ≤ 3.0% | 1.34 | 1.12 | 1.72 |
| 含量 | ≥ 89.0% | 94.2 | 93.4 | 90.1 |
| 总杂质 | ≤ 9.0% | 0.51 | 0.57 | 3.5 |
| 杂质 J | ≤ 3.0% | 0.19 | 0.21 | 0.41 |
| 单个最大未知 | ≤ 2.0% | 0.14 | 0.14 | 2.4 |

结果表明阿莫西林钠在光照条件下不稳定，需避光保存。

**A：制剂的光稳定试验和原料药光稳定试验有什么不同吗？**

B：制剂的光稳定性研究应进行一系列的试验。首先，制剂应在完全暴露条件下进行试验；如有必要，以内包装进行试验；如再有必要，以上市包装进行试验。试验应一直做到其结果显示该制剂可以充分抵御光照为止。

**A：关于光稳定试验样品的放置，有什么要求吗？**

B：原料药及制剂样品的放置，应考虑受试样品的物理性质（如升华、蒸发、熔化），必要时冷藏和（或）放置在密闭容器中，以确保物理状态的变化所造成的影响最小。应考虑并排除样品与包装材料之间可能存在的相互作用。应保证样品获得尽可能均匀或最大面积的光照，比如固体原料药应分散在适宜的玻璃或塑料碟中，厚度不超过 3mm；除去包装的受试制剂样品，如片剂、胶囊剂应分散为单层；若制剂在内包装或在上市包装条件下进行试验，样品应水平放置或横向面对光源。另外，液体原料药与不能直接暴露的制剂应置于化学惰性的透明容器中。

**A：对于光稳定性试验样品的分析，Q1B 是如何要求的？**

B：光暴露试验一结束，应立即检查样品物理性质的变化，并进行含量和降解产物的测定，所用方法应经过相应的方法学验证，证实其适用于检测光化反应产生的降解物质。对于光照后可能会不均匀的物质，取样时需将整个样品均质化。如果试验中采用了作为避光对照的受保护样品，则应与光照过的样品同时测定。

## 参考文献

［1］谢英新，王广慧. 阿莫西林钠光稳定性试验［J］. 现代医学与健康研究电子杂志，2018，2（11）：64.

# *Q1C* 新剂型的稳定性试验

A：Q1C 新剂型的稳定性试验是 Q1A 的补充，对新原料药和制剂的所有者在申报新剂型时所需报送的稳定性资料进行了阐述。Q1C 对于"新剂型"是如何定义的？

B：新剂型是指与已被相关管理机构批准的现有药品具有相同的活性物质但剂型不同的药品。药物制剂类型包括不同给药途径（如口服给药改为肠外给药），具有新的特定功能或释放系统（如速释片改为调节释放片），以及给药途径相同但剂型不同的（如胶囊剂改为片剂，溶液剂改为混悬剂等）产品。

A：对于新剂型的稳定性试验，有什么需要特殊考虑的吗？

B：新剂型的稳定性试验方案原则上应遵循稳定性试验的总指导原则。但在经证明合理的情况下，可以接受简化的稳定性试验数据，如 6 个月加速试验数据和进行中的 6 个月长期试验数据。

# Q1D 原料药和制剂稳定性试验的交叉和矩阵设计

A：Q1A 指出矩阵法和括号法在经过验证的情况下可以应用于新原料药及制剂的稳定性试验，Q1D 中给出了进一步的指导，运用矩阵法和括号法有什么作用吗？

B：稳定性试验的完整设计方案是在所有时间点对样品的全部设计因子的每个组合都进行试验，工作量很大，而绝大多数药物制剂的正式稳定性研究是可以运用括号法和矩阵法简化替代的。这属于合理减少试验次数的一种设计。

A：什么是括号法？

B：括号法是一种稳定性试验的设计方案，它仅对某些设计因子［如规格、包装容器尺寸和（或）装量］处在极端状态的样品，进行所有时间点的完整试验。此设计假定极端样品的稳定性可以代表中间样品的稳定性。

A：什么情况下可以使用括号法？

B：括号法可用于处方相同或相近的多个规格样品的稳定性研究，包括但不限于：① 由相同粉末混合物、不同填充量制成的不同规格的胶囊；② 由不同量的同种颗粒压制成的不同规格的片剂；③ 处方仅在某些微量辅料（如着色剂、矫味剂）上有差别的不同规格的口服溶液剂，即可采用括号法设计。括号法还适用于容器尺寸或者装量不同而其他保持不变的同种容器密闭系统的研究。

**A：可以举一个运用括号法的实例吗？**

B：如表 Q-5 所示，该示例为某种制剂有三个规格和三种容器尺寸。在本例中，应证明 15ml 和 500ml 高密度聚乙烯容器确实代表了极端状态。对于每一选定组合的批次，应如同在完整设计中一样，在每个时间点都进行试验。

表 Q-5　某制剂的括号法设计示例

| 规格 | | 50mg | | | 75mg | | | 100mg | | |
|---|---|---|---|---|---|---|---|---|---|---|
| 批次 | | 1 | 2 | 3 | 1 | 2 | 3 | 1 | 2 | 3 |
| | 15ml | T | T | T | | | | T | T | T |
| 容器大小 | 100ml | | | | | | | | | |
| | 500ml | T | T | T | | | | T | T | T |

注：T= 进行测试的样品，下同。

**A：什么是矩阵法？**

B：矩阵法是在指定的某些时间点对全部因素组合的总样品中的一个选定子集进行试验。在后续的时间点，对另一个具有全部因素组合的样品子集进行试验。该设计方案假设受试的每个样品子集的稳定性代表着所给时间点上所有样品的稳定性。

**A：什么情况下可以运用矩阵法？**

B：矩阵法可应用于具有相同或相似处方的不同规格，或使用相同的工艺和设备制成的、包装容器尺寸和（或）相同容器密封系统下的不同装量的不同批次。经过验证，也可以把矩阵法设计运用到原辅料比例不同的、使用不同辅料的，或使用不同容器密封系统的不同规格制剂。

**A：可以列举一下运用矩阵法的实例吗？**

B：以某两个规格（S1 和 S2）制剂的针对时间点的矩阵设计为例，"1/2

简化"和"1/3 简化"，是指对完整研究设计进行的简化策略。1/2 简化是在完整研究设计的每两个时间点中去掉一个，如表 Q-6。

表 Q-6　某两个规格（S1 和 S2）制剂的针对时间点的矩阵设计示例之"二分之一简化"

| 时间点（月） | | 0 | 3 | 6 | 9 | 12 | 18 | 24 | 36 |
|---|---|---|---|---|---|---|---|---|---|
| 规格 | | | | | | | | | |
| S1 | 批次 1 | T | T | | T | T | | T | T |
| | 批次 2 | T | T | | T | T | T | | T |
| | 批次 3 | T | | T | | T | T | | |
| S2 | 批次 1 | T | | T | | T | | T | |
| | 批次 2 | T | T | | T | T | T | | T |
| | 批次 3 | T | | T | | T | | T | T |

1/3 简化则是在每三个时间点去掉一个，如表 Q-7 所示。在示例中，其简化程度少于 1/2 或 1/3。这是因为所有因素组合在某些时间点要进行完整试验。这些示例包括在起始、结束和第 12 个月时间点的完整试验。所以最终的简化要比 1/2（24/48）或 1/3（16/48）少，实际上分别是 15/48 和 10/48。

表 Q-7　某两个规格（S1 和 S2）制剂的针对时间点的矩阵设计示例之"三分之一简化"

| 时间点（月） | | 0 | 3 | 6 | 9 | 12 | 18 | 24 | 36 |
|---|---|---|---|---|---|---|---|---|---|
| 规格 | | | | | | | | | |
| S1 | 批次 1 | T | T | | T | T | | T | T |
| | 批次 2 | T | T | T | | T | T | | T |
| | 批次 3 | T | | T | | T | T | | T |
| S2 | 批次 1 | T | | T | T | T | | T | T |
| | 批次 2 | T | T | | T | T | | T | T |
| | 批次 3 | T | T | T | | T | T | | T |

表 Q-8 给出了另一个有 3 种规格、3 种容器尺寸的某种制剂的矩阵设计示例。是一种仅对时间点进行矩阵的设计。

表 Q-8　某制剂三个规格、三种容器尺寸的对时间点的矩阵设计示例

| 规格 | S1 | | | S2 | | | S3 | | |
|---|---|---|---|---|---|---|---|---|---|
| 容器尺寸 | A | B | C | A | B | C | A | B | C |
| 批次 1 | T1 | T2 | T3 | T2 | T3 | T1 | T3 | T1 | T2 |
| 批次 2 | T2 | T3 | T1 | T3 | T1 | T2 | T1 | T2 | T3 |
| 批次 3 | T3 | T1 | T2 | T1 | T2 | T3 | T2 | T3 | T1 |

表 Q-9、表 Q-10 是对时间点和因素均进行矩阵法设计。在表 Q-8 中，批次、规格以及容器尺寸的所有组合都被试验；而在表 Q-9 中，某些组合不被试验。

表 Q-9　某制剂三个规格、三种容器尺寸的对时间点和因素的矩阵设计示例

| 规格 | S1 | | | S2 | | | S3 | | |
|---|---|---|---|---|---|---|---|---|---|
| 容器尺寸 | A | B | C | A | B | C | A | B | C |
| 批次 1 | T1 | T2 |  | T2 |  | T1 |  | T1 | T2 |
| 批次 2 |  | T3 | T1 | T3 | T1 |  | T1 |  | T3 |
| 批次 3 | T3 |  | T2 | T2 | T3 | T2 | T3 |  |  |

表 Q-10　试验安排

| 时间点（月） | 0 | 3 | 6 | 9 | 12 | 18 | 24 | 36 |
|---|---|---|---|---|---|---|---|---|
| T1 | T |  | T | T | T | T | T | T |
| T2 | T | T |  | T | T |  | T | T |
| T3 | T | T | T |  | T | T |  | T |

**A：运用括号法和矩阵法与相应的完整设计方案相比，会有什么潜在风险吗？**

B：对于括号法，因为此设计是假定极端样品的稳定性可以代表中间样品的稳定性，所以在应用括号设计法前，应评估它对判断复验期或货架期的影响。如果极端状态样品的稳定性不同，就不能认为中间样品比最不稳定的极

端样品更稳定。

对于一个仅对因子而非对时间点的矩阵设计，由于数据收集量的减少，通常在估测货架期的准确性上更差，得出的有效期更短。如果在因素组合的试验数量上简化过度，这些实验数据就不能合并以建立一个有代表性的货架期，也就不可能估测那些缺失的因素组合的货架期。

# *Q1E* 稳定性数据的评价

**A：在撰写稳定性研究资料的时候，需要对已有的数据做出合理的评价，并得出包括复验期或货架期在内的研究结论。关于稳定性数据评价，Q1E 总体是如何指导的？**

B：Q1E 阐述了新分子实体及其相关制剂在注册申请时应呈报的稳定性数据的评价方法；及如何根据至少三批样品的稳定性试验结果，确定可应用于以后在相似环境条件下生产和包装的所有批次样品的复验期或货架期及标签上的贮存条件；并阐述了如何及何时可以使用外推法，以获得长期稳定性数据覆盖时间外的原料药的复验期和制剂的货架期。

**A：什么是外推法？**

B：外推法是一种根据已知数据来推断将来数据的方法。在进行注册申报时，有时长期稳定性试验未至拟定复验期或货架期末的取样点，即稳定性数据尚不完整。这时常常会使用"外推法"来预测产品的复验期或货架期。

**A：若稳定性数据不完整，如何保证外推法推测的复验期或货架期是合理的？**

B：外推法并非一项随意的活动，并不是人们主观希望现有数据支持多长的复验期或货架期就可以定多长，也并非只能把复验期或货架期定在已有完整稳定性数据的时间点。对稳定性数据进行外推的合理性取决于对变化模式的了解程度、数学模型的拟合度和相关支持性数据。任何外推法应保证外推得到的复验期或货架期对未来放行时检验结果接近放行标准的批次是有效的。由外推法得到的复验期或货架期，应及时采用后续得到的长期稳定性数据不断进行验证。

**A：具体如何运用外推法的规则进行稳定性数据评价？**

B：对拟室温贮藏的原料药或制剂，当加速条件下无明显变化时，可根据长期和加速试验的数据来确定复验期或货架期。具体分为两种情况。

（1）长期和加速试验的数据显示几乎没有变化时不进行统计分析，可用外推法延长复验期或货架期，但不超过数据覆盖范围的 2 倍，并不超过 12 个月。

（2）长期或加速试验数据显示有变化时，可运用外推法，但外推的程度取决于该指标的长期试验数据是否能进行统计分析。若长期数据不能进行统计分析但能提供相关支持性数据，且这些支持性数据与进行初步稳定性的批次相比，处方相近，生产规模较小，包装容器相似，则建议的复验期或货架期可外推至长期试验数据覆盖时间的 1.5 倍，但外推不超过 6 个月。

若长期试验数据能进行统计分析，且有统计分析和有关支持性数据支持，则可外推到长期试验数据覆盖时间的 2 倍，但不得超过覆盖时间外 12 个月。

当加速条件下产生明显变化时，复验期或货架期应根据中间条件和长期稳定性试验的结果来定。

（1）中间条件下无明显变化　可用外推法延长有效期，外推的程度也是取决于长期试验数据是否能进行统计分析，若不能，但能提供相关支持性数据，则不超过数据覆盖范围外 3 个月；若能，且有统计分析和有关支持性数据，可外推到长期试验数据覆盖时间的 1.5 倍，但不得超过覆盖时间外 6 个月。

（2）中间条件下发生明显变化　建议的复验期或货架期不应超过长期试验数据覆盖的时间。

**A：对于特殊放置条件下的原料药和制剂，应该如何进行稳定性数据评价？**

B：对于拟冷藏的原料药或制剂，若在加速试验条件下未发生明显变化，同贮存于室温且在加速条件下没有明显变化的原理一样，外推超出长期稳定性数据覆盖范围的复验期或货架期。

在加速放置条件的第 3 到第 6 个月发生明显变化，建议的复验期或货架期应依据长期试验的数据来定，不宜外推。如果在加速放置条件试验的前 3 个月发生明显变化，还应讨论说明在短期偏离标签上的贮藏条件（如在运输途中或处置过程中）时所产生的影响。可用一批原料或制剂进行短于 3 个月的加速试验，进一步支持这一讨论。

对于拟冷冻贮藏的原料药或制剂，复验期或货架期应根据长期试验数据来定。在缺乏适宜的加速试验条件的情况下，可取一批样品在较高的温度（如 5℃ ±3℃或 25℃ ±2℃）下、在一个适当的时间周期内进行试验，以说明短期偏离标签上的贮存条件所产生的影响。

对于需在低于 –20℃贮存的原料药或制剂，复验期或货架期应根据长期试验数据来定，并个案评估。在《化学药物（原料药和制剂）稳定性研究技术指导原则》中指出：目前尚无针对冷冻保存（–20℃ ±5℃）原料药的加速试验的放置条件；研究者可取 1 批样品，在略高的温度（如 5℃ ±3℃或 25℃ ±2℃）条件下进行放置适当时间的试验，以了解短期偏离标签上的贮藏条件（如在运输途中或搬运过程中）对其质量的影响。对拟在 –20℃以下保存的原料药，可参考冷冻保存（–20℃ ±5℃）的原料药，酌情进行加速试验。

**A：进行稳定性数据评价需要用到合适的统计方法对稳定性数据进行分析，一般运用什么统计方法？**

B：首先应明确：一旦采用一种统计分析方法评价随时间变化或变异的长期试验数据，则应采用相同的统计方法，去分析承诺批次的数据，以验证或延长已批准的复验期或货架期。

可以运用回归分析评价定量指标的稳定性数据和建立复验期或货架期。定量指标与时间之间的关系决定了数据是否需进行转换以进行线性回归分析。一般这种关系可用算术或对数坐标中的线性或非线性函数来表示。有时非线性回归能更好反映其真实关系。对于评估复验期或货架期的一个合适的方法是：通过确定某一定量指标（如含量、降解产物）平均值的 95% 置信限与建议的认可标准（限度）相交的第一时间点来定。选择进行数据分析的统计方法，应考虑采用的稳定性设计方案，以便为评估复验期或货架期提供有效的统计学依据。上述方法可用于评估单批或经适当的统计分析后合并的多批次产品的复验期或货架期。

## 参考文献

［1］国家药品监督管理局药品审评中心. 化学药物（原料药和制剂）稳定性研究技术指导原则［EB/OL］.（2015. 02. 05）［2020. 05. 22］http：//www. cde. org. cn/zdyz. do? method=largePage&id=237

# Q2　分析方法的验证

**A：分析方法验证是很多分析研发人员和质检员都会涉及的工作内容，什么是分析方法验证？**

B：WHO、FDA 对于分析方法验证的定义和解释基本一致，其核心是实验室通过试验设计和测试，证明被验证的方法适用于该方法拟定的检测用途。从这个定义可以看出，方法验证主要由方法建立者进行，由于大部分药品质量控制方法是由生产企业建立，因此方法学验证的工作大部分是由企业的分析方法研发部门来进行。方法验证在分析方法建立过程中具有重要的作用，是质量研究和质量控制的组成部分。只有经过验证的分析方法才能用于控制药品质量，因此方法验证是制订质量标准的基础。

**A：为什么要进行分析方法的验证这一过程呢？**

B：主要有以下两个原因：首先，保证药品安全、有效、质量可控是药品研发和评价应遵循的基本原则，其中，对药品进行质量控制是保证药品安全有效的基础和前提；为达到控制质量的目的，需要多角度、多层面来控制药品质量，也就是说要对药品进行多个项目测试，来全面考察药品质量。其次，每一测试项目可选用不同的分析方法，为使测试结果准确、可靠，就必须对所采用的分析方法的科学性、准确性和可行性进行验证，以充分表明分析方法符合测试项目的目的和要求，这就是通常所说的对方法进行验证。

**A：Q2 指导原则是如何介绍分析方法验证的？**

B：ICH Q2 分析方法的验证指导原则主要分为两个模块：第一模块为正文，第二模块为方法学。正文部分主要介绍了需要验证的分析方法的类型、典型的验证参数、重新验证的情况等。方法学部分则是对每一分析方法中参数的验证提供指导和建议。

**A：药典上对于一种药品有很多检测指标，什么样的分析方法需要验证？**

B：最常见的需要验证的分析方法有四种，分别是：鉴别试验、杂质定量试验、杂质控制的限度试验和原料药或制剂中活性成分以及制剂中选定组分的定量试验。鉴别试验是为了验证样品中某种被测物的特性，一般通过将样品的性质（例如光谱、色谱行为、化学反应性等）与标准物质的性质进行比较来实现；杂质试验可以是样品中杂质的定量试验或限度试验，两种试验都旨在准确反映样品的纯度，只是定量试验所需论证项目与限度试验有所不同，用于限度试验的分析方法验证侧重专属性和检测限；用于定量试验的分析方法验证强调专属性、准确度和定量限；含量测定是为了测定样品中分析物的含量。在本指导原则中，含量测定是指原料药中主成分的定量测定。

**A：对于这些方法，有哪些验证的指标？**

B：典型的验证指标有：准确度、精密度、专属性、检测限、定量限、线性和范围。

**A：可以逐一介绍一下这些指标都是什么含义吗？**

B：（1）准确度是指真实值或认可的参考值与测量值之间的相近程度。原料药含量测定的准确度可用以下三个方法来测定：① 用该分析方法去测定已知纯度的被分析物（如参比物质）；② 将预定的分析方法的结果与另一个性能良好的方法的结果进行比较，后者的准确度是已知的；③ 可以从已经建立的精密度、线性和专属性项中推导准确度。制剂的含量测定的准确度也可用以上三个方法的类似方式来测定；而杂质定量试验准确度的测定应通过向样品（原料药或制剂）中加入已知量杂质的方法来进行。值得注意的是准确度的申报形式要求：需在指定范围内至少 3 个浓度水平上进行至少 9 次测定。

（2）精密度指的是规定条件下对同一均质样品多次取样进行一系列检测的结果的一致程度。精密度可以从三方面考虑：重复性、中间精密度、重现性。

（3）专属性是指在一些可能存在的组分如杂质、降解产物、基质等的存在下，一种分析方法对被测物准确可靠测定的能力。在鉴别、杂质测定和含量测定的方法学论证中应进行专属性研究。另外，一般一种分析方法不太可能对某一特定的被分析物具有专属性（完全识别），在此情况下，建议采用两种或两种以上的分析方法以达到能识别的水平。

（4）检测限是指某一分析方法的检测限度是样品中的被分析物能够被检测到的最低量，但不一定要准确定量。

（5）定量限是指某一分析方法的定量限度是指在合适的准确性和精密度下，能够定量测定样品中被分析物的最低量。它是样品中含量低的化合物定量测定的参数，特别适用于杂质和（或）降解产物的测定。

（6）线性是指在给定的范围内检测结果与样品中被测物的浓度成比例关系的能力。线性应该可通过被测物浓度或含量的信号图做出直观评价。如果存在线性关系，测试结果应该通过合适的统计方法来评价。建立线性的具体流程可以是：首先，制备原料药的标准储备液或混匀的制剂组方；接着设置至少 5 个浓度梯度进行测定，采集信号；最后统计获得线性关系或函数关系。

（7）分析方法的范围是指在样品中被测物的较高浓度和较低浓度之间的一个区间，并且已证实在此区间内，该方法具有合适的准确度、精密度和线性。指导原则中也有列出某些情况下最小的验证范围：① 对原料药或成品的含量测定：一般应在测试浓度的 80%~120%；② 对含量均匀度检查：应在测试浓度的 70%~130%，超出此范围应有正当理由，主要是根据剂型的特点；③ 对于溶出度测试：应为规定范围的 ±20%，例如，如果是控释制剂，规定 1 小时后达到 20%，24 小时后为 90% 以上，它的合理范围应为标示量的 0~110%；④ 对于杂质检查：应为杂质报告水平至规定限度的 120%。

**A：重复性、中间精密度和重现性的区别。**

B：（1）重复性是指在相同的操作条件下，在较短时间间隔内的精密度。确定重复性要求在指定范围内测 9 次，即 3 种浓度每种重复 3 次，或者在 100% 的测定浓度重复 6 次。

（2）中间精密度是指实验室内部条件改变，如不同日期、不同试验分析者、不同仪器等情况下的精密度。

（3）重现性是指不同试验室之间的精密度（合作研究，通常用于方法学的标准化）。

**A：有些分析方法，尤其是色谱方法，还会去验证耐用性，什么是耐用性？**

B：耐用性是指在试验参数被故意地进行细小改变时，检测不受影响的能力，用于说明正常使用时的可靠性。耐用性主要考察方法本身对于可变试验因素的抗干扰能力，比如在液相中的体现就是，当流动相 pH 改变、流动相组分改变，或色谱柱、柱温、流速改变时，分析方法对这些参数的变化是否敏感。

另外还有一个系统适用性的概念，它是气相和液相色谱方法的重要组成部分，用来确认色谱系统能够满足当前分析的要求。测试基于如下原则：仪器、电路、分析操作和样品组成了整个系统，保证系统能在使用时作为一个整体正确运行。

**A：Q2 指导原则是 ICH 在 2005 年发布的。其实国内在 2007 年也发布了《化学药物质量控制分析方法验证技术指导原则》，请介绍一下国内指导原则和 Q2 有什么区别和联系。**

B：两份指导原则的内容大体一致，着重点略不同；国内的指导原则重点在于探讨方法验证的本质，拓展分析方法验证的内容，详细补充了方法再验证的内容，以及对方法验证的评价。

**A：分析方法不是一成不变的，某些情况下可能需要对方法重新论证，一般在什么情况下需要重新验证或者再验证？**

B：一般来说，有三种情况需要重新论证：原料药合成方法的改变；成品组分发生改变，以及分析方法的改变。

当原料药合成工艺发生改变时，可能引入新的杂质，杂质检查方法和含量测定方法的专属性就需要再进行验证，以证明有关物质检查方法能够检测新引入的杂质，且新引入的杂质对主成分的含量测定应无干扰。

当制剂的处方组成改变、辅料变更时，可能会影响鉴别的专属性、溶出度和含量测定的准确度，因此需要对鉴别、含量测定方法再验证。当原料药产地来源发生变更时，可能会影响杂质检查和含量测定的专属性和准确度，因此需要对杂质检查方法和含量测定方法进行再验证。

当质量标准中某一项目分析方法发生部分改变时，如采用高效液相色谱法测定含量时，检测波长发生改变，则需要重新进行检测限、专属性、准确度、精密度、线性等内容的验证。当已有国家标准的药品质量研究中，申报的原料药合成工艺、制剂处方中的辅料等无法保证与已上市药品的一致性，需对质量标准中部分项目进行方法的再验证。

**A：国内的指导原则是如何对分析方法验证进行评价的？**

B：首先，并非每个检测项目的分析方法都需进行所有内容的验证，但同时也要注意验证内容应充分，如杂质限度试验一般需要验证专属性和检测限，而对于精密度、线性、定量限等，则一般不需要进行验证。其次，要注意方法验证内容之间相互关联，是一个整体，因此不论从研发角度还是评价角度，方法验证均注重整体性和系统性。方法验证内容之间也存在较多的关联性，可以相互补充。如原料药含量测定采用滴定分析法时，由于方法本身原因，专属性略差，但假如在杂质检测时采用了专属性较强的色谱法，则一般认为整个检测方法也具有较强的专属性。总之，由于实际情况较复杂，在方法验证过程中，不提倡教条地去进行方法验证。此外，越来越多的新方法不断被用于质量控制中，对于这些方法如何进行验证需要具体情况具体分析，而不能照搬指导原则。

## 参考文献

［1］国家药品监督管理局药品审评中心. 化学药物质量控制分析方法验证技术 指 导 原 则 ［EB/OL］.（2007. 08. 23）［2020. 05. 22］http：//www. cde. org. cn/zdyz. do? method=largePage&id=2063.

# *Q3A* 新型原料药中的杂质问题

**A：原料药所含有的杂质种类都有哪些？**

B：原料药中的杂质主要分为 3 类：① 一是有机杂质（与工艺和药物结构有关的），这些杂质可能是结构已鉴定的 / 未鉴定的、挥发性 / 未挥发性，包括起始物料、副产物、中间体、降解产物、试剂、配位体、催化剂；② 二是无机杂质（来源于生产过程），通常是已知的和结构已鉴定的，包括试剂、配位体、催化剂、重金属或其他残留金属、无机盐、其他物质（过滤介质、活性炭）。③ 三是残留溶剂，这部分的指导原则主要参见 ICH Q3C。不包括在 ICH Q3 中的杂质包括外源性污染物、多晶型、对映异构体杂质。

**A：杂质研究是药品质量研究的重要内容，在药品研发过程中，如何合理地报告和控制杂质？**

B：指导原则对原料药中杂质的讨论分为有机杂质和无机杂质两部分。

对于有机杂质有以下几点要求：① 应对新原料药在合成、精制和储存过程中最可能产生的那些实际存在的和潜在的杂质进行综述，可根据对合成所涉及的化学反应、由原材料引入的杂质及可能的降解产物进行评估；② 汇总总结所有实验室工作结果，包括对研制期间的和模拟上市的所有批次产品的试验结果、为鉴定在储存期间可能产生的潜在杂质而进行强力破坏试验的结果、对那些拟上市的原料批次和研制开发过程的原料批次中的杂质概况进行比较，并讨论任何不同之处；③ 对实际存在的且含量大于鉴定限度的杂质进行结构确证，应该注意的是，对于采用拟上市工艺生产的批次，所有出现的大于鉴定限度的杂质的结构都应确证；另外，对于在推荐的储存条件下进行稳定性研究中 / 发现的大于鉴定限度的降解产物，也应进行结构确证；当某个杂质的结构无法确证时，申报资料中也应提供对该杂质所进行的不成功的研究工作的综述；④ 对于那些含量不大于鉴定限度，但可能产生不寻常功效或毒性药理作用的潜在杂质，应建立分析方法。这里所提到的鉴定限度是 ICH 对于杂质研究所规定的三个限度之一，高于鉴定限度的杂质需鉴定其结构。

对于无机杂质，有以下要求：无机杂质通常按药典或其他适当的方法来检测和定量；在新药的研制过程中应对遗留在新原料药中的催化剂进行评估；在新原料药质量标准中是否收载无机杂质检查项目，应进行讨论；无机杂质的限度应根据药典标准或已知的安全性数据来制定。

残留溶剂主要参考 ICH Q3C。

**A：具体来说，对于杂质研究的研究报告，在格式上有什么具体要求？**

B：首先，注册申请应提供用于临床、安全性研究、稳定性试验的所有新原料药批次产品以及采用拟上市工艺生产的代表性批次产品的分析结果。其次，这些测定结果应数字化，不应用"符合规定""符合限度"等描述性术语。若杂质含量低于 1.0%，结果应报告至小数点后两位（如 0.06%、0.13%），若大于等于 1.0%，结果报告至小数点后 1 位（如 1.3%）。另外，各杂质应进行标示，如"杂质 A"或"杂质 RRT=0.37"，并且所有大于报告限度的杂质应进行累加，并作为"总杂质"予以报告。

**A：对于杂质研究的分析方法，有没有方法学验证的要求或者其他要求？**

B：首先分析方法应按照 ICH Q2 进行验证；要求分析方法的定量限应不大于报告限度；此外可用各种方法测定杂质的含量（如内标法、主成分自身对照法、加校正因子的主成分自身对照法等）。这里的报告限度和上面提到的鉴定限度一样，都是 ICH 定义的三个杂质限度之一。高于报告限度的杂质仅需要报告其含量，不需要鉴定结构。

A：鉴定限度一般是要高于报告限度的吗？

B：是的。除了报告限度和鉴定限度，ICH 还定义了界定限度。界定限度的概念是指获得和评价某个杂质在特定含量下生物安全性的数据。无论是原料药杂质还是制剂降解产物的界定，高于界定限度的杂质都需进行安全性评价。报告限度、鉴定限度和界定限度，这三个限度的标准依次升高。

A：ICH 的这三个限度标准是什么？

B：对于原料药中的杂质限度，根据日最大给药剂量分为两种情况。当每天摄取的制剂中原料药的总量不大于 2g 时，该品种的杂质报告限度为 0.05%；鉴定限度为 0.10% 或每天摄入 1.0mg 杂质，这两者间取量低的一方；界定限度为 0.15% 或每天摄入 1.0mg 杂质，也是取限度低的一方。当每天摄取的制剂中原料药的总量大于 2g 时，其报告限度为 0.03%；鉴定限度和界定限度都为 0.05%，见表 Q–11。

表 Q-11　杂质限度

| 每日最大剂量 * | 报告限度 ** | 鉴定限度 *** | 界定限度 *** |
|---|---|---|---|
| ≤ 2g/ 天 | 0.05% | 0.10% 或每天摄入 1.0mg（取限度低者） | 0.15% 或每天摄入 1.0mg（取限度低者） |
| >2g/ 天 | 0.03% | 0.05% | 0.05% |

\* 每天摄取的新型原料药的量。

\*\* 更高的报告限度需要进行科学的评估。如果杂质的毒性很大，应适当降低限度值。

\*\*\* 如果杂质的毒性很大，应适当降低限度值。

A：能不能具体举一个例子来说明一下一个杂质是否需要鉴定或者界定？

B：比如某原料药的每日最大用量为 0.5g，那它的报告限度 =0.05%；鉴定限度 =0.10% 或 1.0mg；界定限度 =0.15% 或 1.0mg。当杂质含量的原始结果为 0.044% 时，没超过报告限度 0.05%，因此不需报告。而当原始结果为 0.12%，超过报告限度和鉴定限度，因此需报告和鉴定；但换算成杂质质量后，未超过 1.0mg 或 0.15% 的界定限度，因此无需界定，见表 Q–12。

表 Q-12　示例 1：某原料药的最大每日用量为 0.5g

| "原始"结果（%） | 报告结果（%）报告限度 =0.05% | 计算得到的杂质每日摄入量（TDI）（mg） | 下一步行动 | |
|---|---|---|---|---|
| | | | 是否鉴定（鉴定限度 0.10%） | 是否界定（界定限度 0.15%） |
| 0.044 | 不需报告 | 0.2 | 否 | 否 |
| 0.0963 | 0.10 | 0.5 | 否 | 否 |
| 0.12 | 0.12 | 0.6 | 是 | 否 |
| 0.1649 | 0.16 | 0.8 | 是 | 是 |

**A：ICH 对于杂质的鉴定和界定有一个决策树，这个决策树的基本逻辑是什么？**

B：决策树的第一步判断杂质是否高于鉴定限度，如果否，则该原料药合格，是的话进行第二步判断，判断结构是否已鉴定。如果结构已鉴定的话，则需了解是否对人有相关的危险（例如已知的该杂质的安全性数据或其结构的分类是否排除了人接触该浓度杂质的可能）。如果该杂质对人有相关的危险，则需要降低至安全限度以下；如果该杂质无相关危险，下一步就需要判断其是否大于界定限度。不大于界定限度，则合格；大于界定限度时，需要考虑病例数和使用时间并考虑进行以下研究：① 遗传毒性研究（如体外点突变和染色体畸变试验）；② 一般毒性研究（如需进行一般毒理研究，应将未界定的物质与界定的物质进行比较，研究时间应根据可用的相关信息而定，并使用最能反映某一杂质毒性的动物种属。根据具体情况，单剂量药物可进行单剂量试验。一般最短 14 天，最长 90 天。）；③ 其他特定的毒性终点。最后仍需考虑是否有临床相关的不良反应（图 Q-1）。

**A：在一个药物的质量标准中，需要列出哪些杂质检查项目？**

B：原料药质量标准中应包括以下杂质检查项：有机杂质、无机杂质和残留溶剂，其中有机杂质包括：① 每种特定的已鉴定杂质；② 每种特定的未鉴定杂质；③ 任何不大于鉴定限度的非特定杂质；④ 杂质总量。

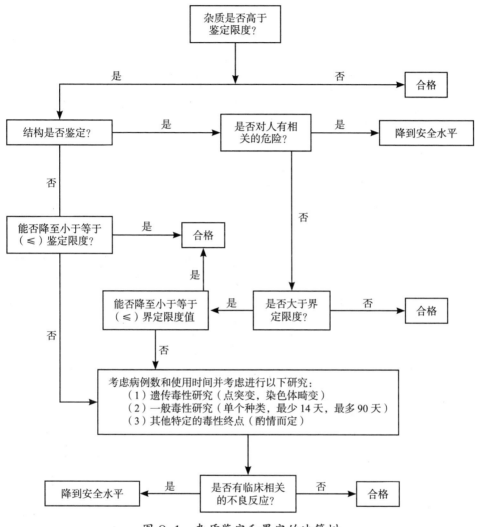

图 Q-1 杂质鉴定和界定的决策树

其中，特定的已鉴定杂质就是指在杂质研究中那些超过鉴定限度的杂质，特定的未鉴定杂质就是指在杂质研究中那些超过报告限度但未超过鉴定限度的杂质。而不大于鉴定限度的非特定杂质是指对其限度进行统一控制而不单独一一进行控制的杂质，这些杂质往往是在以往的研究中并不固定出现的杂质。当这些不固定的杂质在以往的研究中未超过鉴定限度时，在制定质量标准时只需要制定一个统一标准。常见的表述是"其他单杂不超过 0.05%"。

# Q3B 新药制剂中的杂质问题

**A：制剂所含有的杂质种类都有什么？**

B：制剂中的杂质统称为降解产物，包括原料药的降解产物、原料药与赋形剂或包装容器的反应产物。不包括存在于新原料药中的杂质，除非它们也属于降解产物；不包括从新药制剂的赋形剂或从包装容器渗出产生的杂质；不包括生物及生物制品、缩肽、寡聚核苷酸、放射性药物、发酵制品及其半合成品、草药和来源于动植物的粗制品；另外也不包括外源性污染物、多晶型和对映体杂质。

**A：杂质研究是药品质量研究的重要内容，在药品研发的过程中，如何合理地报告和控制降解产物？**

B：关于降解产物报告和控制的合理性部分，有以下几个要点：① 申报者应对新药制剂的生产和（或）稳定性考察中所发现的降解产物进行综述。该综述应包括对制剂中可能的降解途径和因与赋形剂和（或）包装容器反应所产生杂质的科学评价。② 对新药制剂降解产物检测的所有实验室研究工作进行总结，包括研发过程中生产的批次和采用拟上市工艺生产批次的试验结果，并对比和讨论这两者批次的杂质概况，存在的任何差异都应进行讨论。③ 应对不属于降解产物的杂质（如来自于原料药的工艺杂质和由赋形剂产生的杂质）进行说明。④ 稳定性考察中发现的任何降解产物，如果大于鉴定限度时，则应对其作结构确证。若无法确证某一降解产物结构时，也应在申报资料中说明实验室对鉴定该物质已作过的所有研究工作。⑤ 对不大于限度的降解产物通常不需要确证其结构。但是，对于那些可能有不寻常功效或产生毒性药理作用的降解产物，即使不大于鉴定限度，仍应建立分析方法。

**A：对于各批次产品降解产物报告，在内容上有什么具体要求？**

B：这部分的要求主要有以下几点：① 申报资料中应提交用于临床、安全性、稳定性试验的所有相关批次以及采用拟上市工艺生产的有代表性批次的新药制剂的分析结果；② 定量测定结果应数字化，不应使用类似"符合规定""符合限度"等一般性术语；③ 应报告新药制剂相关批次中检测到的任何大于报告限度的降解产物以及总的降解产物，并附所用分析方法；④ 若降解产物含量小于 1.0% 时，结果报告至小数点后两位（如 0.06%）；大于等于1.0% 时，应报告至小数点后一位（如：1.3%）；⑤ 降解产物应用编号或适当的描述表示（如保留时间"杂质 RRT=0.37"）；⑥ 所有大于报告限度的降解产物都应进行累加并以"总杂质"报告；⑦ 申报资料中应提供代表性样品批次的有标记峰的色谱图（或采用其他方法获得的相关数据），包括在分析方法验证中和长期、加速稳定性研究中所得到的色谱图。申报者应能确保，如管理部门需要，可提供每个批次的完整降解产物概况（如色谱图）；⑧ 申报资料中应提供每一批次新药制剂的详细信息，具体内容如下：批号、规格和批量、生产日期、生产地点、生产工艺、直接接触的包装容器、降解产物的含量，单个的和总量、批次的用途（如临床研究、稳定性研究）、分析方法所用的对照品、用于该制剂的原料批号、稳定性研究的放置条件。

**A：对于降解产物的分析方法，有没有方法学验证的要求或者其他要求？**

B：首先分析方法应按照 ICH Q2 进行验证并适用于降解产物的定性和定量检测，尤为重要的是，应能证明分析方法具有检测特定或非特定降解产物的专属性。必要时，还应包括对放置在相对强烈条件（光、热、湿、酸／碱和氧化）下的样品所进行的分析方法验证。当分析方法揭示除降解产物以外还存在其他色谱峰（如原料药，原料药合成时引入的杂质，赋形剂和由赋形剂产生的杂质），这些峰需在色谱图中进行标注，在验证文件中应探讨他们的来源；其次，分析方法的定量限应不大于报告限度；最后，降解产物的量可以用一系列的技术手段测定（如内标法、主成分自身对照法、加校正因子的主成分自身对照法等）。

**A：新药制剂的质量标准中，对于降解产物的检查项目有什么要求？**

B：新药制剂的质量标准中应包括在上市产品生产和推荐的贮藏条件下预期会出现的降解产物检查项目。稳定性研究、降解途径的了解、产品开发研究以及实验室研究都可用来确定降解的概况。有以下几点要求：① 新药制剂质量标准中列入的降解产物检查项，应根据拟上市工艺生产的批次中发现的降解产物来确定。应对在安全性研究、临床研究和稳定性研究中观察到的降解产物状况、并结合拟上市工艺生产的产品批次中降解产物的状况两者综合进行讨论，再对质量标准中列入和不列入哪些降解产物的理由进行说明；② 指导原则中有引入一个"特定降解产物"概念，特定降解产物是指列入新药制剂质量标准中有特定限度要求的各个降解产物。特定降解产物可以是结构已确证和未确证的；③ 质量标准中应包含特定的已鉴定的降解产物和估计含量大于鉴定限度的特定结构未鉴定降解产物；④ 特定的未鉴定降解产物应用适当的方法来标示，如："未鉴定杂质 A""相对保留时间为 0.9 的杂质"；⑤ 对于被认为具有特殊功能或产生药理毒性或未预料到的药理作用的降解产物，其分析方法的定量限 / 检测限必须与降解产物被控制的量相当；⑥ 对于任何一个非特定的降解产物应有一个不大于鉴定限度的认可标准，对总降解产物也应建立一个认可标准；⑦ 对于指定的降解产物，制订其认可标准时，应考虑其在原料药中的认可标准（如有的话），它的通常含量以及它在稳定性研究中建议的有效期和推荐的贮存条件下的增加量。当然，认可标准的设定不得高于该降解产物经界定的安全含量。简要概括，新药制剂质量标准中应包括以下降解产物的检查项：每种特定的、已鉴定降解产物；每种特定的未鉴定降解产物；任何不大于鉴定限度认可标准的非特定降解产物；降解产物总量。

**A：降解产物的界定是什么意思？**

B：首先引入杂质的界定概念。杂质的界定是获得和评价某些数据的过程，这些数据可用于确保单个杂质或在特定含量下的一系列杂质的生物安全性。对于一个通过充分的安全性研究和临床研究的新药制剂，其中任何一个降解产物的水平即被认为是已经通过了界定的。对于是动物和（或）人体中重要代谢物的降解产物，通常也视为已通过界定。如果建立的认可标准超过界定限度，而所获得的试验数据不能用来证明降解产物的认可标准限度是合理的，则必须进行进一步研究。也可以利用降解产物鉴定和界定的决策树来进行判断，这个决策树在上个章节 Q3A 新型原料药中的杂质问题中已有讲解（图 Q-2）。

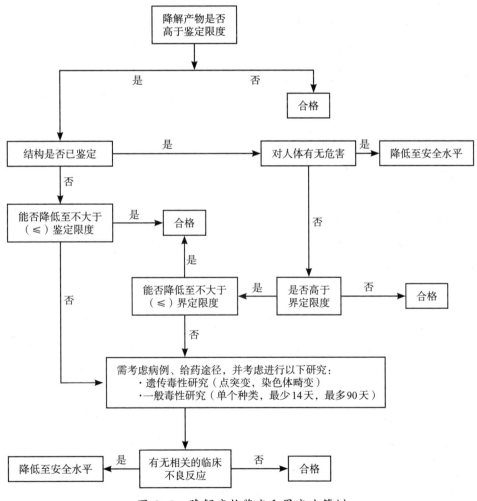

图 Q-2　降解产物鉴定和界定决策树

# *Q3C* 残留溶剂的指导原则

**A：Q3C 中残留溶剂是如何定义的？**

B：药物中的残留溶剂在 Q3C 中定义为在原料药或辅料的生产以及制剂制备过程中使用或产生的有机挥发性化合物。这些溶剂在实际生产技术中不能完全除去。选择适当的溶剂合成原料药可提高收率或决定药物的性质，如晶型、纯度和溶解度。因此，溶剂有时可能是合成工艺的关键因素。由于残留溶剂没有治疗益处，故应尽可能除去所有残留溶剂，以符合制剂质量标准、生产质量管理规范（GMP）或其他质量要求。制剂的残留溶剂量不应高于安全性数据可支持的水平。

**A：不同有机溶剂的毒性是不同的，ICH 有没有对药品生产中所使用到的有机溶剂进行分类？**

B：Q3C 基于风险评估，将残留溶剂分为三类：①1 类溶剂，应避免的溶剂，是已知的人体致癌物，或者是强疑似人体致癌物，以及环境危害物。②2 类溶剂，应限制的溶剂，是非遗传毒性的动物致癌物质，或可能导致其他不可逆毒性如神经毒性或致畸性的溶剂，以及其他可能导致严重但可逆的毒性的溶剂。③3 类溶剂，低潜在毒性的溶剂，无须制定基于健康的暴露限度。

**A：能不能举几个例子说明一下日常使用到的溶剂的分类？**

B：1 类溶剂比如苯、四氯化碳、1，2– 二氯乙烷；2 类溶剂常用的有乙腈、甲醇、三氯甲烷、环己烷等；3 类溶剂常用的有醋酸、乙醚、丙酮、乙醇、异丙醇等。除了以上三类以外，还有一些溶剂没有足够的毒理学数据，因此 ICH 没有给出限度值。如果在药品生产中使用到这些溶剂，生产商应论证这些溶剂残留量的合理性，这些溶剂包括：石油醚、三氯乙酸、异丙醚、三氟乙酸等。

**A：用什么来表示残留溶剂的限度？**

B：Q3C 指导原则中用"每日允许暴露量"来表示残留溶剂的限度。每日允许暴露量（PDE）：指药物中残留溶剂每日可接受的最大摄入量，单位是 mg/d。对于 1 类溶剂，残留量必须控制在规定的范围，指导原则中有列出 1 类溶剂对应的限度值；对于 3 类溶剂，PDE 为每天 50mg 或 50mg 以上；对于 2 类溶剂，根据其每日给药量是否超过 10g，分为两种方法进行计算。我们以给药剂量小于 10g 为例，2 类溶剂限度使用浓度限度 ppm 表示。利用公式：浓度限度 =1000 × PDE ÷ 日剂量 10g，这个方法适用于所有原料药、辅料和制剂，前提是日摄入总量不超过 10g，代入公式中的剂量都按 10g 计算。当日剂量大于 10g 时，就要采用另外的计算方法。

**A：一般采用什么分析方法来检测残留溶剂？**

B：残留溶剂通常用色谱技术（如气相色谱法）测定；若仅存在 3 类溶剂，可用非专属性的方法如干燥失重来检查；残留溶剂的方法学验证要遵循 ICH Q2 的要求。

**A：国内在 2005 年发布了《化学药物残留溶剂研究的技术指导原则》，能不能介绍一下这个指导原则的基本内容？**

B：国内的指导原则是在 ICH Q3C、《美国药典》（USP）、《欧洲药典》（EP）、《中国药典》（ChP）相关内容的基础上制定的，重点在于探讨药物研究过程中对残留溶剂问题的一般性原则，提出了残留溶剂研究的需要注意的问题、残留溶剂各自的研究原则、分析方法的建立和验证等。

**A：残留溶剂的研究是一个系统工程，对于残留溶剂的研究可以追溯到原料药起始物料的选择、合成路线的选择等。进行残留溶剂的研究需要考虑哪些问题？**

B：药物研发者在进行残留溶剂研究之前，需要首先对药物中可能存在的残留溶剂进行分析，以确定何种溶剂需要进行残留量的检测和控制。原料药方面需要考虑的主要是原料药的制备工艺，影响终产物中残留溶剂水平的因素较多，主要有：合成路线的长短、有机溶剂在其中使用的步骤，后续步骤中使用的有机溶剂对之前使用溶剂的影响，中间体的纯化方法、干燥条件，终产品精制方法和条件等；制剂方面则主要考虑剂型、给药途径、处方、工艺、适应证、剂量和用药周期等方面对残留溶剂的要求。控制原料药的残留溶剂，最终目的是控制制剂的残留溶剂，使之符合规定。有时候根据制剂的一些特点，可能对原料药残留溶剂的研究和限度要求进行特殊性的考虑。需要注意，以上所列的因素并不是孤立的，在考虑上述因素时需要注意它们之间的相互影响。

**A：请以气相色谱法为例介绍分析方法如何建立？**

B：首先是进样方法，包括溶液直接进样和顶空进样两种进样方法。通常情况下，沸点低的溶剂建议采用顶空进样法，沸点高的溶剂可以采用溶液直接进样法，当样品本身对测定有影响时，也建议采用顶空进样法。

至于供试品溶液和对照品溶液的配制，对于固体原料药，如采用溶液直接进样法，需先用水或合适的溶剂使原料药溶解，以使其中的有机溶剂释放于溶液中，才能被准确测定。如采用顶空进样法，通常以水作溶剂；当药物不溶于水，但可溶于一定浓度的酸或碱液中时，可采用不挥发的酸或碱液为溶剂，但不能使用盐酸或氨水；对于非水溶性药物，可采用合适的溶剂如 $N, N-$ 二甲基甲酰胺（DMF）、二甲基亚砜（DMSO）等为溶剂。

对系统适用性试验的要求、检测器的选择、内标的选择等可参照《中国药典》通则 0861 "残留溶剂测定法"。

# *Q3D* 元素杂质的指导原则

**A：元素杂质在国内目前的说法叫重金属，请介绍一下药品中的元素杂质来源主要有哪些？**

B：元素杂质可能来自于原料、辅料或制剂中，比如合成催化剂的残留、药品生产制备过程中原辅料的引入，特别是活性炭和工艺用水这样的物料，或者来源于生产设备引入，或容器密闭系统引入。某些元素杂质不仅对药品的稳定性产生不利影响，还可能因为潜在的毒性引发药物毒副作用。

**A：Q3D 的内容主要包括哪些？**

B：Q3D 由三部分组成，一是评估潜在元素杂质的毒性数据；二是为每一种具有毒理学担忧的元素确定其 PDE；三是运用基于风险的方法控制药品中的元素杂质。ICH Q3D 适用于制剂以及含上市原料药的新制剂，包括纯化蛋白和多肽（含重组或非重组来源的蛋白和多肽）及其衍生物，以及它们作为组分的制剂，还包括化学合成的多肽、聚核苷酸、寡糖的制剂，但它不适用于草药、放射性药物、疫苗、细胞代谢产物、DNA 产品、过敏原提取物、细胞、全血、血细胞成分或包括血浆及血浆衍生物在内的血液衍生物、非体循环透析液，以及为了治疗作用而特意添加到制剂产品中的元素，也不适用于基因治疗、细胞治疗和组织治疗等疗法。

**A：Q3D 中元素杂质的安全性评价主要通过汇总公开的数据而得，公开的数据主要来源包括：科学期刊、政府研究评估报告、药品的监管标准及指导原则等。通过这些数据建立 PDE 标准时，需要考虑哪些因素？**

B：在建立元素杂质的 PDE 标准时需要考虑的因素主要有：① 药品中元

素可能的氧化状态；② 人体暴露量和安全性数据；③ 相关的动物研究，以长期研究数据为依据建立 PDE；④ 给药途径；⑤ 相关终点；⑥ 吸入途径的 PDE 值推算使用可溶性盐的数据比使用难溶性盐更好。

表 Q-13 是元素杂质的每日允许暴露量。对于这个表格，锇、铱、钌、铑等杂质元素，因无充分的数据进行安全性评价，无法建立任何一种给药途径的 PDE 标准。但由于其性质与钯极其相似，故参考钯元素的 PDE 标准。在数据缺乏和（或）可用数据被认为是不充分的情况下，对于注射和（或）吸入给药途径的安全性评估可基于口服生物利用度的校正因子由口服 PDE 进行推算：① 口服生物利用度 < 1%：乘校正因子 0.01；② 口服生物利用度 ≥ 1% 且 < 50%：乘校正因子 0.1；③ 口服生物利用度 ≥ 50% 且 < 90%：乘校正因子 0.5；④ 口服生物利用度 ≥ 90%：乘以 1。需要注意的是，Q3D 中元素杂质 PDE 标准只针对口服、注射及吸入性给药途径的药物制剂。

表 Q-13　元素杂质的每日允许暴露量

| 元素 | 分类 | 口服 PDE（μg/d） | 注射 PDE（μg/d） | 吸入 PDE（μg/d） |
|---|---|---|---|---|
| Cd | 1 | 5 | 2 | 3 |
| Pb | 1 | 5 | 5 | 5 |
| As | 1 | 15 | 15 | 2 |
| Hg | 1 | 30 | 3 | 1 |
| Co | 2A | 50 | 5 | 3 |
| V | 2A | 100 | 10 | 1 |
| Ni | 2A | 200 | 20 | 5 |
| Tl | 2B | 8 | 8 | 8 |
| Au | 2B | 100 | 100 | 1 |
| Pd | 2B | 100 | 10 | 1 |
| Ir | 2B | 100 | 10 | 1 |
| Os | 2B | 100 | 10 | 1 |
| Rh | 2B | 100 | 10 | 1 |
| Ru | 2B | 100 | 10 | 1 |
| Se | 2B | 150 | 80 | 130 |
| Ag | 2B | 150 | 10 | 7 |

| 元素 | 分类 | 口服 PDE（μg/d） | 注射 PDE（μg/d） | 吸入 PDE（μg/d） |
|---|---|---|---|---|
| Pt | 2B | 100 | 10 | 1 |
| Li | 3 | 550 | 250 | 25 |
| Sb | 3 | 1200 | 90 | 20 |
| Ba | 3 | 1400 | 700 | 300 |
| Mo | 3 | 3000 | 1500 | 10 |
| Cu | 3 | 3000 | 300 | 30 |
| Sn | 3 | 6000 | 600 | 60 |
| Cr | 3 | 11000 | 1100 | 3 |

**A：元素杂质是如何分类的？**

B：Q3D 指导原则包含的元素可分为 3 类：① 分类 1 包括砷、镉、汞和铅，这些元素是人体毒素，在药品生产中禁用或限制使用；② 分类 2 的这类元素通常被认为是给药途径依赖型的人体毒素。基于它们出现于药品中的相对可能性，可进一步分成 2A 和 2B 2 个亚类。分类 2A 元素出现在药品中的相对可能性较高，包括钴、镍和钒；分类 2B 包括银、金、铱、锇、钯、铂、铑、钌、硒和铊。③ 分类 3 是指此类元素口服给药途径的毒性相对较低（高 PDE 值，通常 > 500μg/d）的元素包括：钡、铬、铜、锂、钼、锑和锡。还有一类元素由于固有毒性低或区域监管的差异性，它们的 PDE 值还未建立，如铝、硼、钙、铁、钾、镁、锰、钠、钨和锌。

**A：药物所含有的元素杂质来源包括有意添加的催化剂和无机试剂、原辅料中潜在的杂质、设备与药物的接触或者包装容器与药物的接触。针对这 4 种情况，如何评估和鉴定潜在的元素杂质？**

B：对于有意添加的催化剂和无机试剂引入的杂质以及原料药或辅料中的潜在元素杂质的鉴定，在表 Q-14 中归纳了在什么情况下应该对元素杂质进行风险评估，具体可以参考表格内容；第三种情况（设备与药物的接触）是由生产设备引入的元素杂质，可以通过工艺知识的应用、设备的选择、设备的认证以及 GMP 的控制来控制杂质量。第四种情况（包装容器与药物的接触）对于容器密封系统，元素被浸出进入固体制剂的可能性较小，而在有效期内的液体和半固体制剂，元素杂质由容器密封系统浸出的可能性很高，应对浸出元素进行研究。

表 Q-14　风险评估中应考虑的元素

| 元素 | 分类 | 有意加入（所有给药途径） | 非有意加入 | | |
|------|------|------|------|------|------|
| | | | 口服 | 注射 | 吸入 |
| Cd | 1 | 是 | 是 | 是 | 是 |
| Pb | 1 | 是 | 是 | 是 | 是 |
| As | 1 | 是 | 是 | 是 | 是 |
| Hg | 1 | 是 | 是 | 是 | 是 |
| Co | 2A | 是 | 是 | 是 | 是 |
| V | 2A | 是 | 是 | 是 | 是 |
| Ni | 2A | 是 | 是 | 是 | 是 |
| Tl | 2B | 是 | 否 | 否 | 否 |
| Au | 2B | 是 | 否 | 否 | 否 |
| Pd | 2B | 是 | 否 | 否 | 否 |
| Ir | 2B | 是 | 否 | 否 | 否 |
| Os | 2B | 是 | 否 | 否 | 否 |
| Rh | 2B | 是 | 否 | 否 | 否 |
| Ru | 2B | 是 | 否 | 否 | 否 |
| Se | 2B | 是 | 否 | 否 | 否 |
| Ag | 2B | 是 | 否 | 否 | 否 |
| Pt | 2B | 是 | 否 | 否 | 否 |
| Li | 3 | 是 | 否 | 是 | 是 |
| Sb | 3 | 是 | 否 | 是 | 是 |
| Ba | 3 | 是 | 否 | 否 | 是 |
| Mo | 3 | 是 | 否 | 否 | 是 |
| Cu | 3 | 是 | 否 | 是 | 是 |
| Sn | 3 | 是 | 否 | 否 | 是 |
| Cr | 3 | 是 | 否 | 否 | 是 |

A：在元素杂质的风险评估过程中，需要注意哪些事项？

B：第一，指导原则中将药品既定 PDE 值的 30% 定义为控制阈值，控制阈值可用于判断是否需要额外的控制；如果药品中所有来源的总元素杂质水平总是小于 PDE 的 30%，只要申请者对数据进行了适当的评估并表明已进行了足够的控制，则不再需要额外的控制；第二，在递交申报资料时，在缺乏其他证明的情况下，可通过提供 3 批代表性生产规模或 6 批中试规模的组分或药品数据；第三，通常不需要对生物技术原料药元素杂质进行特殊控制，而对于生物制品，则需考虑包括在药品生产过程中元素杂质的潜在来源和其他环境性来源。

A：在通过风险评估确定了需要控制的元素杂质之后，可以采取哪些方法来控制产品中元素杂质的限度？

B：控制方法主要有：① 修正生产工艺的步骤；② 实施过程控制或上游控制；③ 建立原辅料和中间体的标准限度；④ 建立原料药的标准限度；⑤ 建立制剂的标准限度；⑥ 选择合适的密闭容器。申报资料中提供的有关元素杂质控制的信息包括但不限于：风险评估综述、适当的数据，以及元素杂质限度控制方法的描述。

A：质量标准中元素杂质的限度一般用百分含量或者 ppm 表示。指导原则中给出了元素的 PDE，如何根据元素的 PDE 换算成浓度限度？

B：PDE 值以 μg/d 为单位，表示每日最大给药剂量的药品中某种元素的最大允许量。由于 PDE 值仅反映了来自药品的总暴露量，因此将 PDE 值转换为浓度，作为一种评估药品或其组分中元素杂质含量的工具更为实用。本指导原则列出了一些确定药品或辅料中元素杂质的可接受浓度的方法，以确保药品不超过 PDE 值。指导原则中指出了 4 种方法用于 PDE 值与浓度限度的相互转换，具体如何进行转换以及相关实例可以参考指导原则附件实例。

A：在药品的生命周期中，难免会发生工艺或物料的变更情况，在什么情况下，对于元素杂质需要重新进行风险评估？

B：如果药品或组分的变更潜在地影响了药品中元素杂质的含量，应对风险评估进行重新评价，包括已建立的元素杂质控制方法。这些变更包括但不限于：合成路线的变更、原辅料供应商、工艺、设备、容器密封系统或设施的变更。

# Q4B ICH 各地区使用的药典正文评估和建议

## 一、简介

在发布 Q6A 和 Q6B 时，ICH 认识到这两个指导原则的充分实施及其价值体现将直接依赖于药典文本使用的成功协调，因此 ICH 开始鼓励药典讨论组在这一方面进行探索性的工作。

ICH Q4B 部分包括 Q4B ICH 各地区使用的药典正文评估和建议以及 16 个附录，附录的内容主要是《欧洲药典》《日本药局方》（JP）和《美国药典》中部分章节的可互换性评估和使用建议，例如 Q4B 附录 1 炽灼残渣检查法、附录 2 注射剂装量检查法、附录 3 不溶性微粒检查法、附录 5 崩解时限检查法。

## 二、Q4B 及其附录的制定目的

Q4B 及其 16 个附录制定的主要目的在于避免制药企业进行重复繁琐的试验。制药企业的终极目标之一是有能力采用单一检验方法得到在各地区均被接受的分析数据，Q4B 及其附录的制定正是为了实现这一目标。目前 Q4B 主要是协调欧洲、日本和美国三方药典，纳入 Q4B 附录的药典章节可以互相替代，分析人员使用这些药典章节中的方法，均可得到相同的结论，而不需要考虑该方法具体来自哪一方的药典。

## 三、Q4B 附录的形成过程

Q4B 附录的形成过程大致可分为 5 个阶段。当事先选好的药典文本递交至 Q4B 专家工作组时，第一阶段随即开始。在第一阶段，Q4B 专家工作组会与递交部门进行多次交流，形成一份 Q4B 附录的草稿，并将该草稿递交至 ICH 指导委员会。在第二阶段，ICH 指导委员会将对草稿进行审核，如同意，则进入第三阶段。在第三阶段，该草稿会在美、日、欧进行注册方面的意见征询和讨论，Q4B 专家工作组修订后将终稿递交至 ICH 指导委员会。第四阶段，ICH 指导委员会采纳附录并将其作为 ICH Q4B 指南的一个独立配套文件发布。最后一阶段，该附录会在 ICH 区域内正式实施。

## 四、Q4B 附录的结构

每一个 Q4B 附录都含有相同的结构，主要包括引言、Q4B 结果，附录的实施时间以及附录实施的考虑事项，其中 Q4B 结果又分为分析方法和判定标准两个部分，分析方法中列举了该附录所涉及的药典章节以及使这些章节具有同等效力的前提条件，这些条件即欧洲、日本和美国药典中未协调一致的部分，这部分会在欧洲、日本和美国药典中用特殊标志标注出来。

## 五、Q4B 附录

### Q4B 附录 1　炽灼残渣检查法

对于企业来说，最重要的应当是了解如何去正确使用 Q4B 附录，下面以 Q4B 附录 1 炽灼残渣（硫酸灰分）检查法为例，学习 Q4B 附录的使用方法。炽灼残渣检查法所对应的各国药典章节分别为 EP〈2.4.14〉，JP〈2.44〉以及 USP〈281〉。Q4B 附录 1 中对炽灼残渣检查法提出了以下两点要求，一是除各论中另有规定，否则应证明取样量的合理性，同时应在申报资料中包括取样量和判定标准。二是马弗炉应适当校正以保证地区 GMP 要求，这两点要求是三方药典中未协调一致的部分。如果企业使用了炽灼残渣检查法，那么就需要符合这两点要求，并在药品注册的申报资料中加入这些要求的详细说明。企业在美国、欧盟、日本和加拿大使用这些药典章节，都是被接受的。

除了在 ICH 区域内使用 Q4B 附录所涉及的药典章节，企业同样可以在 ICH 以外的国家或地区使用这些药典章节，只需要提前确认该国家或地区的药品监管机构对 ICH 指导原则的认可状态。

### Q4B 附录 2　注射剂装量检查法

Q4B 附录 2 所对应的各国药典章节分别为 EP〈2.9.17〉，JP〈6.05〉以及 USP〈1〉"装量"规定的分析方法。三方药典都是从单剂量容器、多剂量容器、筒中或预填充注射器中的注射剂及大容量静脉注射溶液这四个部分来讲解注射剂装量检查法。该附录建议三方药典中各自规定的分析方法，在 ICH 区域中具有同等效力，且三方药典的标准限度一致。

### Q4B 附录 3　不溶性微粒检查法

Q4B 附录 3 所对应的各国药典章节分别为 EP〈2.9.19〉，JP〈6.07〉以及 USP〈788〉。企业在提交这部分的申报资料时应当说明仪器校准和系统适用性试验符合当地药品生产质量管理规范的要求，这也是三方药典中未协调一致的部分。此外，100ml 规格的注射剂标准在美、日、欧三个地区不可互换使用，这是因为 JP 中 100ml 注射剂的标准比其他两部药典标准更加严格。严格之处在于 JP 中光阻法和显微计数法对于标示装量等于 100ml 的注射剂的结果判定方法与 EP 和 USP 不同。这里以光阻法为例，在 EP 和 USP 中，对于标示装量等于 100ml 的注射剂，所选取的结果判定方法为"每个供试品容器中含有 10μm 以及 10μm 以上的微粒数不超过 6000 粒，25μm 及以上的微粒数不超过 600 粒"，而在 JP 中，对于标示装量等于 100ml 的注射剂，所选取的结果判定方法为"每 1ml 中含有 10μm 以及 10μm 以上的微粒数不超过 25 粒，25μm 及以上的微粒数不超过 3 粒"。

### Q4B 附录 4A　非无菌产品的微生物检查：微生物计数法

Q4B 附录 4A 所对应的各国药典章节分别为 EP〈2.6.12〉、JP〈4.05〉以及 USP〈61〉。该附录建议三方药典中各自规定的分析方法，在 ICH 区域中具有同等效力。常见的微生物计数法包括薄膜过滤法、平皿计数法以及最大可能数法，其中最大可能数法主要用于微生物计数时精确度较差或生物负荷很低的样品。当然，应当根据供试品的特性和微生物限度的要求来选择计数方法，并对所选方法的适用性进行验证。

### Q4B 附录 4B　非无菌产品的微生物检查：控制菌检查法

Q4B 附录 4B 所对应的各国药典章节分别为 EP〈2.6.13〉、JP〈4.05〉以及 USP〈62〉。该附录建议三方药典中各自规定的分析方法，在 ICH 区域中具有同等效力。一般使用的控制菌包括耐胆汁的革兰阴性菌、大肠埃希菌、沙门菌、铜绿假单胞菌、金黄色葡萄球菌、梭菌以及白色念珠菌。它们的检查流程通常分为三步：一是供试液的制备和预培养；二是选择和传代培养；三是结果判断。

### Q4B 附录 4C　非无菌产品的微生物检查：原料药及其制剂的判定标准

Q4B 附录 4C 所对应的各国药典章节分别为 EP〈5.1.4〉、JP〈通则 12〉以及 USP〈1111〉。该附录建议三方药典中各自规定的分析方法，在 ICH 区域中具有同等效力。非无菌原料药及其制剂的判定标准已经在各国药典中以表格的形式展现出来，主要是依据"总有氧菌计数 TAMC"和"总酵母菌和霉菌计数 TYMC"这两个指标来进行判定的。

### Q4B 附录 5　崩解时限检查法

Q4B 附录 5 所对应的各国药典章节分别为 EP〈2.9.1〉、JP〈6.09〉和 USP〈701〉。企业在进行崩解时限检查时有三点需要注意，一是长于 18mm 的片剂和胶囊，在使用不同的仪器进行试验时，三方药典中所记载的试验方法不具同等效力；二是三方药典中迟释及肠溶包衣制剂的崩解时限检查法不具同等效力；三是企业应在申请资料中明确产品的试验参数，如介质及是否使用挡板。以上三点也是三方药典中未协调一致的部分。

### Q4B 附录 6　含量均匀度检查法

Q4B 附录 6 所对应的各国药典章节分别为 EP〈2.9.40〉、JP〈6.02〉和 USP〈905〉。含量均匀度是指单剂量的固体、半固体和非均相液体制剂含量符合标示量（label claim）的程度。附录 6 中有三点需要注意，一是 USP 中对于不符合 25mg/25% 阈值限值的产品，如果最终剂量单位中原料药的浓度相对标准偏差（RSD）不超过 2%，则可通过质量变化代替含量均匀性试验来测试剂量单位的均匀性，这一点与欧洲和日本药典不同，因此这种方法在 ICH 区域内不具有同等效力。二是在药典文本中用黑色菱形符号标注的特定剂型不适用于本附录，如 USP 中被标注的单位剂量包装溶液充填的软胶囊。三是如果企业在使用不同的程序进行制剂分析和含量均匀度测试时需要校正因子，则应在申报资料中指定和证明校正因子是正确合理的。以上三点也是三方药典中未协调一致的部分。

### Q4B 附录 7　溶出度检查法

Q4B 附录 7 所对应的各国药典章节分别为 EP〈2.9.3〉、JP〈6.10〉和 USP〈711〉。溶出度检查法是用于确定口服剂型的溶出度是否符合相应的要求，常见的溶出度检查法有篮法、桨法及流池法。USP 和 EP 中还介绍了往复筒法，但由于 JP 中未收载该方法，因此往复筒法在 ICH 区域内不具有同等效力。此外，Q4B 附录 7 中还要注意 8 个方面，这 8 个方面也是三方药典中未协调一致的部分。① 企业采用流池法时，需要在申报资料中给出清楚的名称或药典参考信息，因为三方药典中流池法的编号不同。② 当溶出介质中使用酶时，在 ICH 区域内不具同等效力。③ 企业应对溶出仪进行校正以确保符合当地药品生产质量管理规范的要求。④ 三方药典中有关迟释、肠溶制剂或肠溶包衣制剂的溶出度检查不具同等效力。⑤ 如果温度计置于溶出杯中，应按当地药品生产质量管理规范的要求进行验证，以证明温度计的插入对测试结果无影响。⑥ 使用容积超过 1L 的大溶出杯的溶出度检查法在 ICH 区域内不具同等效力。⑦ 应在申报资料中明确药品的特定试验参数并提供依据，如溶出介质、转速、取样时间以及沉降装置类型。⑧ 需要注意的是 JP 溶出度检查法中第二项说明的内容，在 ICH 区域内不具同等效力。另外，企业在申报资料中应规定溶出度的判定标准。

**Q4B 附录 8　无菌检查法**

Q4B 附录 8 所对应的各国药典章节分别是 EP〈2.6.1〉、JP〈4.06〉和 USP〈71〉。对于医疗器械的实验条件，例如缝合线，不在 ICH 推荐的范围内。此外，在使用附录 8 时还应满足以下条件：① 无菌检查中用于溶解、稀释或冲洗的稀释液和冲洗液，应不具有抗细菌或抗真菌的性质。② 当非肠道液体制剂供试品的标示量为 100ml，批量大于 500 时，供试品数量最少为 20 个或为批量的 2%，无论哪个数量更少，该条件在 ICH 区域内具有同等效力。以上条件也是三方药典中未协调一致的部分。

**Q4B 附录 9　片剂脆碎度检查法**

Q4B 附录 9 所对应的各国药典章节分别是 EP〈2.9.7〉、JP〈通则 26〉以及 USP〈1216〉。片剂脆碎度是反映片剂抗震耐磨能力的指标，一般使用片剂脆碎度测定仪测定。试验人员在对试验结果进行判定时需要注意：除另有规定外，单次测定的质量减失不得超过 1.0%。当进行三次测定时，除另有规定外，三次测定的平均质量减失不得超过 1.0%。以上条件也是三方药典中未协调一致的部分。

### Q4B 附录 10　聚丙烯酰胺凝胶电泳法

Q4B 附录 10 所对应的各国药典章节分别是 EP〈2.2.31〉、JP〈通则 23〉和 USP〈1056〉。聚丙烯酰胺凝胶电泳是一种应用于生物制剂中蛋白质定性、定量以及纯度控制的分析方法。凝胶电泳分析法适用于鉴别和评估药物中蛋白质的均一性，该方法通常用于测定纯化蛋白的亚单位组成并估算其分子量。各国药典中各自规定的分析方法协调一致，在 ICH 区域内具有同等效力，具体方法可通过各国药典查找。

### Q4B 附录 11　毛细管电泳法

Q4B 附录 11 所对应的各国药典章节分别为 EP〈2.2.47〉、JP〈通则 4〉和 USP〈1053〉。毛细管电泳是一种物理分析方法，其基于毛细管内溶解于电解质溶液中带有电荷的分析物在直流电场作用下的迁移。常见的毛细管电泳方法有 4 种：毛细管区带电泳、毛细管凝胶电泳、毛细管等电聚焦电泳和胶束电动色谱。各国药典中各自规定的分析方法协调一致，在 ICH 区域内具有同等效力，具体方法可通过各国药典查找。

### Q4B 附录 12　筛分法

Q4B 附录 12 所对应的各国药典章节分别为 EP〈2.9.38〉、JP〈3.04〉及 USP〈786〉。筛分法是按粒度分布对粉末与细粒进行分类的一种最古老的方法，主要根据筛网孔径大小区分粒子。对于大多数粒径大于 75μm 的粒子样品，最适合的是机械筛。当粒子更小、较轻时，更适合的是空气喷射筛或声波筛。USP 中共介绍了两种筛分方法，分别是机械振动法（干筛法）和吸气法（包括空气喷射法和声波移动筛分法）。如果有证据证明保留在任何筛网上的颗粒聚集在一起而非单一颗粒，则使用机械干筛不大可能产生良好的重现性，此时应使用一种不同的粒度分析方法。所以当机械筛分法不能提供一次有意义的分析时，空气喷射筛分和声波筛分法将可能对粉末或颗粒有用。值得注意的是原始资料必须包括试样重量、总筛分时间以及精确的筛分方法和所有变化参数的设定值，另外也必须包括单一筛网上和盘中保留的试样的重量。把原始资料转换为累积重量分布可能会很方便并且如果希望根据一份累积过小重量对分布进行描述，则所用的筛网范围应包括一种所有材料都能通过的筛网。如果在任何试验筛上有证据证明残留的材料是由在筛分过程中形成的聚集物组成，则表明分析无效。各国药典中各自规定的分析方法协调一致，在 ICH 区域内具有同等效力，具体方法可通过各国药典查找。

### Q4B 附录 13　粉末的堆密度和振实密度测定法

Q4B 附录 13 所对应的各国药典章节分别为 EP〈2.9.34〉、JP〈3.01〉和 USP〈616〉。堆密度为粉体质量与未敲击时的体积的比值。因此，堆密度取决于粉体的真密度和颗粒的空间排列。堆密度可以通过三种方法测量。① 方法 1 是刻度量筒法，通过对已知质量的粉末样品（可过筛）在刻度量筒中的体积测量，而获得堆密度；② 方法 2 是容量计法，对经过容量计并进入杯子中已知体积的粉末的质量进行测定，而获得堆密度方法；③ 方法 3 是量杯法，对经过容量计并进入量杯中已知体积的粉末的质量进行测定，而获得堆密度。推荐使用方法 1 和方法 3。振实密度是通过机械振实装粉末样品的刻度量筒或量杯来获得，其值比堆密度大，其测量方法也有三种，具体步骤可以查阅各国药典。在使用以上方法时，有三点需要注意：① 堆密度检查方法 2 中，杯子的体积应为 16.39ml ± 0.20ml；② 振实密度检查方法 3 中，应在结果中注明包括振实高度在内的测试条件；③ 测定粉末的可压缩性时，如果以 V10 计，结果中应明示。

### Q4B 附录 14　细菌内毒素检查法

Q4B 附录 14 所对应的各国药典章节分别是 EP〈2.6.14〉、JP〈4.01〉以及 USP〈85〉。细菌内毒素检查法系利用鲎（*Limulus Polyphemus* 或 *Tachypnea's tridentate*）血液提取物中制备得到的变形细胞溶解液，即鲎试剂，检测或量化由革兰阴性菌产生的细菌内毒素。这三种测定方法包括基于凝胶形成的凝胶法，基于内源性底物裂解后浊度变化的比浊法以及基于合成肽 – 显色基质复合物裂解后发生颜色变化的显色法。企业可以使用细菌内毒素检查法的三种测定方法中的任意一种，但是，当对测定结果有怀疑或争议时，以凝胶限度检查法结果为准。此外，细菌内毒素工作标准品应采用世界卫生组织细菌内毒素国际标准品进行标定。在光度测定法这一部分的预备试验中，使用者应当在最优的试验条件下对溶液 A、B、C、D 重复进行至少 2 次的干扰因素试验。以上几点也是三方药典中未协调一致的部分。

# Q5A 生物制品的病毒安全性评价

A：生物制品已经在临床上开始广泛应用，占药品市场的份额也越来越大。但由于生物制品是由活的生物体产生的蛋白质或多肽等，就不可避免地存在着病毒污染的风险。ICH Q5A 针对生物制品进行病毒安全性评价做了详细的规定，Q5A 都有哪几块内容？

B：ICH Q5A 主要介绍了 4 部分内容，分别是控制生物制品病毒污染的总原则、潜在的病毒污染源、如何进行病毒测试以及如何对采取的病毒清除工艺进行评价和鉴定。

A：第一部分，控制生物制品病毒污染的总原则是什么？

B：对于控制生物制品的潜在病毒污染，可归纳为以下三条相互补充的原则：一是选择并对选定的细胞系和其他原料进行检定，确保其不含可能对人有感染和（或）致病作用的病毒；二是评估生产工艺清除感染性病毒的能力；三是检测生产适当步骤的产品，确保产品未受感染性病毒的污染。因此，有关这些产品的病毒安全性，不仅要对原料和产品进行病毒测试，还要在生产过程中对病毒的清除或灭活作用进行评估，才可能得到确实的保证。

A：第二部分，对于生物制品来说可能的病毒污染源都有哪些？

B：污染可来自原细胞系本身，也可来自生产过程中偶然带入的外源病毒。具体来讲，一是来自于主细胞库（MCB）。污染主细胞库的可能途径有：① 从受感染动物制备的细胞系；② 使用病毒建立细胞系；③ 使用受污染的生物试剂，如动物血清组分 ④ 细胞操作过程中受到污染等。二是来自生产过程中偶然带入的外源病毒。可能的途径有：① 使用受污染的生物试剂，如动物血清组分；② 用病毒作为载体表达某一编码蛋白的特异基因；③ 使用受污染的试剂（如单克隆抗体亲和柱）；④ 组方中使用了受污染的赋形剂；⑤ 细胞和培养基操作过程受到污染等。

**A：第三部分，如何进行病毒测试。首先什么是病毒测试？**

B：病毒测试就是对生物制品中是否存在病毒污染以及存在哪种病毒进行检测和鉴定。有效的病毒测试方法是确定细胞系是否适用于生物制品生产的重要部分。

**A：病毒测试方法有哪些？**

B：病毒测试方法有很多，包括体外检测法、体内检测法、抗体产生试验、逆转录病毒测试等。

（1）体外检测法　将被测试样品接种到多种敏感的细胞培养物中，观察培养物被感染的情况。测试中所用指示细胞需要根据待试细胞库的物种来源而定，但必须包括一种对人病毒敏感的人或非人灵长目动物细胞系。

（2）体内检测法　将被测样品接种到哺乳期小鼠和成年小鼠以及鸡胚中，以检测细胞培养物中不能生长的病毒。

（3）抗体产生试验　对于啮齿类动物细胞系中的物种特异性病毒的检测，可将被测试样品接种到无病毒的动物中去，经一段特定时间后测定其血清抗体水平或酶活性。这种试验包括：小鼠抗体产生试验（MAP）、大鼠抗体产生试验（RAP）和仓鼠抗体产生试验（HAP）。

（4）逆转录病毒测试　主要针对 MCB 和培养达到或超过细胞传代限次的体外细胞。逆转录病毒测试包括对敏感细胞培养的感染性测定和电镜检查（EM）。如果没有检测到病毒感染，电镜检查没有发现逆转录病毒或逆转录病毒样颗粒，应再测定反转录酶（RT），或采用其他适当的方法，以确定有无非感染性的逆转录病毒。

**A：这几种病毒测试方法应该如何应用？如何确保这些测试方法的有效性？**

B：确保病毒测试方法的有效性就要为不同细胞有针对性地选择适合的

测试方法。Q5A 指导原则中对不同种类的细胞系分别应该进行哪些项目的检测进行了详细说明，见表 Q-15。比如：对于主细胞库，应进行内源性和非内源性病毒污染的全面筛查；非内源性病毒的测定应包括体内和体外接种试验，并根据该细胞系的传代史进行其他特异性试验，如小鼠抗体产生试验；对于工作细胞库（WCB），必须进行外源病毒检测，一般不须作抗体产生试验；对于达到体外细胞传代限次的细胞，应进行内源性病毒检测，因为有些内源性病毒可能在 MCB 和 WCB 阶段没有被检测出，所以应对达到体外细胞传代限次的细胞进行内源性病毒检测。

表 Q-15　不同级别细胞进行的病毒测试方法

| | MCB | WCB | 代次限制细胞 [a] |
|---|---|---|---|
| 逆转录病毒和其他内源病毒的测试 | | | |
| 感染力 | + | | + |
| 电镜 [b] | + [b] | − | + [b] |
| 逆转录酶 [c] | + [c] | − | + [c] |
| 其他特异病毒试验 [d] | 如适用 [d] | − | 如适用 [d] |
| 非内源性或外源病毒测试 | | | |
| 体外测定 | + | − [e] | + |
| 体内测定 | + | − [e] | + |
| 抗体产生检测 [f] | + [f] | − | − |
| 其他特异病毒检测 [g] | + [g] | − | − |

[a] 达到限传代次的细胞：在体外达到传代限度的生产细胞。

[b] 也可测定其他因子。

[c] 若逆转录病毒感染试验为阳性，则无须作。

[d] 指使用于已受此因子感染的细胞系。

[e] 第一个 WCB 时，此测试应在该 WCB 产生的达到体外限传代次细胞上进行；以后的 WCB，可直接在 WCB 上进行单项体外和体内测试，或在达到体外限传代次的细胞上测试。

[f] 例如 MAP、RAP、HAP，通常适用于啮齿细胞系。

[g] 例如，适用于人、非人灵长目或其他细胞的测试方法。

**A：在病毒检测和鉴别试验中有哪些注意事项？**

**B：** 为了确保试验的合理性和有效性，指导原则中给出了以下三点建议。

（1）应设相应的对照试验，以确保试验具有充分的敏感性和特异性。

（2）细胞的种系提示有较大可能存在某种病毒时，需进行专门试验和处理。如供生产用的细胞为人或非人灵长目细胞系，还应进行如引起免疫缺陷性疾病和肝炎的人源病毒测试。

（3）聚合酶链式反应（PCR）可用于检测这些人源病毒和其他特殊病毒的核酸序列。

**A：第四部分，如何对采取的病毒清除工艺进行评价和鉴定？**

**B：** 病毒清除研究需要评价各个工艺步骤对清除/灭活病毒的有效性，并对病毒的整体降低水平做出定量评估。具体做法是有目的地将一定量的病毒加入到原料和各工艺步骤的抽样样本中去，通过研究在后续工艺步骤样本中的病毒量来验证该工艺步骤对病毒清除/灭活的效果。应该注意的是，通过清除病毒颗粒和使病毒灭活都可以达到降低病毒感染性的目的，所以在评定每一生产工艺步骤时，应该说明使病毒失去感染性的机制究竟是被清除还是被灭活。

**A：既然要进行定量评估，那么有哪些定量指标？**

**B：** 定量指标主要是病毒清除率，一般用下降因子来表示。将纯化前与纯化后样本中病毒量之比，再取以 10 为底的对数，就得到了下降因子，一般用 log 表示。整个生产过程的总下降因子是各个阶段下降因子的对数和。病毒灭活不是一个简单的一级反应，通常比较复杂，包含有快的"一期"反应和慢的"二期"反应。因此，要在不同的时间点取样研究并建立灭活曲线。如果由于灭活太快，无法建立灭活曲线，应进行相应的对照试验以证实病毒经灭活处理已失去感染性。

**A：在病毒清除研究中，如何选择加入的病毒样本？**

**B：** 病毒清除研究中的一个主要问题是确定使用何种病毒，总的原则是：

供清除评价和工艺鉴定研究用的病毒应与可能污染产品的病毒相似，而且要有广泛的理化特性。这些病毒可分为三类，分别是：非特异"模型"病毒、特异"模型"病毒和"相关"病毒。非特异"模型"病毒是用来为生产工艺清除/灭活病毒的总体能力进行定性，即确定方法的可靠性的病毒。特异"模型"病毒是与已知病毒或可疑病毒密切相关（同种或同属），并与所观察到的或可疑的病毒具有类似理化特性的病毒。"相关"病毒是指用于生产过程中评价病毒清除情况的病毒，可以是已被鉴定的病毒，或是与已知病毒种类相同的病毒，或是可能会污染细胞培养物或污染生产过程中使用的其他试剂和材料的病毒。病毒选择的具体要求大家可以详细阅读指导原则。

**A：在病毒清除研究中有哪些注意事项？**

B：指导原则中特别指出了病毒清除研究中的几点注意事项。

（1）制备高滴度病毒时应注意避免凝集反应，因为它可增强物理清除作用，降低灭活作用，从而与实际生产不符。

（2）需要注意任何一种分析方法都有其最低检出病毒量。

（3）应进行平行对照试验，以评估样品是否在检测病毒滴度前因稀释、浓缩、过滤或贮存等原因使病毒失去感染性。

（4）加入产品中的病毒量要小，否则会使产品稀释或改变性质而与生产规模的产品不同。

（5）诸如缓冲液、培养基、色谱柱、操作时间等的微小不同都会影响病毒的清除效果。或者有些缓冲剂和产品本身具有细胞毒性或抗病毒的活性，这时应分别对缓冲剂和产品评估其对病毒滴度检测的干扰。

（6）病毒灭活是时间依赖性的。因此，加入病毒的产品在某一缓冲剂中或特定色谱分离柱中停留的时间长短应能反映生产规模的工艺条件。

（7）应分别对缓冲剂和产品评估其毒性或对病毒滴度检测方法的干扰，因为这些因素会对指示细胞产生不良影响。

（8）许多纯化方案中都反复使用相同或相似的缓冲液或分离柱。分析数据时，应考虑这种方法带来的影响。某一特定工艺的消除病毒效果会随所在的生产阶段而有所不同。

（9）当生产条件或缓冲剂具有很强细胞毒性或灭活病毒的作用时，可能会低估总体下降因子，因此需逐例讨论。由于病毒清除研究本身的局限性或因设计不够完善，也会高估总体下降因子。

另外，病毒清除工艺研究虽然有助于保证最终产品达到可接受的安全水平，但它也有一定的局限性，比如：组织培养的病毒与天然病毒具有一些特性差异；病毒对灭活产生耐受性；研究规模与实际生产规模有较大差异等。

# *Q5B* 对用于生产 rDNA 来源蛋白质产品细胞的表达构建体分析

**A：什么是用于生产 rDNA 来源的蛋白质产品？**

B：rDNA 来源的蛋白质产品其实就是用真核或原核细胞生产的重组 DNA 蛋白产品，这篇指导原则主要是介绍对于重组 DNA 蛋白产品的表达构建体如何进行分析。

**A：为什么要对表达构建体进行分析？**

B：表达构建体是含有重组蛋白编码序列的表达载体。表达构建体分析是为了确保产品的正确编码序列被导入到宿主细胞，并从培养开始到生产结束保持不变。因为在活细胞中产生的重组蛋白，其基因序列可能会发生突变而改变蛋白质的性质，从而对病人产生潜在的副作用。

**A：对表达构建体进行分析有哪些方法？**

B：应该说没有一种单独的试验方法能检测蛋白质所有可能发生的修饰，从原理上讲，主要有两种分析方法，包括蛋白质分析和核酸分析。蛋白质分析技术是用于估测蛋白质的氨基酸顺序和表达蛋白质的结构特征（如蛋白水解、糖基化、磷酸化、乙酰化等）。但是蛋白质分析方法不能检测到所有重组蛋白编码序列突变造成的蛋白质结构变化，所以从核酸分析中也可以得到有用的资料。核酸分析可用于验证表达构建体的编码序列和物理状态，确保被表达的蛋白有正确的氨基酸顺序。当生产细胞有多个整合的表达构建体拷贝时，并非所有的拷贝都具有转录活性，因此通过对 mRNA 或 cDNA 的分析测定转录产物本身，也许比对基因组 DNA 的分析更合适。对于不同的产品，核酸分析和蛋白分析的相对重要性是不一样的。

需要注意的是，为确认序列所使用的各种分析方法在使用时都应该予以验证。

**A：生产重组蛋白产品，一般要先制备表达构建体，经过分析和鉴定后作为主细胞库，再通过细胞克隆制备工作细胞库。所以主细胞库是生产重组蛋白的起点，用于制备主细胞库的表达构建体的分析和鉴定就格外重要，那么分析和鉴定的内容有哪些？**

B：重组蛋白的生产应该建立在已经过研究并确定的主细胞库和工作细胞库的基础上。对主细胞库中的表达构建体的分析和鉴定应该包括以下内容：①应采用限制性内切酶图谱或其他适宜的技术分析表达构建体的拷贝数、插入或缺失情况以及整合位点的数目；②对染色体外的表达系统，应测定保留有表达构建体的宿主细胞所占的百分数；③应确证表达构建体上重组蛋白的编码序列与预期的核酸序列相一致。

**A：对于生产者，在申报这类生物制品时，需要提供哪些表达构建体的相关资料？**

B：具体来说，生产者应说明蛋白质编码序列的来源，包括最初获取核酸序列的细胞和用于制备核酸序列的方法。应详细说明表达构建体构建的步骤和表达构建体的组成成分，如复制起点、抗生素耐药基因、启动子、增强子的来源和功能。还应该提供质粒的详细组成图并完整标明其顺序，指出哪些区域是在质粒构建时测序的，哪些是从文献中得知的。从插入载体的目的基因编码区和相关侧翼区的核苷酸顺序，到插入的接头顺序，都应该进行 DNA 序列测定；还应该提供表达构建体转移到宿主细胞的方法；并详细说明用于扩增表达构建体的方法和选择生产细胞克隆的标准。

# *Q5C* 生物制品的稳定性试验

**A：在 Q1 部分已经介绍了新原料药和制剂的稳定性试验，为什么还要再单独制定一篇生物制品的稳定性试验指导原则？**

B："新原料药及制剂稳定性试验"的指导原则总体上是适用于生物制品的，然而，生物制品有其明显的特点。举例来说，生物制品的活性成分一般是蛋白质或多肽，因此维持其分子构型和保持活性主要取决于氢键和范德华力等，而不是共价键；而且这些产品对诸如温度变化、氧化、光照、离子含量及切割力等环境因素更为敏感；另外在评价生物制品质量水平时，会检测生物活性或效价，而不是含量和有关物质。因此，在稳定性方案设计和贮藏条件设计时，需要考虑生物制品的这些特点。

**A：生物制品来说，稳定性研究的主要内容是什么？**

B：生物制品的稳定性研究一般包括实际贮存条件下的实时稳定性研究（长期稳定性研究）、加速稳定性研究和强制条件试验研究。长期稳定性研究可以作为设定产品保存条件和有效期的主要依据。加速和强制条件试验可以用于了解产品在短期偏离保存条件和极端情况下产品的稳定性情况，为有效期和保存条件的确定提供支持性数据。相较于化学药品来说，生物制品的稳定性研究有两项关键内容：一是生物活性测定；二是分子实体分析及降解产物的定量检测。

**A：对于生物制品来说，除了成品需要稳定性研究外，通常还需要对原液的稳定性做研究。那么对于原液和成品稳定性试验批的选择有什么考虑要点？**

B：生产出的原液，若需在配方和制成成品之前贮藏，则需要进行稳定性研究。对于稳定性试验批的选择，无论是原液还是制剂，最重要的就是具有代表性。关于代表性样品的选择，可以参考 Q1D 指导原则。应该提供至少3 批能代表生产规模和贮存条件的稳定性数据；当贮藏期要求大于 6 个月时，申报时需提供至少 6 个月的稳定性试验资料；如果稳定性研究数据来源于试生产规模生产的原液或制剂，则申报者应在获得批准后，对最初 3 批规模化生产的原液或制剂进行长期稳定性试验。

**A：稳定性指标是能反映生物制品稳定性特征的参数，只有设计合理的稳定性试验指标，才能准确反映制品稳定性变化。那么关于生物制品需要设计哪些稳定性指标？**

B：总的来说，需要一系列的稳定性试验指标，才能保证检测出制品成分、纯度及效价的变化。具体采用哪些稳定性指标应根据不同的制剂而定。指导原则中没有给出具体的稳定性指标，而是列出了能证明制剂稳定性的一些产品特征，包括效价、纯度和分子特性、外观、容器密封系统等。

**A：如何理解效价、纯度和分子特性这三个产品特征？**

B：（1）效价　是指制剂能达到其预期作用的一种能力，它是根据制剂的某种属性用一个合适的定量方法来测定的。一般来说，当效价用与其相同的参比物质的效价表示时，不同实验室测得的生物制品效价的相互比较才是有意义的。因此，分析试验中应包括经与国家或国际参比物质直接或间接标化的参比物质。在稳定性试验方案中，应规定效价研究的合理间隔期，其结果应以生物活性单位表示。

（2）纯度　在制剂的稳定性试验中，纯度是一个相对概念，由于糖基化、脱酰胺或其他的异质性，测定生物制品的绝对纯度极其困难。因此，生物制品的纯度通常用几种方法综合评估，而且其纯度值取决于所用的检测方法。在稳定性试验中，纯度检测方法应侧重于检测产品的降解情况，根据用于临床前和临床研究样品的实际水平制定降解产物的可接受限度。

（3）分子特性　物理化学、生物化学和免疫化学有关分析方法可对原液和制剂作全面鉴定（如分子大小、电荷、疏水性），而且可以准确测定在贮藏过程中的脱酰胺、氧化、磺化氧化、聚集或片段化所造成的降解变化。测定的方法包括电泳、高分辨色谱和肽图等。

## 参考文献

［1］国家药品监督管理局药品审评中心. 生物制品稳定性研究技术指导原则（试行）［EB/OL］.（2015. 04. 15）［2020. 05. 22］http：//www. cde. org. cn/zdyz. do? method=largePage&id=242.

# *Q5D* 用于生物制品生产的细胞基质的来源和鉴定

**A：什么是细胞基质？**

B：这篇指导原则中所说的"细胞基质"是指微生物细胞或来自于人或动物的细胞系，它们具有生产生物制品的全部潜能。

**A：为什么重组蛋白产品的质量也与细胞基质有关？**

B：历史上由于细胞源性的生物制品存在外来污染或出于对用于制备产品细胞特性的担忧，引发了一些对产品质量的关切。由此，业界达成共识，认为细胞基质的特性以及与之相关的事件将影响产品的质量和安全性。为有效地控制产品质量，需对细胞基质操作的各方面进行适宜的控制。

**A：应该从哪几方面控制细胞基质符合预定要求？**

B：应该从细胞基质的来源、历史和产生三个方面去控制。

（1）细胞基质的来源控制，分为三种情况：对于人源细胞系，应提供原供体组织或器官的起源、人种和地理位置、年龄、性别和一般的生理状况；对于动物细胞系，应提供物种、品系、饲养条件、组织或器官的起源、地理位置、年龄和性别、致病因子的检查结果等；对于微生物细胞，应提供产生细胞系的物种、株和已知的遗传和表型特征。

（2）细胞历史的控制分为两个方面：①应记录细胞的培养历史，包括最初分离细胞的方法、细胞体外培养的方法以及建立细胞系的方法。②应保存用于开发细胞系的方法学资料，包括细胞融合、转染、筛选、克隆分离、克隆、基因扩增等。

（3）关于细胞基质的产生，应提供详细的制备过程中接触的转染因子，培养基的组分，特别是关于人或动物来源的物质，如血清、酶、水解产物或其他活细胞方面的资料，包括来源、制备和质控方法、检测结果和质量保证等。

**A：细胞库是生产细胞的最初来源，也是以此生产的生物制品的共同起源。细胞库系统都有哪些？**

B：细胞库系统从形式上看可分为两种，分别是二级细胞库和单级细胞库。二级细胞库，即主细胞库（MCB）传代产生工作细胞库（WCB），通常被认为是在连续生产产品时细胞基质供应的最实际方法。单级细胞库是仅建有MCB 而没有 WCB，如果每年生产的产品仅需有限的几支细胞时，这种情况原则上也是允许的。

**A：生产商应对每个细胞库进行鉴定和检测，只有经过鉴定的细胞库才可生产稳定的产品。那么对细胞基质进行鉴定和检测的方法有哪些？**

B：主要有鉴别试验、纯度检测、细胞基质的稳定性试验以及细胞核学和致瘤性试验等。

（1）鉴别试验是为了证明建库的细胞就是它本身，通常对 MCB 作全部的鉴别试验，而对每个 WCB 仅作有限的鉴别试验。对于贴壁生长的人或动物细胞，可采用形态学分析与其他试验相结合的方法。对于微生物细胞，分析细胞在选择性培养基上的生长情况就可用以确证宿主细胞库的细胞种属特性。

（2）评估 MCB 和 WCB 的生物学纯度，即是否存在游离的外源微生物和外源细胞污染。后生动物细胞的纯度检测比较复杂，可用的方法有：生物负荷检测、支原体检测、病毒检测和细胞交叉污染检测。微生物细胞的纯度检测比较简单，可考虑采用几种培养基对该微生物细胞进行培养，观察微生物生长的情况。

（3）细胞基质的稳定性试验主要考察两个方面，分别是生产产品的一致性和贮存细胞能否维持其生产能力。

（4）细胞核学和致瘤性试验可用于评价二倍体细胞系的安全性或鉴定一

个新的细胞系。比如，对不能去除活细胞或几乎无下游纯化工艺（如一些传统的活病毒疫苗）的制品就需要做这些试验。

**A：以上指导原则适用于鉴定过的建库细胞制备的生物制品，然而，也有许多生物制品尤其是一些病毒疫苗是采用原代细胞制备的。那么对于原代细胞基质的来源和鉴定，又有哪些要求？**

B：对于原代细胞基质的来源，生产商应提供制备原代细胞所用组织来源的动物资料；还应提供用于制备原代细胞基质的原材料及组成成分的资料，包括人和动物源性的所有试剂的特征、来源以及对动物源性成分证明检测不出污染物和外源因子的检测方法和结果。

对于原代细胞基质的鉴定，应提供检测资料以证明其用于生产是合格的。由于原代细胞是原始组织分离后的第一代细胞，因此不必像鉴定建库细胞那样在生产之前对其进行全面鉴定。而且，细胞基质的外源因子检测可与生产过程同时进行。

# Q5E 生物制品在生产工艺变更前后的可比性

A：在产品的生命周期中，发生变更几乎是不可避免的。但是变更后的生产工艺是否对药物制剂的质量、安全性和有效性产生不利影响，这就需要进行变更前后的可比性研究，也是 Q5E 讨论的话题。可比性研究应遵循哪些基本原则？

B：首先，可比性研究并不要求变更前后的产品在质量特性上是一致的，但它们应高度相似并且能以现有知识充分预测，以确保质量特性上的任何差别对药物制剂的安全性或有效性不会产生不利影响。其次，可比性结论应以分析检测、生物学检测为基础。如果还没有建立质量特性和安全性、有效性之间的关系，并且观察到变更前后产品在质量特性上有差别时，可比性研究中就需要增加非临床 / 临床的对比研究。另外，为了确认生产工艺变更的影响，应对产品所有可预期后果进行评估，并且应建立适宜的标准以定义变更后产品的高度相似性。

A：在质量特性评估中，需要对生物制品的多个方面进行对比评价，那么评价的主要内容有哪些？

B：评价内容主要包括四个方面。一是产品的理化性质，包括高级结构的确定；二是生物学活性；三是免疫化学性质，主要针对抗体类产品；四是纯度、杂质和污染物。如果检测出变更后产品在纯度和杂质谱上与变更前产品有差异，应评估这些差异对安全性和有效性的潜在影响。

A：在可比性研究中，为了最大限度地检测到生产工艺变更带来的产品质量特性的有关差异，在使用分析方法时应该注意什么？

B：首先，为了全面展现理化特性或生物活性，建议采用一种以上的分析方法评估同一质量特性。因为不同方法采用不同的理化或生物学原理来检测同一参数，可以最大程度检测到因工艺变更而产生的差异。其次，由于检测方法的局限性及分子异质性带来的产品复杂性，很难确保变更前产品所用的检测方法能够检测出变更后产品的变化。因此，生产商在分析前应当进行两点确认：一是现有测试方法是否仍然适用或者应进行调整。二是由于工艺变更而引起产品本身质量特性发生变化，现有的检测方法不能满足要求，因此需要增加新的检测方法。

A：在可比性研究中，还需要进行稳定性试验，稳定性试验对于可比性研究的意义是什么？

B：某些生产工艺的变更，即使是微小变更，也可能造成变更后产品稳定性的变化。因为蛋白质对工艺变更非常敏感，任何可能引起蛋白质结构、纯度和杂质谱改变的变更都应评估其对稳定性的影响。而且，稳定性研究能够检测出那些结构确证研究不能检测到的细微差异。例如，痕量蛋白酶的存在只能通过放置一段时间后的产品发生了降解才能检测出。因此，建议进行真实时间／真实温度的稳定性研究。

A：生产工艺变更后，工艺控制点也应该随之调整以保证对新工艺的有效控制，指导原则对于这方面有什么样的要求？

B：生产商需要仔细考虑生产工艺的变更对下游和相关质量参数的潜在影响。这些分析将帮助我们确定可比性试验中应进行哪些检测，哪些生产过程或批次放行的可接受标准及分析方法应重新评估，以及哪些阶段不受变更影响。另外，生产商应该证明，生产过程中的控制，包括关键控制点和过程检测，能够很好地控制变更后的工艺并确保产品的质量。

A：产品可比性的确定以质量特性研究为基础，当质量数据对确定可比性不充分时，可以适当地从非临床和临床研究中获得补充证据。那么非临床和临床研究都包括哪些研究类型？应该如何选择研究类型？

B：指导原则中指出所涉及的非临床和临床研究包含：药代动力学（PK）研究、药效动力学（PD）研究、临床有效性研究、特异的安全性研究、免疫原性研究和药物警戒研究等。非临床和临床研究的范围和类型要基于不同因素进行具体问题具体分析。主要考虑的因素有以下三点：一是质量研究结果，包括工艺变更前后产品差异的类型、性质和范围，包括产品相关物质、杂质谱、稳定性和赋形剂在内的质量特性。例如，新杂质可能需要进一步的毒理学研究。二是对产品的认知水平，包括产品构效关系，产品质量属性与安全性及有效性的关系，产品作用方式和作用位点等。三是产品现有的非临床和临床数据，比如长期给药比短期给药对某种差异可能带来的风险会更高；皮下注射比静脉注射通常更易引起免疫原性。

# *Q6A* 质量标准：新原料药和新药制剂的检测方法和认可限度：化学物质

**A：Q6A 主要介绍新原料药和新药制剂的质量标准，它为化学合成的新原料药及其制剂检测方法的选择、检测限度的制定和论证提供了指导。在 Q6A 中如何定义质量标准？**

B：质量标准由一系列的检测项目、分析方法和认可限度组成，英文中对应的单词为 specification。产品要符合标准是指原料药和制剂按照给定的方法检测，其结果应符合认可限度。质量标准是非常重要的质量指标，必须经过管理机构的批准并且还要作为产品注册的批准依据。

质量标准是确保原料药和制剂的质量及一致性质量控制体系的一部分。质量控制体系其他部分还包括制订质量标准所依据的研发期间获得的全部产品性质和 GMP 执行情况，如设施、已验证的生产工艺和检测方法、原材料的检验、生产过程中的检验以及稳定性试验等。

质量标准是用来进一步确认原料药和制剂的质量，而不是体现产品的所有性质，故在质量标准中应重点设定能反映药物安全性、有效性的检测项目。

**A：Q6A 指导原则适用的范围是什么？**

B：本指导原则只适用于申请上市的新药制剂（包括复方制剂）或新原料药，不涵盖临床研究阶段的药物。适用剂型包括口服固体制剂、口服液体制剂和非肠道给药制剂（大、小容量），但这并不限制该指导原则对其他剂型的适用性。本指导原则中所提及的剂型可作为例子，这些例子可用于其他未讨论到的剂型。对于其他剂型如吸入剂（粉末状、溶液等）、局部用药制剂（乳膏、软膏、凝胶剂）和透皮制剂，也鼓励应用本指导原则中的概念。

本指导原则不适用于高分子肽、多肽、生物制品。不涵盖放射性药物、发酵制品、寡聚核苷酸、草药和来源于动植物的粗制品。

### A：针对本指导原则有哪些背景知识需要了解？

**B：**第一个概念是货架期标准与放行标准。对于药物制剂，放行与货架期标准限度可以不同，通常放行标准限度严格于货架期标准限度，尤其是对含量和杂质的限度要求。在日本和美国，这一组概念只用于内控标准，而不用在法定标准中。因此在这些地区，法定的认可标准从放行出厂到货架寿命结束期间均是相同的。但申报者可选用更严格的内控标准作为放行依据，以确保产品在货架寿命期间仍符合法定的认可标准。在欧盟，当放行和货架期标准不同时，管理机构要求提供各自的标准。

第二个概念是参数放行。在某些情况下，比如最终灭菌制剂的无菌检验，可以通过经批准的参数放行方法替代常规的放行检验。在此情况下，每个批次的放行取决于对特定参数监测结果的满意度，即对制剂生产最终灭菌阶段的温度、压力和时间。这些参数通常可以被更精确地控制和测定，因此在判断无菌结果时，它们比最终成品的无菌检测结果更可靠，但前提是灭菌工艺已经过了充分的验证。在进行参数放行时，仍应在质量标准中制订未直接控制的项目及与其相关的检测方法。

第三个背景知识是关于药典的统一化，Q6 指导原则的充分实施，取决于是否能与质量标准中涉及一些常规项目的药典分析方法相互协调。一旦取得协调，就可以在三个地区的质量标准中采用统一的方法和认可限度。

### A：在研发中如何确定某个质量标准？

**B：**最初提出质量标准时，应对每一个检测方法和每一个认可限度的合理性进行论证。论证应以新原料药的合成和制剂生产过程中获得的数据为基础，考虑的因素包括有关的研究开发数据、药典标准、用于毒理和临床研究的原料药及制剂的检测数据、加速试验和长期稳定性研究的结果；此外还应考虑分析方法和生产可能波动的合理范围。在制订检验项目和认可限度时，首先应考虑到稳定性批次和生产规模放大时验证批次的检测结果。若计划有多个生产场所，则在建立最初的检验项目和认可限度时，就应充分考虑所有生产场所所能够获得的数据。

**A：对于原料药和制剂，需要在质量标准中列出哪些检测项目？**

B：新原料药和新药制剂的检测项目分常规检测和专属检测两类。在常规检测中两者检测项目相同，包括性状、鉴别、含量测定和杂质。鉴别试验对原料药应具有专属性，如采用红外分光光度法。只将一个色谱保留时间作为鉴别依据并不具有专属性，但可以用两种不同原理的色谱方法或者是用一种色谱方法与其他试验相结合进行鉴别。若新原料药是盐，则应对每个离子进行专属鉴别试验，还有一个对盐本身的专属性试验。具有光学活性的新原料药，也需进行专属性鉴别或者手性含量测定。

对于含量测定，许多情况下可能会使用同样的方法（如高效液相色谱法）同时测定含量和杂质量。但若含量测定采用非专属性方法，应额外采用另一种方法来补充完善其专属性。如若采用滴定法测定含量，应同时选用适当的专属性方法测定杂质。

杂质包括有机杂质、无机杂质（降解产物）和残留溶剂。新原料药降解产生的有机杂质和该制剂在生产过程中产生的杂质均应在新药制剂中检测。应对单个特定降解产物（包括已鉴定的和未鉴定的）及总降解产物的可接受限度进行规定。要注意的是新原料药合成中生成的杂质（工艺杂质）通常在原料药的检测中已控制，因此不包括在制剂总杂质限度中。但当工艺杂质同时也是降解物时，应监测其含量并列入总降解产物的限度中。

**A：杂质和降解产物有什么区别？**

B：药物分子长时间放置和（或）受光、温度、pH 值、水的作用或与辅料和（或）直接接触容器 / 密闭系统反应，发生化学变化而产生的分子称降解产物，也称为分解产物。杂质是指原料药中非原料药实体的任何成分以及制剂中活性成分实体或辅料以外的任何成分。

**A：专属检测包括哪些检测项目？**

B：专属检测中新原料药和制剂的检测项目并不相同。新原料药包括物理化学性质、粒径、多晶型、微生物限度、无机杂质、水分和新手性原料药检测。这些项目通常会影响原料药的质量，因此要在质量标准中规定检测限度要求。

物理化学性质包括水溶液的 pH 值、熔点／熔距、折光系数等，通常检测方法较为独特，如采用毛细管测熔点，阿贝折射仪测折光。这类检测项目的设立主要取决于新原料药的物理性质以及预期用途。

粒径检测对于要制成固体制剂或者混悬剂的新原料药而言十分重要，因为粒径大小可能会影响溶出速率、生物利用度或者稳定性。此外，还应考虑粒度大小是否为影响生产的关键因素，在这种情况下需要采用适当方法测定粒径以及粒径分布，并建立认可限度。

多晶型包括溶剂化物、水合物和无定型物。有些新原料药以不同晶型存在，不同的晶型物理性质不同。在一些情况下，晶型不同会影响新药制剂的质量或者功效。若已证明原料药存在不同晶型并且不同晶型会影响制剂的功效、生物利用度或者稳定性，则此时应将多晶型的含量测定作为检测项目，规定晶型的质量标准。

**A：ICH 还对其他检测项目提出了哪些要求？**

B：对于微生物检测，需要规定需氧菌、酵母和霉菌的总数以及无法检测的特定致病菌，如金黄色葡萄球菌、铜绿假单胞菌。应根据经验和已有数据确定生产过程中的抽样频次或者时间点。应通过原料药性质、生产方式和制剂预期用途等因素确定微生物检测的种类和认可限度。如无菌原料药应设定无菌检测，用于注射剂的原料药应进行细菌内毒素检测。

关于杂质的相关问题已在 Q3 中进行了详细的说明。若新原料药易吸湿或吸湿后易降解，或者原料药含结晶水，则水分检测十分重要。可根据结晶水的多少或吸湿量的数据来确定认可限度。某些情况下，也可采用干燥失重测定水分，但应首选专属性好的测定方法，如卡尔费休法。

对于新手性原料药检测，图 Q-3 展示的是手性新原料药和含手性原料药的新药制剂的鉴别、含量测定和对映体杂质检查方法的建立过程。需要注意 Q6A 指导原则中这项内容的检测并不包括天然来源的手性物质。

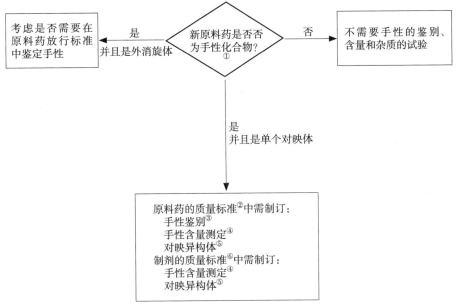

图 Q-3　手性新原料药和含手性原料药的新药制剂鉴别、含量测定和对映体杂质
检查方法的建立

注：①：本指导原则中不包括天然来源的手性物质。
　　②：在原料药的合成中可能从原材料引入杂质，如开发研究阶段经过论证，手性的质量可通过控制相应起始物或中间体来替代。基本用于以下情况：存在多个手性中心（如：3 个或更多）；对生成终产品的前一步进行控制。
　　③：手性含量测定或对映体杂质检查，可替代手性鉴别试验。
　　④：非手性含量测定结合另一对映体的控制的方法，可替代手性含量测定。
　　⑤：原料药中另一对映体的量可以从手性含量测定数据或由另一种独立的方法得到。
　　⑥：如证明制剂的生产和最终产品的贮藏中不会发生消旋化，可不进行制剂的立体特异性检测。

**A：新药制剂有哪些专属性检测项目？**

**B：**新药制剂剂型可分为固体口服制剂、液体口服制剂和非肠道给药制剂。三类都需要做的检测项目是单位剂量均匀度，水分和微生物限度。单位剂量均匀度包括制剂的重量差异，制剂中活性成分的含量均匀度两种概念，全部采用药典方法测定。通常在质量标准中只列入其中之一，不同时包括两项检测。对于超过了允许用重量差异检验均匀度界限的制剂采用重量差异作检查时，申报者应该在药物开发阶段就证明制剂是足够均匀的。

**A：口服固体制剂的质量标准中通常包括测定原料药从制剂中释放的试验，即溶出度试验。常释制剂和缓释制剂的溶出度试验内容有何不同？**

B：对常释制剂而言，通常进行单点测定。如果已证明溶出行为会显著影响生物利用度，应建立能辨别生物利用度不好批次的溶出试验条件。如果处方和工艺的改变显著影响溶出度，而这些改变又不能用质量标准中的其他项目来控制，也应采用能区分这些变化的溶出试验条件。如果溶出度显著影响生物利用度，可接受标准应能剔除生物利用度不好的批次。换言之，应制订仅临床可接受批次能通过的试验条件和可接受标准。

对于缓释制剂，应采用多时间点取样。如果可获得不同释放速率处方的人体生物利用度数据，则可根据体内/体外相关性来设置可接受标准；如果没有这些数据，而且药物释放与体外试验条件显示依赖关系时，则应根据已获得的批次数据来制订可接受标准。

**A：口服固体制剂需要进行硬度/脆碎度测试吗？**

B：通常硬度/脆碎度检测作为过程检测，质量标准中不必包括这些项目。但如果硬度和脆碎度对制剂质量有重要影响（如咀嚼片），则应在质量标准中制订相应的可接受标准。

**A：什么叫作过程检测？**

B：过程检测是指在原料药或制剂生产过程中进行的检测，不属于出厂前的正式批检验。某些生产过程中的检测，仅仅是为了在某一操作范围内调节工艺参数，如包衣前片心的硬度、脆碎度及片重，质量标准中一般不包括这些检测项目。某些生产工艺中进行的检测项目，其可接受标准与放行标准要求一致或更严格（如溶液的 pH 值）。当某个检测项目纳入质量标准中时，即使能充分满足质量标准的要求，但依旧应对该方法进行验证，以表明检测结果或产品性能特性从生产阶段到成品未发生改变。

A：口服液体制剂中通常含有抑菌剂和抗氧剂，对这两项含量测定分别有哪些要求？

B：对需加入抑菌剂的口服液体制剂，应制订抑菌剂的含量测定及可接受标准。抑菌剂含量可接受标准应根据在整个使用期间和货架期能保证制剂微生物限度符合要求的抑菌剂水平确定。应采用药典中抑菌剂抗微生物有效性试验来确定抑菌剂的最低有效抑菌浓度。尽管质量标准中通常包括化学测定抑菌剂的含量，但在开发阶段、规模放大阶段和整个货架期（如在稳定性试验中，参照 ICH 的新原料药及制剂稳定性试验原则）都应证明抑菌剂的有效性。

通常放行时要进行抑菌剂和抗氧剂含量测定。在某些情况下，如有开发和稳定性数据的支持，货架期标准中可不再制订抑菌剂和抗氧剂的含量测定，过程检测可替代放行检测。若生产过程中进行了抑菌剂和抗氧剂的含量测定，应仍将其可接受标准制订在质量标准中。若仅进行放行检验，则无论是生产工艺还是容器／密闭系统发生改变，都应对此进行重新研究。

A：对于相对黏稠的溶液或者混悬液而言，都有哪些测试项目？

B：通常需要进行溶出试验，根据体内生物利用度良好的多批次样品的溶出曲线以及变异范围，确定可接受标准。还应建立粒度分布检测方法并制定可接受标准，可接受标准应包括粒度分布（即在一定粒径范围内的粒子数占粒子总数的百分比），并应严格规定粒径的平均值、上限和（或）下限。如果在开发阶段已经证明这些产品始终保持快速释放，则质量标准中可不列入粒度分布测定。在决定采用溶出度测定还是粒度分布测定时，应充分考虑开发阶段获得的数据。经过充分论证，粒度分布测定可代替溶出度测定。

此外还有流体学特性测试和再分散性测试，根据产品开发阶段所积累的数据，提出进行定期抽检还是从质量标准中略去此项。

A：对于非肠道给药制剂，有哪些需要注意的地方吗？

B：所有的非肠道给药制剂都应进行无菌检查，制订检测方法和可接受标准。如果在开发和验证阶段所积累的数据证明参数放行是可行的，可将参数放行应用于终端灭菌制剂。此外，非肠道给药制剂必须制订不溶性微粒的可接受标准，通常包括可见微粒和（或）溶液澄清度以及在显微镜下可见的微粒。

对于包装在预填充注射器、自动注射盒或相当的容器中的非肠道给药制剂，应制订与给药系统功能性相关的检测项目和可接受标准。包括可注射性、压力、密封性（泄漏）和（或）一些参数，如滴帽移动力、活塞释放力、活塞移动力、动力注射器作用力。在某些情况下，这些项目可以在生产过程中进行检测。根据产品开发期间所积累的数据，可以提出进行跳检，或是从质量标准中剔除部分或全部测试项目。

关于检查项目的具体要求请读者参考指南原文。

# *Q6B* 质量标准：生物制品的检验方法和验收标准

**A：Q6B 的适用范围是什么？**

B：Q6B 指导原则适用于蛋白质、多肽及其衍生物和含有这些成分的产品，这些蛋白质和多肽由基因重组或非重组工程细胞培养表达系统生产，可被高度纯化，并可用一套适宜的分析方法予以鉴定。此外还适用于从动物组织或体液中分离的蛋白质和多肽。不涵盖抗生素、合成肽、肝素、维生素、细胞代谢物、DNA 产品、传统疫苗、细胞和血液制品。

**A：生物制品质量标准的制定需要考虑哪些因素？**

B：制定质量标准时需要分析生物制品的特性，包括理化特征、生物学活性、免疫化学性质、纯度和杂质的确证和含量。

蛋白质最明显的特征是具有结构异质性。因为目的产品可能是翻译修饰后形成的各种形式的混合体，并且这些形式可能具有活性，所以它们的存在可能会对产品的安全性和有效性产生不利影响。

**A：生产商是否需要详细研究目的产物的异质性谱以证明临床前及临床研究用批次是否具有一致性？**

B：生产商会面临以下两种情况：①若已证明每批产品异质性的类型是固定的，则不再需要评价每种异构体对产品有效性和安全性的影响。②异质性在原液和成品的生产或贮存过程中产生，由于这类产品的异质性决定它们的质量，所以需要对异质性的程度和类型进行鉴定以确保批次的一致性。若由于工艺改变或产品降解而导致异质性图谱与临床前和开发所用产品的不一致，则需要对这些改变的影响做出评价。

A：有哪些方法可以检测生物学活性？

B：如基于细胞培养的生物学活性检测方法，是在细胞水平上测定产品的生化生理效应；基于动物的生物学活性检测方法，用于测定生物机体对产品产生的生物反应；生化方法，利用酶反应速率或者免疫相互作用诱导的生物反应测定生物活性。生物活性测定的结果应用经过国际或国家参比标准品校准后的活性单位表示。若没有标准品，则需要建立内部参考物质，各批次产品的测定结果以内部定义的单位表示。

A：对于复杂分子，获得的大量理化学资料往往不能确定其高级结构，需从产品生物学活性加以推论。单独选用理化方法需要具备哪些条件？

B：一是产品的高级结构可以完全用理化方法确立，并能证明与生物活性的相关性；二是已建立了完整的生产历史档案。需要注意当单独采用理化方法定量生物活性（根据合适的相关性）时，结果应采用质量表示。

A：对于其他因素还有哪些要求？

B：免疫化学性质可用于产品的鉴别、均一性或纯度测定，也可用于定量。当产品是抗体时，需要对它的免疫学性质进行全面鉴定。同时还要进行抗体与抗原以及抗原特定区域的结合试验，用来确定亲和力、亲和性和免疫反应性。

含量一般用蛋白质测定表示，它对生物制品至关重要。通常选择合适的物理化学方法测定。有时还要证明所得到的定量结果直接与生物学方法的检测结果相关。如果已经证实了相关性，在生产过程中也可以采用含量测定代替生物活性测定，如灌装工艺。

测定纯度对生物制品而言较为困难，因其测定结果往往高度依赖于分析方法。以往生物制品的相对纯度用比活来表示，但是结果同样高度依赖所用的方法，因此原液和成品纯度一般是采用几种方法联合检测。

除了纯度，生产商还需要对可能出现的杂质和产品污染物进行评估。

**A：如何定义产品污染物？**

B：产品污染物是指非生产工艺预期部分的外源性物质，如化学及生化物质或微生物。它跟降解产物和杂质不同。应严格避免污染物，并采用合适的过程控制验收标准或原液或成品的行动限来控制。对于外源性病毒和支原体污染，行动限不再适用，而应考虑采用 ICH 两个指导原则提出的原则，即"生物制品的质量：来源于人或动物细胞系生物制品的病毒安全性评价"和"生物制品的质量：用于生物制品生产的细胞基质的来源和鉴定"。

**A：如何定义杂质？**

B：杂质是存在于原液或成品中的非预期产品、非产品相关物质或是非辅料的任何组成部分，它的存在与工艺或产品有关。杂质的结构可以是已知的，或得到部分鉴定的，或未得到鉴定的。如果可以获取足够量的杂质，应尽可能对这些杂质予以鉴定，如条件许可，还应评估其生物学活性。此外，杂质的验收标准要根据临床前和临床研究批次的数据及生产一致性验证批次的研究数据制定。

**A：工艺相关杂质和产品相关杂质有什么区别？**

B：工艺相关杂质是指生产过程中产生的杂质，如细胞基质（宿主细胞蛋白、宿主细胞 DNA）、细胞培养物（诱导剂、抗生素或培养基成分）或下游工艺产生的杂质。产品相关杂质（如前体、某些降解产物）是在生产和（或）贮存过程中产生的分子变异体，这些变异体在活性、有效性及安全性方面与预期产品不具可比性。对产品相关杂质和工艺相关杂质应分别制订单独的和（或）合计的验收标准。

**A：分析方法有哪些注意事项？**

B：对于分析方法来说，一个很重要的问题是参考物质。上文提到生物活性测定的结果要用经过国际或国家参比标准品校准后的活性单位表示。但对于新分子实体的药品注册申请，一般不可能获得国际标准品或国家标准品作对比。所以在申报时，生产商需要建立经过质量特性分析的内部一级参考物质，该参考物质要采用有代表性的批次进行制备。用于产品批检验的内部工作参考物质使用一级参考品标化。申报时需要提供参考物质制造和纯化的方法、质量特性分析、贮存条件和用于保证参考品稳定性的制剂处方等资料。

**A：质量标准制定的依据有哪些？**

B：原液及成品质量标准的制定是全面质量控制的重要部分，其他方面还包括原材料和辅料的控制、生产工艺过程控制检测、工艺评估或验证、执行GMP 的情况、稳定性研究、批间一致性检测等。综合这些全部要素，才能保证产品质量得以保持。生产商在制定质量标准时，需要依据以下几点。

第一，要与生产工艺相关联。质量标准的建立是以连续性生产批次的研究数据为基础的。因为工艺变更可能会产生降解产物和杂质，导致产品与临床前及临床研究的样品不一致，所以要对工艺变更带来的影响进行评价。

第二，要考虑原液和成品的稳定性。在贮藏过程中原液和成品可能会发生降解，此外由于产品非常复杂，很难用一种具有稳定性指标的检测方法或者参数全面地反映出来。所以，生产商需要一种可以代表产品稳定性的联合检测图谱，以确保产品质量发生改变时，可以通过图谱结果反映出来。

第三，要与分析方法相关联。产品的质量属性包括效价、杂质性质及含量等项目。这些项目可全部采用多种方法进行测定，但每种方法得出的结果可能不尽相同，因此质量标准必须建立在参考分析方法的基础上。另外，在产品开发过程中，往往分析技术的发展与产品开发难以同步进行。因此，保证上市申请时数据与研发阶段所得数据的相关性尤为重要。

第四，质量标准的建立应与临床前及临床研究相关联。应采用临床前及临床研究中所用批次的数据作为制订质量标准的依据。商业化生产规模生产的产品质量应与临床前及临床研究时所用样品一致。

**A：生物制品有哪些检查项目？**

B：Q6B 里主要介绍原液和成品的质量标准。原液质量标准包括外观和性状、鉴别、纯度和杂质、效价和含量。成品质量标准除以上几点外，还包括一般检验项（如 pH 值和渗透压）和特殊剂型的额外测试。

**A：原液和成品的鉴别试验主要内容是什么？**

B：原液和成品的鉴别试验方法应采用以原液的特有分子结构和其他特性为基础的专一性较强的方法。可能需要多于一种的检测方法［物理化学的、生物学的和（或）免疫化学］建立鉴别方法。鉴别试验只要求定性，如产品的色谱图及其鉴别、均一性和纯度的相关数据可用分子排阻色谱、反向液相色谱等技术方法测定；异构体可用等电聚焦技术测定；对于糖蛋白，要测定糖含量（中性糖、氨基糖、唾液酸），还应尽可能分析多肽链的糖链结构、寡糖图谱（触角形状）和糖基化位点。

**A：如何进行效价测试？**

B：根据与生物学性质相关的产品属性，用合适的定量生物学测定方法（也称生物活性测定或效价测定）测得具有生物活性的量值。相关的经验证的生物效价测定应是生物技术或生物制品原液和（或）成品质量标准的组成部分。当原液采用一种适宜的效价测定方法时，成品可用替代方法（理化方法或生物学方法）进行定量测定，但应提供方法选择的依据。

关于检查项目的具体要求请读者参考指南原文。

# *Q7* 活性药物成分的 GMP 指南

## 一、引言

Q7 共有 20 章，是由美国、欧盟和日本三方共同确定的关于原料药的生产质量管理规范。我国 GMP 也对原料药做出了相关规定，本文主要介绍两者之间的联系和区别。

ICH Q7 中多出现"should"一词，即"应当"，不排斥其他方法和要求，给予企业很大的选择空间。中国 GMP 表述也是"应当"，但具有法律效力。从法规的适用性来看，Q7 适用于 ICH 成员国的原料药生产，若向这些成员国出口原料药，出口国必须遵守 Q7 的要求。中国 GMP 仅限于中国国内的生产企业。

ICH 规定企业必须从原料、人员、设施设备、生产过程、包装运输、质量控制等方面按国家有关法规达到卫生质量要求。生产企业需指定活性药物成分（API）生产的起始点，并对确定起点的理由进行论证。对于合成工艺而言，起始点为"API 起始物料"进入合成过程的那一点，从这一点开始，中间体或者原料药生产的各步操作，都应符合指南中的相关要求。"API 起始物料"是原材料、中间体或在生产某一个 API 时，作为该 API 一个重要结构片断被引入终产物结构中的另一个 API。"API 起始物料"可以是一种商品，也可以是一种根据合同或商业协议从一个或多个供应商中购买的物质，或者是企业自己生产的物质。一般"API 起始物料"有其特定的化学性质和结构。

本指南通常适用于表 Q-16 中灰色区域的步骤，但这并不意味着需要完成列出的所有步骤，在 API 生产过程中，GMP 的要求随着工艺的进行，从原料药的早期步骤到最后的步骤、精制和包装，越来越严格。API 的物理加工如制粒、包衣、粒径的物理控制（如研磨、微粉化）均需至少按照本指南的标准进行。

本指南不适用于"API 起始物料"引入前的步骤。

表 Q-16　API 生产中本指南适用范围

| 生产类型 | | 在该种生产类型中本指南的适用步骤（灰色） | | | |
|---|---|---|---|---|---|
| 化学生产 | "API 起始物料"的生产 | "API 起始物料"进入反应过程 | 中间体的生产 | 分离和纯化 | 物理过程和包装 |
| 动物来源的 API | 器官、液体或组织的收集 | 切片，混合和/或初始过程 | "API 起始物料"进入反应过程 | 分离和纯化 | 物理过程和包装 |
| 植物中提取的 API | 植物的收集 | 切片和最初的提取 | "API 起始物料"进入反应过程 | 分离和纯化 | 物理过程和包装 |
| 用为 API 的草药提取物 | 植物的收集 | 切片和最初的提取 | | 进一步提取 | 物理过程和包装 |
| 由碎片或粉状草药组成的 API | 植物的收集和（或）培养和收割 | 切片/碎化 | | | 物理过程和包装 |
| 生物技术发酵/细胞培养 | 主细胞库和工作胞库的建立 | 工作细胞库的维护 | 细胞培养和（或）发酵 | 分离和纯化 | 物理过程和包装 |
| 传统产生一种 API 的发酵 | 细胞库的建立 | 细胞库的维护 | 细胞进入发酵阶段 | 分离和纯化 | 物理过程和包装 |

## 二、质量管理

中国将这一章节放在了相同的位置，由此可看出两者都非常强调质量管理的重要性。此外还有不同之处。如我国 GMP 规定质量管理部门应制定和执行偏差处理程序，所有偏差要有记录，重大偏差要有调查报告。ICH 规定质量部门在偏差调查中的职责被分散，仅为"确保已对重大偏差进行调查并解决"，其他偏差则由相关部门负责。这种职责分配可以有效及时地对偏差进行处理，防止质量部门因为时间精力不足而产生问题。

## 三、人员

人员要求方面 ICH 和中国 GMP 基本相同，但 ICH 单独提出对顾问的要求，如负责生产和控制中间体或 API 的顾问需有足够的教育经历、培训和经验；原料药的质量责任不能委任给顾问等。

四、硬件

厂房是药品生产的根本条件，ICH 和中国 GMP 都对生产厂房和设施做出了明确的要求，且规定也基本相似，如公用设施在设计和建造时应最大限度地防止出现污染和交叉污染，对厂房区域的划分和要求等。但 Q7 没有强调生产环境的洁净级别，生产过程中所用到的水只要求满足 WHO 中关于饮用水的质量标准即可，此外也没有照明度的规定。但在中国 GMP 中对这些内容都有详细的说明。Q7 中同样存在中国 GMP 没有规定的内容，例如在设计和建造这一节中，ICH 规定应对以下活动建立特定区域或采取其他控制措施，如物料的接收、鉴别、取样、待验和放行；中间体和 API 的放行；不合格物料进行进一步处理前的保管；生产和实验室操作等。在公用设施这一节，介绍了永久性安装的管道要有适宜的标识，排水管要有足够的尺寸并应有气闸或其他装置以防回流等具体规定。

工艺设备可看作是生产产品的基础。Q7 中对于设备的设计结构、保养清洁、校验还有计算机系统都进行了专门的说明。设计结构这一节内容有很多不同之处，如 ICH 要求应当保存设备和关键装置的图纸；尽量使用封闭或密闭的设备，当使用开放性设备或设备处于开放状态时，要采取适当的预防措施将污染的危险性降至最低；中间体或 API 生产中的主要设备（如反应罐、贮存容器）和永久性安装的生产管线应当有合适的标志等。

生产用专用设备在确认清洁有效性时可只目视检查，不使用特定的分析方法进行检测，但前提是需要提供充分的研究数据。在清洁前需要进行清洁验证以确认清洁工艺的有效性。在清洁验证前以及验证期间，需同时采用目视检查和分析检测两种方法确认清洁的有效性。若清洁工艺经过验证，则可对设备的清洁情况进行常规监测，即目视检查，分析检测的频率由生产商经过风险评估后决定。

在这一章中，ICH 还对计算机系统专门进行了规定，中国 GMP 把它放在了附录 10 中。计算机系统包括计算机系统验证、数据安全和电子记录等内容，介绍详细，如规定计算机系统应有相应的控制方法，防止未经授权就可进入或者更改数据库；数据一旦更改，更改人和更改时间都需有相应记录；计算机化系统应根据变更程序进行相应的变化，这种变化须经正式授权、存档和检测，系统的软硬件和其他任何部件的修改和升级的所有情况均应加以记录，该记录应证明系统保持在经验证的状态。

五、软件

科学的生产管理和质量管理，在各方面都必须有严格的文字规定或记录作为工作准则，因此文件是 GMP 软件建设的重要环节。ICH 和中国 GMP 都在文件中专辟出了一章，相比之下 ICH 的规定更为详细具体。如 ICH 要求所有生产、控制和发货记录至少要保留到该批产品失效日期后一年。对于有复验期的 API，记录须保留至该批样品"completely distributed"，即完全销售后至少三年。"完全销售"定义为整批原料药由原料药生产商转移至供应链的下家。若原料药由代理、经销商或者分销商处理，则"完全销售"指所收到的该批原料药全部销售完毕。设定为至少三年的原因为 ICH 不清楚生产商是否会设定长于 3 年的复验期，"至少 3 年"包含了更长的记录保留时间，它与 GMP 基本原则和地方要求保持一致。这项要求制定的目的主要是为了保留原料药上市期间的文件和记录，以便在产品发生问题或是收到投诉时依据文件记录进行调查。

这一节还具体介绍了其他类型的记录。如设备清洁和使用记录，当设备专用于生产某一种中间体或 API 且它的批号是按照一定的顺序排列时，不必建立单独的设备使用记录。当使用专用设备时，使用、清洁和维护记录既可以作为批记录的一部分，也可以单独保存。

对于实验室控制记录，要求以下情况须有完整记录：对已建立分析方法的任何更改；实验室仪器、设备、仪表和记录装置的定期校验；API 的所有稳定性试验以及检验结果超标事件（OOS）的调查。

除此之外，还详细介绍了原料、中间体、API 标签材料和包装材料记录；主生产指令（主要生产和控制记录）以及批生产记录（批生产和控制记录）的相关规定。

## 六、物料管理

物料管理是 GMP 管理中的重点，也是现场检查的重点，物料的质量直接影响最终产品的质量。ICH 中的要求体现了原料药生产过程的特点，ICH 把物料管理分为了三部分，包括物料的接收待验、检测取样以及贮存，都做出了详细的说明。但中国 GMP 对原料药并没有加以特别的关注，尤其是对溶剂类物料管理的说明。以进厂生产物料的检测和取样为例，中国 GMP 只是提出了原则，而 ICH 有更具体的描述和操作步骤。如取样时要明确抽取容器的数量、取样位置，以及每一个容器的抽样量；应根据物料的重要性、物料的变化、供应商以往的质量记录来考虑抽取容器的数量和取样量。

## 七、生产和过程控制

中国 GMP 包括生产操作、包装操作、防止生产过程中的污染和交叉污染。ICH 包含生产操作、污染控制以及中国 GMP 没有规定的时间限制、生产过程中的取样和控制、中间体或 API 的混批三小节。在生产操作这一节中国主要介绍的是生产操作前的检查和清场，ICH 的介绍则更为具体。如 ICH 规定关键工艺步骤应有相应系统来控制。在操作前，生产人员需要确认用于生产中间体或 API 的物料是否与批记录所记录的一致。

对于污染控制，在保证质量可控的前提下，同一中间体或 API 中的残留物料可以在后续批次间转移或残留。残留物料主要包括黏附在粉碎机壁上的残渣、遗留在离心管内的湿结晶残留层、生产过程中将液体或结晶从操作容器中转移，进行下一步操作时的残留物等。但残留物在转移过程中不允许产生降解产物或微生物，防止造成交叉污染影响杂质谱。

Q7 中"混合"的定义是指将符合相同质量标准的物料混合在一起以生产出均匀的中间体或 API 的过程。生产过程中来源于单一批次的混合（如同一批次结晶中几次离心的收集）或者将几个小批号混合以供进一步生产是被视为生产过程的一部分，而非这里所指的"混合"。混合操作时需考虑混合对稳定性的影响。ICH 规定每个被混合批号的批记录应有可溯源性，且混合操作需经验证。验证内容为检验可能会受到混合影响的物理性质，如粒径分布、松密度等。混合方面需注意混合的前提条件。拟混合的每批产品均要按照规定的工艺生产、单独检验，并符合相应的质量标准。且混合后的批次也需要进行检验，确认混合后是否符合质量标准。有两种基本情况可以进行混合操作：①将数个小批次混合以增加批量；②将同一原料药的多批零头产品混合成为一个批次。混合批次的有效期或复验期应根据参与混合的最早批次产品的生产日期确定。

## 八、原材料和中间体的包装和贴签

包装和贴签操作是关系到产品是否出现差错和混淆的关键操作。Q7 将包装和贴签单独作为一节，中国 GMP 只将其放在物料管理和生产管理中。ICH 这一节主要介绍包装材料、标签的发放、控制以及操作，对最后一节操作过程进行了详细的介绍。如应有成文的操作规程；已包装和贴签完毕的中间体或 API 应经过检查，确保该批容器和包装标识是正确的，这项检查包含在包装操作过程中，检查结果应记录在批生产记录或控制记录中。如果中间体或 API 将被运往生产者管理范围以外的地方，其标签中应包括生产者的名称、地址、数量、特殊运输条件和任何法律上的要求等。有有效期的中间体或 API，其有效期应标明在标签和检验报告中。有复验期的中间体或 API，复检日期同样应标明在标签和检验报告中。

## 九、产品分发

ICH 规定 API 和中间体在被质量部门放行以后，只能被分发至第三方。在经过质量部门授权并有控制措施和记录的情况下，待验中的 API 和中间体可以移交给属于该企业控制范围内的另一部门。这项规定主要考虑到企业有时来不及检验就需要快速的将 API 或中间体从一个部门转移到另一个部门。待验下转移的目的是为了让检验和运输同时进行。ICH 规定物料应以隔离的形式移交到另一个部门，且在完成所有检测，质量审核以及质量部门放行前，物料不能用于进一步的加工。规定中"另一个部门"的意思为，此部门可以是在同一个工厂，或是不同工厂但属于同一家公司，也可以是合同生产商。但只有在合同生产商具备监管条件、有效的控制措施以及书面协议后才可作为"企业控制范围内的另一部门",且双方需要明确责任,转移过程要有清晰的记录。

## 十、实验室管理

实验室是药厂的关键部门,实验室管理的好坏、数据是否准确,直接关系到物料成品是否放行,因此实验室往往是现场检查的重点,也是 ICH Q7 管理的重点。

对于 API 的稳定性监测,中国 GMP 更多为原则,ICH 主要是时间上的具体规定。如应对首次生产的前三批上市批次的产品进行稳定性考察以确定其复验期或有效期。若有研究数据表明 API 至少可以保持 2 年以上稳定,则样品批次可少于 3 批。检测频率每年至少监测一次,每次至少抽取一批产品进行稳定性考察。对于货架期较短的 API,进行稳定性试验的频率应更高。如生物制品一般货架期只有一年甚至更短,应在前 3 个月内每月进行一次抽样检测,之后检测频率为每 3 个月一次。

对于留样方面,中国 GMP 规定除稳定性较差的原辅料外,用于制剂生产的原辅料和与药品直接接触的包装材料的留样应至少保存至产品放行后 2 年。ICH 规定每一批 API 的留样应保存至 API 有效期后 1 年,或者是该批发售以后 3 年。留样量按药典标准应至少能做 2 次全检,若没有药典标准则按质量标准全检用量的 2 倍量进行计算。

在有效期和复验期这一小节中,ICH 规定了可以基于中试规模的批次来确定初步的 API 有效期或复验期的条件,包括中试批次采用的生产方法和规程是模拟用于商业生产规模的最终工艺;中试 API 的质量可以代表商业化规模产品的质量。此外,还详细规定了检验报告的书写要求,如应当列出根据药典或客户要求对 API 所进行的每一项检测,包括可接受的限度和所得到的具体数值结果(如果检验结果是数字结果的话)。

## 十一、验证

验证所需的关键工艺参数 / 属性通常应在研发阶段确定,或根据历史数据确定,并应规定工艺参数可重复操作所必需的变化范围,包括:以产品的关键属性来定义 API；确认有可能对 API 的关键质量属性产生影响的工艺参数；确定日常生产和生产过程中每一个关键工艺参数的范围。

对于工艺验证，验证次数取决于工艺的复杂性以及工艺变更的大小。对于前验证和同步验证，原则上采用三个连续批次，但有些情况下需增加验证批数。对于回顾性验证，一般检查 10~30 个连续批次。对于一些在原材料、设备、系统、设施或生产工艺方面发生变更，但未对 API 的质量产生显著影响的、完善的工艺，可以作为例外采用回顾性验证。此类验证可在以下几种情况下采用：①关键质量属性和关键工艺参数皆已确定；②已建立了合适的生产过程接受标准和控制；③除了操作人员失误或与设备适应性无关的设备故障外，未发生明显的工艺问题/产品不合格。④已经建立了现有 API 的杂质谱。若原料药的起始物料发生变更，需评估其变更是否会对质量产生影响。若为重大变更，应对原料药生产工艺进行更多的验证。

对于清洁验证，其主要针对由于物料污染或遗留使 API 质量存在重大风险的工艺步骤。在生产的前期阶段，不需对设备的清洁程序进行验证，因为残留物会在以后的纯化过程中被除去。清洁规程的验证应当反映真实的设备使用方式。如果同一设备用于多个中间体或 API 的生产，且采用相同的方法清洗，应当选用一种有代表性的中间体或 API 用于清洁规程的验证。应根据其溶解性、清洁的难度以及按效价、毒性或稳定性估算的残留物限度来做出选择。清洁验证的方案应写明所清洁的设备、程序、物料，可接受的清洁水平、所监测和控制的参数以及分析方法。同时应指明所要得到样品的类型以及收集和标识的方法。

对于分析方法验证，应当包括对 ICH 分析方法验证指南中关于特征性的考虑。分析验证进行的程度应当反映出分析的目的和 API 的生产工艺中的阶段。在开始分析法的验证之前，须对分析设备进行必要的确认。对已验证的分析方法的任何修改均须保留完整的记录。

十二、变更

ICH 规定任何与 GMP 有关的变更，其起草、审核和批准应由质量部门审核批准。变更实施后，应对首批变更后生产的产品进行验证，必要的话，还需进行稳定性试验。变更可根据性质、变更程度以及可能对工艺产生的影响进行分类，如次要变更和主要变更。ICH 与中国 GMP 不同之处在于，若生产或控制变更影响 API 的质量，则需将变更告知相关的药品生产商。

### 十三、物料

ICH 在这一章详细介绍了对物料的拒收、重新加工、退货以及物料和溶剂回收的相关要求。中国 GMP 中没有关于物料和溶剂回收的内容。如只要回收过程受到控制和监测，以确保其在重新使用或与其他合格物料混合前符合必要的质量要求，溶剂可以被回收，并将其使用于相同或不同的工艺步骤中。如果有足够的试验数据表明回收的溶剂可适用于其可能被使用的所有生产步骤，回收溶剂和试剂就可以与新溶剂混合使用。

### 十四、投诉和召回

这一章与中国 GMP 第十二章产品发运与召回内容不同，中国 GMP 没有对投诉的相关规定。ICH 对投诉进行了详细的介绍，如规定投诉记录的内容，包括投诉者的姓名和地址、收到投诉的日期、最初采取的措施（包括实施者的身份和日期）、任何后续的措施、给原始投诉者的回复（包括发送回复的日期）、对中间体或 API 批次的最终处理意见等。还应当保留投诉记录以评估其趋势、与产品相关的发生频率和严重性，以考虑是否采取附加的纠正措施，必要时应立即采取纠正措施。

### 十五、代理商、中间商、贸易商、分销商、分装商和再贴签商

这一章适用于除原始生产者之外的、参与中间体或 API 的贸易和（或）购买、分装、再贴签、处理，分发或贮存的任何一方。中国 GMP 只介绍了委托生产和委托检验，对委托方的资质、职责、要求进行介绍。ICH 重点写了分发的 API 和中间体的可追溯性，以及企业的信息传递。要求代理商、中间商、分销商、分包装企业或再贴签企业应当将来源于 API 或中间体生产者的所有质量和注册信息转告消费者，并将来自于消费者的相关信息反馈给生产者。代理商有必要在管理部门要求下提供 API 或中间体原始生产

者的身份证明。此外，原始生产者既可直接与管理部门接触，也可通过其授权的代理商行使职责，这取决于原始生产者与其授权代理商之间的法律关系。

## 十六、对细胞培养 / 发酵生产的 API 专用指南

中国 GMP 没有这一章的介绍。这一章主要介绍对采用天然或重组的生物体进行细胞培养或发酵而生产出来的 API 或中间体，给出了前面章节未能完全涵盖的特殊质量控制要求，它不是一个独立的章节，其他章节中的指导原则对这一章均适用。这一章包括细胞库的维护和记录保存、细胞培养和发酵、收集分离和纯化以及病毒去除 / 灭活步骤几个小节。

"生物技术工艺"（生物技术）是指使用由基因重组技术、细胞融合技术或其他技术产生或修饰的细胞或组织来生产 API。用生物技术工艺生产的 API 通常由高分子物质如蛋白质、多肽等组成。这是本节提出特殊要求所原因。某些低分子 API，如抗生素、氨基酸、维生素和碳水化合物，也可由基因重组技术生产。此类 API 的控制程度与用传统发酵工艺生产的同类 API 质控水平相似。"传统发酵"是指用自然存在的微生物或用传统方法（如辐照和化学诱变）生产 API 的工艺。由传统发酵生产的 API 通常为小分子化合物，如抗生素、氨基酸、维生素和碳水化合物等。

用细胞培养或发酵来生产 API 或中间体涉及诸如细胞培养或从活体组织提取和纯化物质等生物技术。需要注意，也可能存在一些附加的工艺步骤，例如物理化学方面的修饰，它们属于生产工艺的一部分。所使用的原材料（如培养基、缓冲组分）可能为微生物污染提供可能性。基于 API 或中间体的来源、制备方法和使用目的，需在生产和监控的必要步骤中对生物负荷、病毒污染和（或）内毒素进行控制。在生产的所有步骤中应建立必要的控制手段以确保中间体和（或）API 的质量。尽管 GMP 从细胞培养 / 发酵步骤开始，但前期步骤（如细胞库建立）也应该在必要的控制下进行。这一章涵盖了从细胞库中取得用于生产的细胞开始的细胞培养 / 发酵过程。

## 十七、临床用 API

这一章只适用于在其研发阶段供研究用的新药生产。供临床研究用 API 的生产控制应与含有该 API 的制剂研发阶段相一致。其工艺和检测规程应具有可变性以适应工艺进展过程和从临床前到临床试验过程中的各种变化。一旦 API 的研发达到生产供临床研究用产品的阶段,生产商应确保其生产在合适的设施中进行,采用能保证 API 质量的合理生产工艺和控制规程。

临床用 API 和商业化 API 在要求上的不同主要体现在以下几个方面。在质量方面,除上文提到的商用化 API 规定外,还应对出现的工艺和质量问题进行评价。对供临床研究用药的标识进行必要的控制,并加以鉴定以备调查之用。应通过检测对原材料进行评估,或要求该原料有其供应商的检验报告并符合其鉴别试验。在一些情况下,一种原料的适用性可在使用前通过小规模的反应(例如使用试验)来决定,不仅仅依据分析试验。在生产方面,临床研究用 API 的生产应通过实验记录本、批生产记录或者其他方法进行记录,这些记录应包括有关生产物料的使用、设备、工艺等信息。此外,与商业化生产相比,这种类型的生产预期产量变化可能会更大、更不确定,所以就不用对产量变化进行相关调查。验证方面,通常不适合对供临床研究用 API 的生产进行验证,API 往往是单一批号,由于 API 研究阶段会发生工艺变更,所以不能保证批与批之间的重复性和精确性。但可采用控制、校验和必要时的设备确认等联合手段来保证开发阶段的 API 的质量。

关于 GMP 的具体要求请读者参考指南原文。

# *Q8* 药品研发

A："**质量源于设计**"（QbD）这一概念很早就已提出，但是真正把这个理念贯彻到药品研发过程中却没有那么容易，为了使 Q8 指导原则更好地指导 QbD 在药品研发方面的应用，首先需要了解 Q8 指导原则，那么 Q8 指导原则包括哪些内容呢？

B：Q8 指导原则的主题是药品研发，指导原则的主要内容分为两个部分，第一部分是药品研发正文，主要介绍药品研发的对象，如原辅料、药物制剂等，第二部分是药品研发的附件，主要介绍药品研发的要素，例如关键质量属性、设计空间等，对这些要素的学习可以更好地理解"质量源于设计"的理念。此外，在学习 Q8 指导原则时要关联 Q9、Q10 及其他相关指导原则，药品生命周期的管理（Q10）和质量风险管理工具的应用（Q9）在药品研发过程中必不可少。

A：**整体而言，Q8 指导原则的目的是什么？**

B：Q8 指导原则旨在对药物研发和生产寻求一种预期的状态，具体如下。

（1）通过有效的生产工艺设计，达到并保证产品质量和性能。

（2）产品标准基于对配方设计和工艺因素如何影响产品性能的机制化层面进行理解。

（3）影响持续改进和连续"实时"确保质量的能力。

A：**为了在研发阶段获取工艺和物料的深度知识，Q8 指导原则引入一个系统性的 QbD 方法，即质量源于设计，什么是质量源于设计？**

B：根据 ICH Q8 的术语表，将质量源于设计（Quality by Design，QbD）

定义为：一套系统的、基于充分的科学知识和质量风险管理的研发方法，从预先确定的目标出发，确定对产品和工艺的理解以及工艺控制。QbD 可用于药品的总体研发、生产工艺、工艺控制、质量标准、控制策略和药品生命周期管理等环节，它强调的是对药品设计到药品成品这一转化过程的系统化理解，不断加深研发方案，实现药品质量通过设计来赋予。

**A：质量源于设计包含哪些内容呢？**

B：质量源于设计有以下六点要素，这也是药品研发的六个要素：目标产品质量概况、关键质量属性、风险评估、设计空间、控制策略、产品生命周期的管理和持续改进。

第一，目标产品质量概况（Quality Target Product Profile，QTPP）是一个理论上可以达到的关于药品质量特性的前瞻性概述，并且需要考虑药品的安全性和有效性，是药品研发的基础。QTPP 来自于患者的需求，其所考虑的因素有预期的临床用途、给药途径、剂型、给药系统、剂量规格、包装容器系统、释放 / 给药系统及药代动力学特征、拟上市药品的质量标准等。

第二，关键质量属性（Critical Quality Attribute，CQA）是为了保证药品质量，在适宜限度、范围或者分布之内的物理、化学、生物学或者微生物学特性。一般来说，CQA 与原料药、辅料、中间体（过程中物质）和成品相关，从目标产品质量概况及指导药品和工艺开发的先验知识中可以获得潜在的 CQA。比如，口服固体制剂的 CQAs 主要指影响产品纯度、规格、药物释放和稳定性的方面。其他给药系统的 CQAs 还包括更多的产品特定属性，例如吸入剂的气动特性，注射剂的无菌性和透皮贴剂的黏附力。对于原料药、原材料和中间体来说，它们的 CQAs 还包括会影响药物制剂关键质量属性的性质（如粒径分布、堆密度）。

第三，风险评估（Risk Assessment），具体请参考 Q9 质量风险管理指导原则。风险评估有助于确定哪些物料特性和工艺参数对产品的 CQA 有影响。通常，风险评估在药品研发的早期进行，随着所获得的信息和知识的增加，该评估还需反复进行。ICH Q8 附件 2.A 中展示了使用风险评估工具（如鱼骨图、失效模式与效应分析等）来评价主要变量的变化，从而加深对工艺的理解，并研发适当的控制策略。

第四，设计空间（Design Space）。设计空间是指已被证明能保证产品质量的输入变量（如物料属性）和工艺参数的多维组合和交互作用的范围。工艺输入（物料属性和工艺参数）和关键质量属性间的联系可在设计空间中进行描述。设计空间可以通过分析历史数据来建立，其目标是只要在设计空间内操作，就能使产品达到预定的质量要求。申报者可以以一个或多个单元操作建立各自的设计空间，也可以建立一个单一的设计空间，而覆盖多个操作。在设计空间内的参数变动，在监管上不被视为变更。而一旦超出设计空间，则应视为变更，并应启动上市后的变更申请。

第五，控制策略（Control Strategy）是根据当前对产品和工艺的了解，为确保工艺性能和产品质量而计划进行的一系列控制。这些控制可包括与原料药以及药物制剂的材料和组分相关的参数和属性、设施和设备运行条件、过程控制、成品质量标准以及相关的监测和控制方法与频率。制订控制策略的目的是确保能持续地生产出符合质量要求的产品。控制策略包括多方面内容，比如物料属性控制、产品质量标准、对下游操作或成品质量有影响的单元操作的控制、替代成品检验的过程控制或者实时放行检验、确认多变量预测模型的监控程序。

第六，产品生命周期（Product Lifecycle）的管理和持续改进，具体请参考 Q9、Q10 指导原则。药品的生命周期管理可以对工艺性能进行监控，如对生产工艺的趋势进行分析，从而不断获得经验，通过创新评估方法以改进药品质量。

### A：Q8 指导原则如何指导药品注册资料中药品研发部分的编写？

B：药品研发的信息应在 CTD 的 3.2.P.2 章节中提交，药品研发应阐述所选剂型和处方与其预期用途的适应性，应详述药品研发及其生产工艺知识。Q8 建议使用总结性的图表来增加清晰度以便于审评。应确定原料药、辅料、包装容器和生产过程中对产品起重要作用的方面，并说明控制策略。药品研发贯彻"质量源于设计"的理念，药品研发的设计与实施应该与其预期目的相一致。通过对"质量源于设计"六个要素的研究来增强药品研发的深度，申报者可以选择更多的物料特性、工艺路线及工艺参数进行全面的筛选研究，以加强对产品性能知识的了解，从而提高 CTD 相应章节（如 2.3.P.1 剂型及产品组成、2.3.P.3 生产）的科学性，以科学为依据进行申报和注册审评。此外，在药品研发章节中所包含的这些信息，可以促进审评者对物料特性、生产工艺和过程控制有更深入的了解。

**A：是否有关于设计空间的例子？**

**B：**从图 Q-4 和图 Q-5 可看出两个 CQAs（即片剂脆碎度和溶出度）与制粒操作两个工艺参数的相关性。参数 1 和参数 2 是制粒操作过程中影响片剂溶出度的因素（如辅料属性、含水量和粒径）。图 Q-6 所示的是这两个区域的重叠部分，是达到溶出度关键质量属性的参数范围的非线性组合，表达了所建议的最大设计空间。申报者可以将整个区域定义为设计空间，也可以只选择其中的一个线性范围。此外，设计空间还可以通过参数的线性组合进行表达，具体可参考附件 2.C 设计空间的呈现。

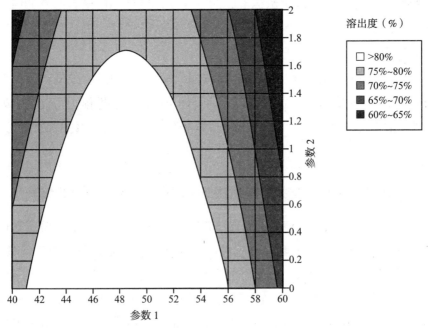

图 Q-4　溶出度作为参数 1 和 2 函数的指纹图

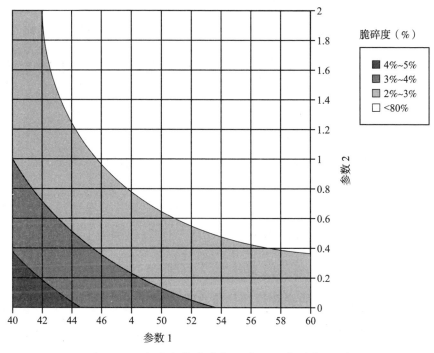

图 Q-5　脆碎度作为参数 1 和 2 函数的指纹图

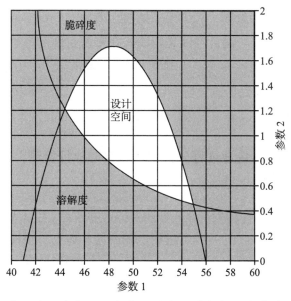

图 Q-6　建议的设计空间，包含脆碎度和（或）溶出度范围的重叠

**A：设计空间与已证明了的可接受范围，这两者之间有什么区别？**

B：在 Q8 提到了另一个术语，已证明了的可接受范围（Proven Acceptable Range），它是指一个确定的工艺参数范围，在保持其他参数不变的前提下，在该参数范围内的任何运行均可生产出符合相关质量标准的产品。从其定义可以看出，已证明了的可接受范围往往是从单变量实验中获得的，而设计空间可以是一组物料属性和工艺参数的范围，也可以通过更为复杂的数学关系式来表达。可以将已证明了的可接受范围作为设计空间的变量之一，它体现的是在固定条件下的活动，但已证明了的可接受范围无法体现设计空间的灵活性。所以，即使基于单变量实验的可接受范围可以提供工艺方面的有用知识，已证明了的可接受范围的组合并不能构成设计空间。

**A：确定设计空间的失败边缘是建立设计空间的必需组成部分吗？**

B：设计空间的失败边缘表明工艺参数或物料属性超出设计空间则不能满足相关的质量属性。但是，确定失败边缘或阐述失败模式并不是建立设计空间的必需组成部分。因为在药品研发过程中，建立设计空间是为了实现药品在一定范围内的灵活生产，减少药品批准上市后的变更申请，保证申请人能持续稳定地生产药品。设计空间是申请人在知识空间的基础上建立的，而设计空间的大小由申请人来确定，申请人综合考虑药品生产的灵活性、设计空间的建立成本等因素后，确立符合自己需求并符合监管要求的设计空间即可。将设计空间扩大到可以确定失败边缘，这对于申请人而言是不必要的。

**A：控制策略中包含过程分析技术和实时放行检测，这两个概念具体是怎样的？**

B：过程分析技术（Process Analytical Technology，PAT）是通过实时测定原料、中间体和过程中的关键质量和性能属性，建立一个设计、分析及生产控制体系，以确保最终产品质量。PAT 技术分为近线检测、在线检测和线内检测。PAT 技术的优势如下。

（1）在生产过程中产生更多数据来改善工艺。

（2）在生产过程中加强监测，提高对产品和工艺的理解。

（3）实现了非破坏性检测，从而提高了生产和库存效率。

实时放行检测（Real Time Release Testing，RTRT），指根据工艺数据评价并确保中间产品或成品质量的能力，通常包括已测得物料属性和工艺控制的有效结合。实时放行检测一经应用就成为控制策略的一个要素，其检测和（或）监测是在生产工艺过程中（在线）完成，而不是针对最终产品进行检验。

### A：过程分析技术是实现实时放行检测的一种手段，实时放行检测对于批放行有什么影响？

B：Q8 指导原则中提到：实时放行检测可代替成品的检测，但不能代替 GMP 要求的对放行批次的审核和质量控制步骤。因此，无论是否进行实时放行检测或最终产品检验，批放行都是产品上市前放行的最终决策。不论采用以上哪种检验方式，批放行都是独立的。通过对检验结果、生产记录、GMP 情况以及质量体系的综合评判，确保放行批次符合预定标准。我国 GMP 中规定，药品批放行是要经过质量授权人批准后才能放行，批放行是质量体系的一部分，所以不会因为存在实时放行检测而免去批放行环节。

### A：回顾 Q8 指导原则，药品研发应该涵盖哪些方面？

B：药品研发的最终目的是通过药品注册和上市，将药品用于患者。CTD 是药品研发和生产过程的书面化呈现，药品研发章节旨在使审评者和检查员对产品和生产工艺有更全面的了解。回到 Q8 指导原则的第一部分，药品研发着眼于药品生命周期的管理和改进，涵盖了药物制剂的组成（原料药、辅料）、药物制剂的开发（处方的研发、过量、理化和生物学特征）、生产工艺研究、包装容器系统、微生物学特性和相容性。以上各方面在 CTD 中的 2.3.P Drug Product 部分的各章均有体现，例如 3.2.P.3 生产部分应该提供生产商信息，简述生产工艺及过程控制，其应能稳定地生产出符合标准的产品，工艺流程图，简述工艺验证和（或）评价。如果没有在药品研发阶段对生产的研究，则无法说明工艺路线的选择理由，无法解释过程控制的设置依据，无法定义什么是标准的产品，CTD 因先前资料的缺失而无法顺利编写。

# *Q9* 质量风险管理

A：风险管理的原则被有效地应用于许多领域，但是在制药行业的应用起步比较晚。2010 年我国把质量风险管理引入到了新版 GMP 中，国内制药企业才逐步接受，所以有必要了解一下 Q9 指导原则，从定义的角度应该如何解释质量风险管理？

B：质量风险管理（Quality Risk Management，QRM）是指在药品的整个生命周期内，对药品质量风险评估、控制、沟通和审核的系统过程。风险程度 = 危害概率 × 危害严重度。在管理中引入质量风险管理之后，通过采取一系列积极措施，风险程度转变成：风险程度 = 危害概率 × 危害严重度 × 可预见性 × 干预度。此时的风险程度将有效降低。

A：Q9 指导原则和其他质量部分的指导原则相比，有什么特点？

B：Q9 指导原则的目的是为质量风险管理提供一个系统的方法。它可以作为一个基础的或资源性文件而独立并支持于其他 ICH 质量文件，并作为对现有的质量实践、要求、标准以及行业指南和监管环境的补充。指南明确提供了质量风险管理的原理和一些质量风险管理工具，可以确保监管部门和行业对原料药和制剂（药用）在产品生命周期内的质量管理做出更有效和更一致性的基于风险的决策，但并未试图建立任何超越当前管理的新要求。

A：指导原则中的质量风险管理原理和质量风险管理工具的应用范围是哪些？

B：指导原则中的质量风险管理原理和质量风险管理工具可以应用于药品质量的不同方面，包括贯穿原料药、药物制剂、生物制品（包括在药物制剂、生物制品中使用的原料、溶剂、辅料、包装和标签材料）的研发、生产、分发、检查和申请提交/审查环节。

**A：指导原则中介绍了质量风险管理的两个基本原则，分别是什么？**

B：风险管理的两个基本原则：①质量风险评估应该基于科学知识并最终与保护患者利益相联系。②质量风险管理过程的投入水准、形式和文件，应与风险级别相适应。在质量风险管理过程中应该始终坚持这两个原则。

**A：质量风险管理有一个标准化的流程，具体是什么样的一个程序？**

B：如图 Q-7 所示，Q9 指导原则中介绍了典型的质量风险管理示意图。质量风险管理过程主要是：启动质量风险管理过程、风险评估、风险控制、质量风险管理程序的输出/结果、风险评审以及贯穿管理过程始终的风险沟通环节。其中，风险评估环节包括风险识别、风险分析和风险评价；风险控制环节包括风险降低和风险接受。

在图 Q-7 中并没有标明风险判定的结点（decision note），因为风险的判定可以出现在质量风险管理过程中的任何一点，可以返回到前一步，并挖掘更多的信息来调整风险模式，或者终止风险管理程序（基于获得的支持性信息能说明终止的合理性）。流程图中的"不可接受（unacceptable）"不仅限于法定的、立法的和法规的要求，还需要重新回顾风险评估的程序。

**A：风险管理活动通常需要多方人员参与，在质量风险管理过程中参与人员的职责是如何分配的？**

B：质量风险管理需要一个跨学科的团队，需要来自多个领域的专家（如质量部门、商务发展、工程、法规事务、生产、销售及市场、法律、统计学和临床）。质量风险管理职责主要在三方面进行分配：决策者、QRM 小组和QC 小组。

（1）决策者　负责协调其组织机构内各职能部门的质量风险管理活动；保证质量风险管理程序的定义、部署及审核，并保证提供足够的资源。

（2）QRM 小组　具有丰富质量管理知识的人员，加上相关领域的专业人员进行风险管理。

（3）QC 小组　掌握 QRM 工具，将 QC 小组的一线成果纳入到 QRM 体系中。

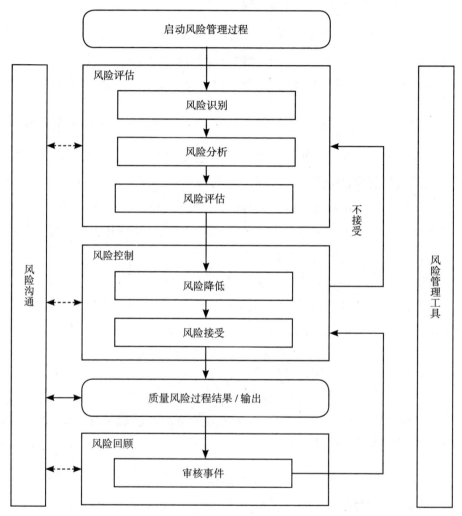

图 Q-7　典型质量风险管理流程

## A：启动质量风险管理过程的步骤和方案内容包括哪些？

B：①明确问题和（或）风险问题，包括识别潜在风险的相关假设；②收集与风险评估有关的潜在危害、损害和影响人类健康的背景信息和（或）数据；③确定风险管理领导和必要的资源；④确定风险管理的计划进度表、风险管理的级别并可交付使用。

**A：怎样明确地定义风险并进行风险评估？**

B：以下三个基本问题有助于明确地定义风险并进行风险评估：①什么可能会出错？②出错的可能性（概率）有多大？③结果（严重性）是什么？风险识别环节主要关注第一个问题，系统地使用信息来寻找和识别所述风险问题或问题的潜在根源；风险分析环节主要关注第二个问题，对确定的危害进行估量；风险评价环节主要关注第三个问题，使用定量或定性的方法将估计的风险与给定的风险标准相比较，以确定风险的严重性。

**A：风险控制围绕哪些问题展开？**

B：风险控制主要集中在以下 4 个问题上：①风险是否超过可接受的水平？②什么方法可以用来降低或消除风险？③效益、风险和资源之间的恰当平衡点是什么？④控制已经识别的风险是否会引入新的风险？

**A：质量风险管理流程中的风险接受有什么准则？**

B：风险接受（Risk Acceptance）是指接受风险的决定。风险接受可采用最低合理可行原则（As Low As Reasonably Practicable，ALARP），它的含义是：任何工业系统都是存在风险的，不可能通过预防措施来彻底消除风险；而且，当系统的风险水平越低时，要进一步降低就越困难，其成本往往呈指数曲线上升。因此，必须在工业系统的风险水平和成本之间做出一个折中的决定。

最低合理可行原则包括：先对工业系统进行定量风险评估，如果所评估出的风险指标在不可容忍线之上则落入不可容忍区，一般此区的风险是不被接受的。同样的，落入可忽略区的风险是可以被忽略的。而经评估落入ALARP 区的风险则需要进行经济评价，判断风险接受的最佳经济效益点。

**A：质量风险管理中有许多方法和工具，主要有哪些？**

B：在 Q9 指导原则的附件 I 中对质量风险管理方法和工具进行了相应的介绍，主要有以下 9 种方法或工具。

①基本风险管理简易方法，主要有流程图、检查表、鱼骨图等。

②失效模式与效应分析（Failure Mode and Effects Analysis，FMEA）。

③失效模式、效应与危害性分析（Failure Mode，Effects and Criticality Analysis，FMECA）。

④故障树分析（Fault Tree Analysis，FTA）。

⑤危害分析和关键控制点（Hazard Analysis and Critical Control Points，HACCP）。

⑥危害与可操作性分析（Hazard Operability Analysis，HAZOP）。

⑦预先危险分析（Preliminary Hazard Analysis，PHA）。

⑧风险排序与过滤。

⑨辅助性统计工具。

**A：实施质量风险管理的潜在机会有哪些？**

B：实施质量风险管理的潜在机会有很多，当质量风险管理整合到质量体系中时，它会成为一个基于科学和实际决策的过程。在 Q9 指导原则附件 Ⅱ 中有详细列出，如整合质量管理中的质量风险管理部分，监管活动，药品研发，厂房、设备和公用设施，物料管理，药品生产，实验室控制和稳定性研究，包装和标签管理。这些潜在应用方面的提出，具有十分重要的引导作用，促使制药企业以及监管机构深刻理解质量风险管理体系并将其灵活创新应用。

**A：结合 Q8 药品研发指导原则，在药品研发中用到质量风险管理的情况有哪些？**

B：①设计高质量的药品及其生产工艺，以始终如一地提供符合预期用途的性能；②获得物料属性（如颗粒度分布、含水量、流动性），工艺操作和工艺参数的更大范围的信息；③对原料、溶剂、原料药的起始原料、原料药、辅料，或包装材料的关键属性进行评估；④建立适当的质量标准，识别关键的工艺参数并建立生产控制措施（如运用从药品研发中得到的具有临床意义的质量属性以及在生产中对其进行控制的能力的信息）；⑤为了减少质量特性的变化；⑥评估与工艺放大和技术转移有关的额外研究（如生物等效性、稳定性）；⑦使用"设计空间"。

**A：FMEA 在制药行业中应用最广泛，FMEA 是如何在质量风险管理中进行应用的？**

B：失效模式与效应分析（Failure Mode and Effects Analysis，FMEA）是一项用于确定、识别、预防或消除产品在系统、设计、过程和服务中已知的和潜在的失效、问题、错误的工程技术。FMEA 是一种定性分析方法，可以用于设备和设施，用于分析生产操作及其对产品和工艺的影响。

FMEA 分析步骤为：①确认分析对象系统；②分析元素失效类型和产生原因；③研究失效类型的后果；④填写失效模式和后果分析表格；⑤风险分析评价。

**A：在 FMEA 中进行风险分析评价的依据是什么？**

B：主要依据的是风险优先指数 RPN，指的是严重性（S）、可能性（P）和可检测性（D）的乘积。严重性指影响后果的级别；可能性指某一特定的起因在设计寿命内出现的概率；可检测性是与设计控制中心所列的最佳探测控制相关联的定级数。这三个指标的范围可以由评价者来定义，比如从 1 到 10，程度依次加深。

表 Q-17 是某制药企业密闭式离心机的风险评价表（开箱验收环节），所采取的风险评估方法就是 FMEA，分别判断密闭式离心机开箱验收环节各个风险的严重性、可能性和可检测性，计算风险优先指数 RPN，确定风险水平并采取相应措施。由此对开箱验收环节进行了风险评估，确定风险水平。

表 Q-17 离心机风险评估表（开箱验收环节）（部分）

| 编号 | 风险因素 | 风险 | 影响 | 控制措施 | 可能性（P） | 严重性（S） | 可检测性（D） | RPN | 风险水平 |
|---|---|---|---|---|---|---|---|---|---|
| 1 | | 设备送货到场后，型号不符，设备损坏，设备及其配件、文件资料不齐 | 设备不能正常安装使用，设备资料不齐影响日常使用维护及培训管理 | 进行设备开箱验收的确认，确认设备到货部件的名称、型号、数量，是否有损坏及腐蚀，设备配件及文件资料是否齐全 | 2 | 4 | 1 | 8 | 低 |
| 2 | 开箱验收 | 与药品直接接触的设备材质不符合 GMP 要求 | 对产品质量产生不良影响 | 进行设备开箱验收的确认，取得供应商的材质证明 | 2 | 5 | 1 | 10 | 中 |
| 3 | | 焊接不符合要求 | 导致交叉污染 | 进行设备开箱验收的确认，确认焊接是否符合要求 | 2 | 4 | 1 | 8 | 低 |
| 4 | | 表面光洁度不符合要求 | 导致交叉污染 | 进行设备开箱验收的确认，确认表面光洁度是否满足要求 | 2 | 4 | 1 | 8 | 低 |

### A：HACCP 的使用原则是什么？

B：危害分析和关键控制点（HACCP）是一个系统的、前瞻的、预防性的工具，可用于保证产品质量、可靠性和安全性。HACCP 包含以下 7 个原则。

①进行危害分析是 HACCP 计划的基础，其目的是确定产品、产品潜在的危害及其来源，以及危害发生的可能性，并指出预防措施。②关键控制点是指进行有效控制的某一个点的工序、步骤，能预防、消除或降低危害到可接受水平。③制定控制标准和关键限值。关键限值也就是区分可以接受和不可接受的标准值。操作限值用来保证一个操作生产出安全产品的界限，每一个关键控制点都有一个或多个关键限值作为指标。④建立关键控制点的监控系统。监控关键控制点是 HACCP 体系成功的关键步骤，用以评估关键控制点

是否受控。在建立和实施监控系统时，必须解决谁监控、监控什么、何地监控、何时监控、为什么监控和怎样监控的问题。⑤建立纠正措施，以便当关键控制点不在控制状态时采取措施。最好的情况是能进行现场纠偏，将事件控制在预先制定的 HACCP 计划内。纠偏措施通常包括四个步骤：确认偏离的原因；确认产品的处理；记录纠偏措施；再评估 HACCP 计划。⑥建立确认 HACCP 体系有效运行的验证程序。建立验证程序的目的主要是为了提高置信水平。⑦建立有效记录 HACCP 体系的文件系统。准确的记录保持是有个成功的 HACCP 计划的重要组成部分。

**A：HAZOP 也是许多企业会应用到的风险管理方法，HAZOP 应该如何应用？**

B：危害与可操作性分析（Hazard Operability Analysis，HAZOP）基本过程是：以关键词（或者引导词）为引导，找出系统中工艺过程或状态的变化（即偏差），然后再继续分析造成偏差的原因、后果及可以采取的对策。HAZOP 可用于原料药和制剂的生产工艺，包括委托生产、加工，还应用于原料药和制剂的上游供应商、生产设备和设施。

HAZOP 的方法和步骤有 5 点：①建立由多专家组成的分析研究组；②划分单元，明确功能；③定义关键词表，按关键词逐一分析每个单元可能产生的偏差；④分析发生偏差的原因及后果；⑤制定对策。

# *Q10* 药品质量体系

**A：本指导原则的应用范围是什么？**

B：本指导原则适用于贯穿于产品整个生命周期的、支持原料药与制剂研发和生产的各个系统，亦适用于生物制品。本指导原则涵盖了新药和已上市药品在其生命周期下列阶段的技术活动：①药品研发（原料药研发、处方研发、研发中产品的生产、传递系统的研发、生产工艺的开发和放大、分析方法的开发）；②技术转移（新产品从研发向生产转移、已上市产品在生产和检测地点内的转移或不同地点之间的转移）；③商业生产（物料采购和控制、厂房公用设施和设备的准备、生产、质量控制和保证、放行、贮存、分发）；④产品终止（文件保存、留样、后续的产品评估和报告）

**A：建立完善的质量体系是 GMP 对于药品生产企业的基本要求。Q10 指导原则介绍药品质量体系，它的目标是什么？与 GMP 有什么样的关系？**

B：Q10 指导原则的目标：①完成产品实现：建立、实施和维护一个体系，保证交付使用的产品具有合适的质量属性，以满足患者、卫生保健专业人员、监管机构（包括符合已批准的监管文件）以及其他内部和外部客户的要求；②建立并保持受控状态：研发和使用有效的工艺性能和产品质量监控系统，为持续的工艺适用性和工艺能力提供保证；③促进持续改进：明确和实施适当的措施完善产品质量、改进工艺、减少变异性、进行创新和强化药品质量体系，从而提高始终满足质量要求的能力。

Q10 指导原则与 GMP 的关系：① Q10 对现有 GMP 进行补充，指导原则通过详细表述药品质量体系的内容和职责来完善 GMP，目的是要建立一个能持续改进和提高的标准化质量体系模式；②范例转换，从分散孤立地符合GMP到综合质量管理体系方法；③通过产品和工艺理解风险管理，促进持续改进。

**A：Q10 指导原则中对现行的地区 GMP 要求的补充内容是不是一定要执行？**

B：Q10 指导原则对现行的地区 GMP 要求的补充内容是非强制性的，它是为了对药品生产企业所在地区的已有法规进行补充，但是无意在现行法规之外增加新的要求。在整个产品生命周期内实施 Q10 指导原则能够促进创新和持续改进，加强药品研发和生产活动之间的联系。

**A：实施药品质量体系（Pharmaceutical Quality System，PQS）有哪些益处？**

B：①通过科学的和以风险为基础的批准后变更程序，促进持续改进，保持生产工艺的稳健性；②在全球性的药品环境中，保持各个区域的一致性；③能够使体系、程序、组织和管理责任透明化；④更清楚地理解质量体系在整个产品生命周期中的应用；⑤进一步减少不合格产品的风险和投诉及召回的发生率，从而更好地保证药品质量的一致性和对患者的可及性（供应）；⑥更好的工艺性能；⑦提供更多的企业与监管部门之间相互了解的机会，更加优化地利用企业和监管部门资源，增强制造商和监管者对产品质量的信心；⑧提高 GMP 的依从性，从而树立监管者的信心，有可能缩短检查周期。

**A：是否有针对 PQS 是否符合 ICH Q10 要求的认证？是否有必要在注册申报资料中说明 PQS？**

B：没有针对 PQS 是否符合 ICH Q10 要求的认证。在注册资料中也没有必要说明 PQS，但是可以在控制策略中引用 PQS 的相关要素，如质量监督体系、变更控制和偏差管理等，作为支持信息。

A：在 Q10 指导原则中介绍了药品质量管理的两个助推器，它们分别是什么？

B：在 Q10 附件 2 有一个药品质量体系模型示意图，如图 Q-8 所示。在示意图中，可以看到药品质量管理的两个推进器：知识管理和质量风险管理。

①知识管理是指获取、分析、储存和传播与产品、生产工艺和组分相关信息的系统性方法。从研发直至产品终止，贯穿于产品的整个商业生命周期，都应对产品和工艺知识进行管理。例如，公开的或内部的文献、药品开发研究、技术转移、整个产品生命周期内的工艺验证研究、生产经验、创新、持续改进和变更管理。

②质量风险管理在 Q9 中已经进行介绍，它能为识别、科学评估和控制潜在的质量风险提供前瞻性的方法；在整个产品生命周期内，促进工艺性能和产品质量的持续改进。

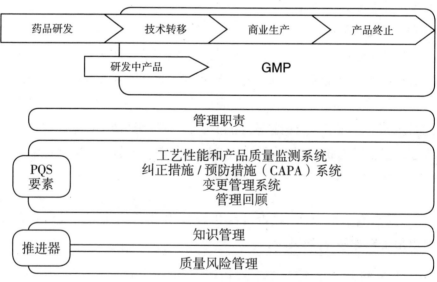

图 Q-8　ICH Q10 药品质量体系模型示意图

A：药品质量体系在设计和内容上的考虑有哪些？

B：①药品质量体系的设计、建立和文件编制应良好组织，且清晰明了，以保证理解和执行的一致性。②要认识到产品生命周期各个阶段的不同目标和可用的知识，相应于不同阶段以适当的方式运用 ICH Q10 的要素。③在开发一个新的药品质量体系或对已有的体系进行完善时，应和公司活动的规模和复杂程度相适应。④为保证外包活动和外购物料的质量，药品质量体系应包含适当的程序、资源和职责。⑤应在药品质量体系中明确管理职责。⑥如图 Q-8，药品质量体系应包含下列要素：工艺性能和产品质量监测、纠正和预防措施、变更管理和管理回顾。

A：在建立和维持药品质量体系的过程中，领导层的作用是必不可少的，药品质量体系中如何明确管理职责？

B：药品质量体系管理职责主要包括以下 8 个方面：管理承诺、管理方针、管理规划、资源管理、内部沟通、质量回顾、外包活动和外购物料的管理、产品所有权变更管理。

管理职责可以归纳为管理、资源、文件、有效性这四个方面。从管理角度来看，药品质量管理体系需要管理层发挥引导性作用，来实现管理体系的持续运行，因此在指导原则中对管理层提出了相应的要求。从资源角度看，资源包括人力、资金、物料、厂房和设备，完成对厂房、设施设备等固定资源的安排后，还需要关注人力资源，以人员协同为保障。从文件角度，主要是质量方针和质量规划。质量方针作为定期审核的标准，质量规划则为绩效管理发挥作用打下基础。最后是有效性方面，沟通程序应该是能够实现信息顺畅传递，实现有效沟通的工具。

A：制药企业应该通过哪些程序来保证对外包活动和外购物料的质量进行控制并对此负最终责任？

B：①在外包活动或选择物料供应商之前，利用确定的供应链（如审计、物料评价、资质确认）来评估对方是否适合和有能力执行该项业务或提供物料。②确定有关各方与质量相关活动的职责和沟通程序，如签订书面协议。③监测和回顾分析受托方的表现或供应商所提供物料的质量，以及所有需要改进（事项）的确定和执行情况。④使用已认可的供应链监测到货的成分和物料，以确保其来源经过批准。

**A：药品质量体系非常关注工艺性能和产品质量的持续改进，在 Q10 指导原则中是如何介绍这部分内容的？**

B：指导原则主要介绍了产品生命周期各阶段的目标和药品质量体系的要素，如图 Q-8 所示。产品的生命周期分为 4 个阶段：药品研发、技术转移、商业生产、产品终止。其中药品研发的目标是设计产品及其生产工艺符合预期。技术转移是为了在研发和生产之间以及生产企业内部或生产企业之间转移产品和工艺来获得符合要求的产品。商业生产为了获得符合要求的产品，就要建立和保持受控状态，以及推动持续改进。产品终止的目标是有效地管理产品生命周期的最终阶段。

药品质量体系的要素有四点，分别是：工艺性能和产品质量监测系统、纠正和预防措施（CAPA）系统、变更管理系统、工艺性能和产品质量的管理回顾。应采用与产品生命周期的每个阶段相适应和相称的方式运用这些要素，并认识到其间的差异和每个阶段的不同目标。Q10 指导原则提供了以上四个要素在药品生命周期各个阶段的应用实例表格，可以供读者参考。

**A：药品质量体系的四个要素有各自的应用实例，例如，工艺性能和产品质量监测系统，这一要素是如何在整个产品生命周期内进行应用的？**

B：工艺性能和产品质量监测系统，制药公司设计并运行工艺性能和产品质量的监测系统是为了确保药品质量体系维持受控状态。为维持受控状态需要做到：①运用质量风险管理来建立控制策略。②提供工具，来衡量和分析在控制策略中所确定的参数和特性。③保证运行处于受控状态。④确定引起偏差的原因，以便采取行动持续改进，减少和控制偏差。⑤从企业的内部和外部获得关于产品质量的意见反馈。⑥提供知识来增加对工艺的理解。

如表 Q-18 所示，工艺性能和产品质量监测系统在药品研发中可用于建立生产的控制策略。在工艺放大过程中可初步提示工艺性能是否能够成功转入生产，进一步改进控制策略。进入商业生产阶段，工艺性能和产品质量监测系统则用于保证生产处于受控状态并确定改进范围。产品终止时，针对已投放市场的产品继续执行地方法规。

表 Q-18　工艺性能和产品质量监测系统在整个产品生命周期内的应用

| 药品研发 | 技术转移 | 商业生产 | 产品终止 |
| --- | --- | --- | --- |
| 在整个研发进程中产生的过程和产品知识以及过程和产品监测可用于建立一个对生产的控制策略 | 在放大过程期间的监测可以初步提示工艺性能是否能够成功转入生产。在转移和放大过程期间获得的知识可用于进一步制定控制策略 | 应使用定义明确的工艺性能和产品质量监测系统，以确保生产处于受控状态并确定改进范围 | 生产终止时，应继续进行诸如稳定性试验之类的监测以完成研究。应继续根据地方法规对上市产品采取适当的措施 |

**A：药品质量体系由于设计时知识的局限性以及工艺技术的发展和法规文件的变化需要持续改进，为此需要采取什么措施？**

B：主要包括对药品质量体系的定期回顾和分析、对影响药品质量体系的内部和外部因素进行监测以及得出管理回顾和监测的结果。

**A：药品质量体系的回顾具体会怎么做？**

B：药品质量体系的回顾由管理层来主导，通过正式程序来定期回顾分析药品质量体系。回顾分析包括：①衡量是否达到药品质量体系的目标，决定达到目标和未达到目标后分别会采取的措施。②评价绩效指标：包括投诉、偏差、CAPA 和变更管理程序；对外包活动的反馈；自我评估程序包括风险评估、趋势分析和审计；以及外部评估，如监管机构检查、客户审计。

**A：一个公司如何证明其是根据 ICH Q10 实施了 PQS？**

B：公司可通过其文档（如政策、标准）、工艺、培训/资格认证、管理、持续改进的努力和关键绩效指标（见 ICH Q10 术语中的"绩效指标"）来证明

PQS 的有效实施。公司应建立一种机制，以管理部门、人员和监管检查者易于理解的方式来证明一个生产厂内 PQS 是如何在整个产品生命周期内运作的，例如通过质量手册，文档管理、流程图、程序等。公司可以建立程序，定期对 PQS 进行内部审计（如内部审计方案），以确保该体系有效运行。

# *Q11*  原料药开发和生产

**A：Q11 指导原则和 Q8 药品研发、Q9 质量风险管理、Q10 药品质量体系指导原则有什么联系，尤其是和 Q8 药品研发有什么联系？**

B：就 ICH Q11 与 Q8、Q9 和 Q10 的关系而言，Q11 是对 Q8 的延伸，药品研发的研究起点是已经确定的原料药，而 Q11 针对的是原料药的研发和生产，也就是药品研发的前端，在这个前端研究中，同样遵循 QbD 的开发理念来进行原料药的开发和生产；Q11 也是对 Q9 的应用，Q9 中所使用的质量风险管理知识在原料药的研发和生产中也会运用到；同时，Q11 是对 Q10 药品质量体系的补充，在药品质量体系的内容中包括原料药的研发和生产。

**A：在 Q11 指导原则中提到，原料药生产工艺开发需要考虑的因素有哪些？**

B：生产工艺开发至少应当包括以下要素。

①确定与原料药相关的潜在关键质量属性，以便于研究和控制这些属性对药物制剂质量产生的影响。②确定一个合适的生产工艺。③确定一个控制策略，以确保工艺的实施和原料药质量。

若采用增强的方式进行生产工艺开发，则还需要额外包括以下要素。

①评估、理解和改进生产工艺的系统方法，包括通过先前的知识、实验和风险评估来确认可能对原料药的关键质量属性产生影响的物料属性及工艺参数。确定物料属性和工艺参数与原料药关键质量属性相关联的功能性关系。②采用增强方式结合质量风险管理（QRM）来建立一个合适的控制策略，其中可以包括对设计空间的建议。

**A：如何确定物料属性和工艺参数与原料药关键质量属性的关联？**

B：指导原则给出了两种允许的方式：传统方式和增强的方式。采用传统方式，物料的质量标准和工艺参数范围主要基于批工艺历史和单变量实验。而采用增强方式，可以更全面地理解物料属性和工艺参数与关键质量属性的关系和相互作用的影响。开发过程中，可以使用风险评估来确认可能影响潜在关键质量属性的工艺步骤。进一步的风险评估可用于对工艺与质量关系需要有更好理解的开发工作。

采用增强的方式确定合适的物料质量标准及工艺参数范围需要遵循以下步骤。

①确认工艺变化的潜在源头；②确认可能会对原料药质量产生最大影响的物料属性及工艺参数（这可以基于之前的知识和风险评估工具得出）；③设计并进行研究来识别与确定物料属性和工艺参数与原料药关键质量属性之间的关联和关系；④对数据进行分析与评估，来设定合适的范围，包括必要时建立的设计空间。

**A：在选择起始原料时，是否应考虑并符合所有 Q11 中的基本原则？**

B：申请人在选择和论证所选起始原料时应考虑 Q11 中所有的基本原则，而不是只选择使用少数几个原则来论证起始原料。如果所选起始原料不符合所有的基本原则，则应该给出合理的解释说明，为什么该起始原料是合适的。

例如，在选择化学合成原料药的起始原料时，应当考虑以下所列的全部原则：①发生在生产工艺前段的物料属性或操作条件的改变对原料药质量的潜在影响较小。②监管部门评估对原料药及原料药生产工艺的控制是否进行了充分考虑，包括是否对杂质进行了适当的控制。③申报资料 3.2.S.2.2 部分的生产工艺描述中通常应该包含对原料药的杂质谱产生影响的生产步骤。④采用汇聚型原料药生产工艺的每个分支开始于一个或多个起始原料。⑤起始原料应当是一种具备明确化学特性和结构的物质，未分离的中间体通常不被考虑作为合适的起始原料。⑥起始原料作为重要的结构片段并入原料药的结构中。

**A：在 ICH Q11 中所述的"起始原料"与 ICH Q7 中所述的"原料药起始原料"是一样的吗？**

B：是一样的。ICH Q11 声明在 ICH Q7 中的 GMP 条款适用于从开始使用"起始原料"的原料药生产工艺的每个分支。ICH Q7 声明适当的 GMP（在该指南中所定义的）适用于自"原料药起始原料"进入工艺之后的生产步骤。因为 ICH Q11 设定了从"起始原料"开始的 ICH Q7 适用性，ICH Q7 设定了ICH Q7 的适用性开始于"原料药起始原料"，这两个术语指的是相同的物料。

ICH Q7 声明"原料药起始原料"是一种原料、中间体或用于一个原料药生产的另一个原料药。ICH Q7 提供了关于原料药 GMP 方面的指南，但是它并没有提供关于起始原料选择和依据的具体指导。如果提议将一个化学物质（包括原料药）作为起始原料，则仍需要考虑 ICH Q11 的基本原则。

**A：在 Q11 中有一个关于起始原料选择的决策树，决策树具体是怎样应用的？**

B：起始原料选择的决策树分为两个部分。第一部分重点从所选起始原料的化学结构进行评估。第二部分重点考虑选择起始原料时哪些生产步骤影响原料药的杂质谱以及生产工艺是否在 GMP 下实施。

如图 Q-9 所示，先看决策树的第一部分。首先根据工艺认知，评估商业化生产工艺的每个分支。符合这个要求后，继续判断：所选起始原料是否有明确的化学性质和结构？如果回答为"否"，则需要重新定义起始原料。如果回答为"是"，则继续往下，再判断：所选起始原料是否引入显著的结构片段。

**A：决策树中出现的"显著结构片段"是什么意思？**

B：此处出现的显著结构片段不是说所选起始原料应该与原料药具有相似的结构，而是为了帮助申请人将试剂、催化剂、溶剂以及其他原料与起始原料区分开来。因此，如果回答为"否"，说明所选起始原料是试剂，需要重新定义起始原料；如果回答为"是"，则继续往下判断：所选起始原料是否是已

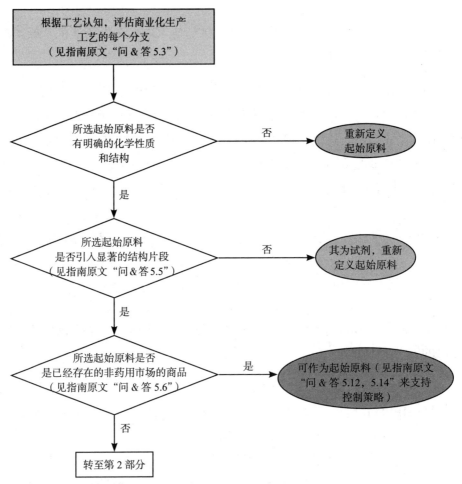

图 Q-9　起始原料选择决策树的第一部分

经存在于非药用市场的商品及市售化学品？

　　经过判断，如果申请人确定所选起始原料是已经存在于非药用市场的商品，那么它就可以作为起始原料。如果所选起始原料不是已经存在于非药用市场的商品，则继续看决策树的第二部分，如图 Q-10 所示。

**A：市售化学品和定制合成的化学品之间有什么区别？**

　　B：ICH Q11 声明"市售化学品通常是指除了拟定用作起始原料外，作为已存在的、有非药用市场进行销售的商品"。"定制合成化学品"的定义在

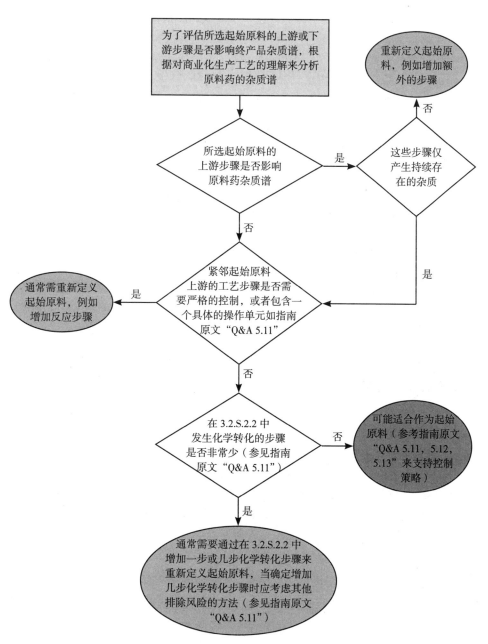

图 Q-10 起始原料选择决策树的第二部分

ICH Q11 中并未给出，但是定制合成化学品通常理解是为了某个原料药生产商的需求而特别制作的，可以是自制或者外包生产，或者是可供购买但只用于药物生产。在 ICH Q11 中描述市售化学品的"非药用市场"是为了排除那些声称作为市售化学品的中间体。

ICH Q11 明确指出了市售化学品和定制合成化学品之间的区别。如果使用市售化学品作为起始原料，申请人通常不需要论证，而如果使用了定制合成化学品作为起始原料，则需要根据 ICH Q11 基本原则进行论证。

仅仅是能够从多个供应商获得，并不能作为指定一种化学品是市售起始原料的唯一依据，因为有定制合成化学品在一段时间内能从多个供应商处获取的情况。此类化学品仍需要根据 ICH Q11 选择起始原料的基本原则进行论证。

市售化学品作为起始原料在合成的较后步骤引入是可以接受的，例如在原料药之前的最后一步化学变化。

如果一个小规模生产的化学品生产规模足以供应原料药生产，并且该化学品也在现有非药用市场使用的话，则也适合作为市售起始原料。

**A：决策树第二部分提到，首先需要评估起始原料的上游步骤。这是否影响原料药杂质谱？**

B：这里存在两种情况。如果所选起始原料的上游步骤影响终产品的杂质谱，再看这些步骤是否仅产生持续存在的杂质。持续存在的杂质是指在上游步骤中都是稳定的，不会发生转化。若不是持续存在的杂质则需要重新定义起始原料，例如延长反应步骤。如果上游步骤仅产生持续存在的杂质或者上游步骤不影响终产品杂质谱，则再进行下一步判断。紧邻起始原料上游的工艺步骤是否需要严格的控制，或者包含一个具体的操作单元？如果"是"，就需要重新定义起始原料，比如增加反应步骤。

**A：如果上游工艺步骤不需要严格控制，是否需要判断在工艺流程中发生化学转化的步骤是不是足够多？**

B：如果化学转化步骤足够，则可能适合作为起始原料。如果化学转化步骤非常少，通常需要通过在 3.2.S.2.2 中增加一步或几步化学转化步骤来重新定义起始原料，当确定增加几步化学转化步骤时应考虑其他排除风险的方法。

以上就是利用决策树对起始原料进行的选择。对起始原料选择决策树的进一步了解，可以结合指导原则中的案例分析部分。

**A：ICH Q11 建议"申报资料 3.2.S.2.2 部分的生产工艺描述中通常应该包含对原料药的杂质谱产生影响的生产步骤"，那么有关物质或致突变杂质达到什么水平会被认为是对原料药的杂质谱有影响呢？**

B：如果一个非致突变杂质在原料药中的含量高于 ICH Q3A 规定的鉴定限度，则认为该杂质对原料药的杂质谱有影响。

如果一个致突变杂质在原料药中的含量高于 ICH M7 规定的可接受摄入量的 30%，则通常认为该杂质对原料药杂质谱有影响。在这种情况下，控制策略通常包括对杂质在可接受限度水平的检测（见 ICH M7 第 8 部分）。ICH M7 所描述的所有方法均可以用来确定哪些杂质可能超过限度的 30%。

根据 ICH M7 和 ICH S9，在某些情况下（如当原料药本身就具有遗传毒性，以及这些指南中所描述的其他情形），选择原料药起始原料时并不需要特别考虑上述水平的致突变杂质谱。在这些情形下，如果致突变杂质不超过 ICH Q3A 规定的鉴定限度，则认为对原料药的杂质谱没有影响。

**A：在 Q11 指导原则中介绍了控制策略的开发方法，主要有哪些开发方法？**

B：控制策略的开发可以结合各种方法进行，对一些关键质量属性、步骤或单元操作采用传统的方式；对其他方面采用增强的方式。与传统方式相比，采用增强方式开发的生产工艺可以获得对工艺和产品更深入的理解，因而可以用更加系统的方法来确认发生变化的根源。在产品的生命周期中，随着对工艺理解水平的不断加深，可以通过多次循环的方式来开发控制策略。在解决操作范围的变化情况方面，基于增强方式的控制策略可以为工艺参数提供灵活的操作范围。

控制策略应该保证每个原料药的关键质量属性处于合适的范围、限度或分布区域内，以确保原料药的质量。上游控制的例子可包括：①过程检测；②对能够预测原料药关键质量属性的工艺参数或过程中的物料属性进行测定。

无论采用传统的还是增强的工艺开发方式，上游控制的使用都应基于对关键质量属性发生变化的来源进行评估和理解。

**A：在产品的整个生命周期内，如何管理产品和工艺知识？**

B：产品和工艺知识方面的管理应从开发开始，贯穿产品的整个商业生命周期，直至产品退市。应该对生产工艺的执行情况，包括对控制策略的效果进行定期评估。从商业化生产中获得的知识可以用来进一步加深对工艺的理解和工艺性能提高，并对控制策略进行调整以确保原料药的质量。

知识管理应该包括但不限于工艺开发活动、内部场地与协议生产商的技术转移活动、原料药生命周期的工艺验证研究，以及变更管理活动。应该根据需要对知识和工艺理解进行分享，以在原料药生产所涉及的不同产地实施生产工艺和开展控制策略。在最初的申报资料中，申请人可以提交一个在产品生命周期中如何对未来特定的变更进行管理的方案。

# *Q12* 产品生命周期管理的技术和法规考虑

A：2017 年底，ICH 发布了 Q12 指导原则，目前处于 ICH 进程第三阶段，在 2018 年年底会结束征求意见。Q12 指导原则的征求意见稿和 Q8 到 Q11 指导原则相比，它的着重点在哪里？

B：在 2003 年，ICH 确立了质量愿景：建立一个贯穿于产品整个生命周期的统一的药品质量系统，同时强调质量风险管理和科学的综合方法。ICH 已经颁布了 Q8~Q11 指导原则来实现这个愿景。而 Q8~Q11 的重点在于产品生命周期的研发阶段，所以 ICH 发布 Q12 的着重点在于生命周期的商业生产阶段，对批准后变更采用更加灵活的监管方式来充分落实。

Q12 建立 Q8~Q11 良好实施的基础上，主要着眼于药品生命周期管理的商业化阶段，适用于原料药（即活性药物成分）和制剂，包括已上市的化学药品和生物制品，也适用于符合药学或生物制品定义的药械组合产品，基于风险管理和科学的措施加强产品的批准后变更管理。在产品开发过程中形成产品的控制策略，识别既定条件，在企业质量管理体系下进行产品的所有变更。此时采用批准后变更管理方案和产品生命周期管理文件，可以使批准后变更的实施更具可规划性和可预测性。

A：Q12 指导原则的目的是什么？

B：指导原则提供了一个促进以更具预测性和更加有效的方式管理批准后 CMC 变更的框架，同时希望展示对产品和工艺理解的增长如何有助于减少变更申请提交的数量。

指导原则中描述的工具和推动力的有效实施，会加强制药企业在药品质量体系下有效管理 CMC 变更的能力，使得变更执行前只需更少的法规监管。

操作和监管的灵活性程度取决于对产品和工艺的理解（ICH Q8 和 ICH Q11），对风险管理原则的应用（ICH Q9）和有效的药物质量体系（ICH Q10）。

**A：Q12 指导原则介绍了哪些监管工具和推动力？**

B：包括批准后 CMC 变更分类、既定条件（Established Conditions，ECs）、批准后变更管理方案（Post-Approval Change Management Protocol，PACMP）、产品生命周期管理（Product Lifecycle Management，PLCM）、药品质量体系（PQS）和变更管理、监管评估与检查的关系、已上市产品的批准后变更。

**A：什么是批准后 CMC 变更，它是如何进行分类的？**

B：CMC 指化学、制造和控制（Chemistry，Manufacturing and Controls）。批准后 CMC 变更系统是一种基于风险的、协调统一的系统，它能够促进监管方式间的内在联系和有效灵活性，并且提供一种额外监管的框架。按照风险等级可以将批准后 CMC 变更分为 3 类。

（1）事先批准　某些变更存在较大风险，在变更前需要监管部门审查和批准，由 MAH 提交适当详细的监管文件。这类变更往往需要检查。

（2）通知　某些中度至低度风险的变更则不需要事先批准，通常只需要较少的信息来支持变更。此类变更根据制药企业所在地区要求，在变更执行前、执行后的规定时间内将发生的变更正式通知监管部门。

（3）在药品质量体系中管理和记录　这类变更属于最低风险的变更，通常不需要向监管部门报告，但是需要在常规检查中进行确认。

**A：什么是既定条件？**

B：既定条件（Established Conditions，ECs）的全称是生产和控制的既定条件。既定条件是对于确保产品质量所必需的、具有法律约束力的信息或被批准的事项。也就是在注册资料中已经固定的生产条件，主要是关键工艺参数（CPP）和重要工艺参数（KPP）。对 ECs 的任何变更都需要提交给监管部门。

A：既定条件具体包含哪些内容？

B：ECs 包括产品描述、生产工艺要素、设施设备、质量标准以及相关控制策略的其他要素。一个产品完整的 ECs 信息，包括产品的生产工艺和过程控制、物料控制、关键步骤和中间体控制、质量标准、分析方法、稳定性结论、生产地址和设备等，而产品开发、稳定性数据、批生产记录、结构确证、批检验报告、验证报告（如工艺验证报告、分析方法验证报告等）均属于支持性信息。提交支持性信息的目的是向监管机构提供产品开发和生产信息，证明初始确定 ECs 及其报告类别的合理性。

A：ECs 在监管提交中的作用有哪些？

B：所有的监管提交包含 ECs 和支持性信息的组合。支持性信息不被认为是 ECs，但是在适当的细节水平提供了与监管者分享的开发与生产信息，并解释了 ECs 的初步选择及其报告类别。ECs 不应与 MAH 在上市许可申请（MAA）中做出的向监管机构提供数据和信息的 CMC 监管承诺（如稳定性以及其他承诺等）相混淆。在本指导原则的范围内，这些信息被认为是支持性信息。CMC 监管承诺的变更在本指导原则中没有涉及，但是根据现有的地区规则和指南进行管理。

A：应该如何识别既定条件？

B：既定条件的识别包括分析方法中的识别和生产过程中的识别。在分析方法中 ECs 应该包括能够确保分析方法性能的元素，应该提供定义这些分析方法中 ECs 的理由。ECs 的范围可以根据方法的复杂性、发展和控制策略而变化。生产过程描述中识别和确认的 ECs 应当是那些对于保证产品质量是必需的输入值和输出值，包括关键工艺参数以及重要工艺参数。ECs 和相关申报类别的细节将取决于公司对产品和工艺知识的理解程度来管理产品质量风险。

不同的方式可以单独或联合应用以识别生产过程的 ECs；例如基于参数的方法，包括大量的输入值（如工艺参数和物料属性）和输出值（包括过程控制），这是因为在监管提交之前，产品开发对于输入值和产生质量属性之间关系的理解是有限的。第二种是增强的方法：随着对输入值和产品属性之间关系理解的提高，配合相应的控制策略，恰当的 ECs 的识别会关注于最重要的输入参数和输出。第三种是基于性能的方法，其中 ECs 主要集中于单元操作输出值而不是过程输入的控制上。

**A：判定既定条件是否成立的决策树是怎么样的？**

B：如图 Q-11 所示，是一个确定生产工艺参数的 ECs 和相关报告类别的决策树。根据相应的标准确定所评估的工艺参数是不是关键工艺参数（CPP）或重要工艺参数（KPP）。如果判断是否定的，那就不是 ECs，就不需要报告，如果判断是肯定的，那就是 ECs，根据 ECs 变更的报告类别，对拟定变更的潜在风险进行评估，高风险的变更需要药品监管部门的事先批准，中到低程度的风险则通过通知的形式。

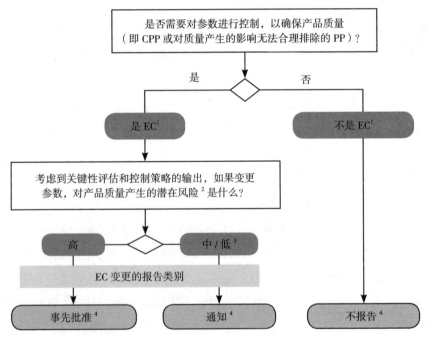

1 为参数判断为 EC 和非 EC 提供适当的理由
2 使用 ICH Q9 中的工具和概念评估风险对质量的影响
3 在某些情况下，监管者可能会确定公司提出的某些中等风险变更需要事先批准
4 更多有关报告类别的指南信息，请参见 CDE 官网原文第 2 章；以及第 3.3 节有关管理变更和维持批准申请的角色

图 Q-11　确定生产工艺参数的 ECs 和相关报告类别的决策树

**A：批准后变更管理方案（PACMP）指的是什么？**

B：批准后变更管理方案（Post-Approval Change Management Protocol，PACMP）是指企业在研发过程中所形成的一个书面报告，方案描述了 MAH 拟在商品商业化阶段实施的 CMC 变更以及如何准备和验证该变更，包括评估拟定变更的影响和变更的报告类别。使用 PACMP 来管理预期变更可以缩短变更审评周期，或者降低变更报告的类别。

PACMP 可以在上市申请中提交，也可以后续单独提交。另外在指导原则中声明，需要有效性、安全性的临床或非临床试验等支持数据来评估变更影响的 CMC 变更通常不适合包含在 PACMP 中。

**A：PACMP 文件具体包括哪些内容，应该如何提交？**

B：PACMP 的要素包括：①对拟定变更的详细描述，包括变更的理由；②根据初始风险评估，列出将要实施的特定测试和研究，以评估拟定变更的潜在影响；③讨论已批准控制策略的适用性或是否需要对拟定变更相关的控制策略进行相应变更；④任何其他需要符合的条件；⑤先前从相同或类似产品中获得的涉及开发、生产、表征、批放行和稳定性的支持性数据，以降低风险；⑥拟定的报告类别；⑦确认将在 PQS 下进行持续验证，以继续评估和确保变更对产品质量没有不利影响。

PACMP 的提交步骤主要有两步，第一步是提交一份书面的方案，该方案在实施之前应由监管机构审查和批准。第二是实施方案中列出的测试和研究，如果得到的结果或者数据符合方案中的可接受标准并且满足其他条件，MAH 根据已批准方案中的申报类别将此信息提交给监管机构，供监管机构酌情审查。如果不符合方案中的可接受标准或其他条件，则无法采用此方式实施变更，而应遵循现有的法规或指导原则。

**A：PACMP 的类型有哪些？**

B：单一产品的变更可以是一项或多项。一个 PACMP 也可以被设计为重复使用，以在一个产品的生命周期内采用相同的原则进行规定类型的 CMC 变更。如果方案描述了一个特殊产品的多个变更，则应添加一个论证来说明这些变更是如何相互关联，以及将这些变更包含在同一个方案中是合适的。

**A：产品生命周期管理（PLCM）指的是什么，它和 PACMP 有什么关系？**

B：产品生命周期管理（Product Lifecycle Management，PLCM）概述了 MAH 提出的产品生命周期管理的具体计划，包括控制策略的关键要素、ECs、ECs 变更的拟定报告类别、PACMP 以及任何批准后的 CMC 承诺。

ICH 鼓励 MAH 进行预期性的生命周期管理计划，而且 PLCM 文件应根据需要在整个产品生命周期中更新。PLCM 可以在注册上市时提交，也可以在后续申请或者再注册的申请中提交。

**A：PLCM 文件应该如何提交？**

B：PLCM 文件可以根据地区性要求通过 CTD 模板 1、2 或 3 中提交。建议使用表格格式来包括指导原则前文所提到的 PLCM 的要素，也可以使用其他适当的格式。

最初的 PLCM 文件可以和原始 MAA 或已上市产品的补充或变更申请一起提交，其中对既定条件的明确界定可能有助于监管变更管理。在审查和批准 MAA 之后，PLCM 文件将包含 ECs 和相关的报告类别。

更新的 PLCM 文件应包含在批准后的 CMC 变更申请中。更新的文件应囊括 ECs 和其他相关要素的变更。MAH 应该遵循地区性要求来维护 PLCM 文件的修订历史。

**A：指导原则最后一部分介绍了已上市产品的批准后变更，已上市产品的批准后变更指的是什么？**

B：指导原则的前面的一大部分内容，都是对正在研发的产品和即将上市的产品的批准后变更要求。指导原则的最后一部分介绍了已经上市产品的批准后变更（Post-Approval Changes for Marketed Products）要求。具体讲，已上市产品的 ECs 和报告类别可以通过上市后的补充申请提交，PACMP 也可以用于已上市产品计划内的变更。指导原则中描述了适用于常见 CMC 变更的结构化方法和 CMC 变更数据需求的策略，并且分别以分析方法变更和稳定性研究给出了例子，详细内容可以参考指导原则。

## 参考文献

[1] 徐立华，连潇嫣，张凌超，等. 结合 ICH Q12 草案浅析药品生命周期管理的相关要求 [J]. 中国新药杂志，2020，29（03）：258–263.

# S

Safety

安全性

ICH 制定了一整套安全性指导原则，以发现致癌性、遗传毒性和生殖毒性等潜在风险。S 部分已发布的指导原则包括 S1A~ S1C、S2、S3A~ S3B、S4~ S6、S7A~ S7B、S8~ S11。

# *S1A* 药物致癌性试验的必要性

**A：为什么要进行药物致癌性试验？什么时候需要试验？一般如何进行药物致癌性试验？**

B：开展致癌试验是为了识别研究的药物对动物的潜在致癌性，从而评价其对人体的相关风险。实验室研究、动物毒理学试验和人体数据中出现的任何担忧因素，均可能导致需要进行致癌性试验。由于致癌性试验耗时耗力，只有当人体暴露情况确实需要动物终生给药研究信息来评价其潜在致癌性时，才进行致癌性试验。对于预期在患者一生中大部分时间连续使用的药物，通常会要求采用啮齿类动物进行致癌性试验。

**A：其他国家进行致癌性试验的条件分别是什么？**

B：在日本，如果临床预期连续用药 6 个月或更长时间，则需要进行致癌性试验。但如果存在其他担忧因素，连续用药少于 6 个月时也可能需要进行致癌性试验。在美国，使用 3 个月或更长时间的药物通常需要进行致癌性试验；在欧洲，至少 6 个月的连续用药，或频繁地间歇性用药以致总的暴露时间与连续用药类似的药物需要进行致癌性试验。

**A：应该如何评价致癌性试验的必要性？**

B：评价致癌性试验必要性最基本的考虑是患者的最长用药时间及其他试验的相关结果。还应考虑其他相关因素，如系统暴露程度，是否具有潜在致癌性、遗传毒性、适用范围和患者人群、不同的给药途径等。确定药物是否需进行致癌性试验的基本考虑是患者的最长用药时间及其他研究所出现的任何担忧因素，也可能会考虑其他因素，如拟用患者人群、与潜在致癌性有关的前期研究结果、系统暴露程度、与内源性物质的异同、适当的试验设计及与临床开发进程对应的试验时间安排等。

**A：应该如何具体解读这几点因素？**

B：（1）预期临床连续或间歇使用 6 个月以上的药物、治疗慢性和复发性疾病而经常间歇使用的药物都应进行致癌性试验。

（2）判断一些具有潜在致癌性药物是否需要进行致癌试验主要有四点因素：①同类产品先前已证明有致癌性（已有证据显示此类药物具有与人相关的潜在致癌性）；②构效关系可推测有致癌风险；③重复给药毒性试验显示可能会发生癌前病变；④在组织内长期滞留的母体化合物或其代谢产物导致病理生理变化。

（3）明确有遗传毒性的化合物，在缺乏其他资料的情况下，可假定为跨多种属的致癌物，可能提示对人体有潜在危害。这样的化合物不一定需要进行长期致癌性试验，然而，如果需要长期使用这种药物，有必要进行长达一年的毒性试验，以观察其早期致癌作用。

（4）对于开发用于治疗某些严重疾病（如艾滋病等）的药物，在批准上市前可不必进行致癌性试验，但要求在获准上市后进行，这样做可加快获得治疗危及生命的或导致严重衰弱疾病的药物。不过当拟定治疗人群的预期寿命较短时（如 2~3 年之内），则不要求进行长期致癌试验。

（5）动物的给药途径应尽可能与临床拟用途径一致，如果能证明不同的给药途径下代谢及系统暴露量相似，可采用其中一种给药途径开展致癌性试验。注意与临床给药途径相关的器官应充分暴露于受试物。

（6）局部用药（如皮肤和眼科用药）可能需要进行致癌性试验。不过系统暴露量小的局部用药可能不需要以经口给药途径来评价其对内脏器官的潜在致癌作用。

# *S1B* 药物致癌性试验

**A：为何对要进行潜在致癌性评价的药物避免常规化进行两个啮齿类动物致癌性试验？**

B：很多研究显示，试验程序的多样性可在啮齿类动物中引起致癌性反应，但其中一些被认为与人风险评估无关或相关性极小。进行一项长期致癌性试验（而不是两项）可在一定程度使得资源可用于其他方法，以揭示与人相关的潜在致癌性。

**A：致癌性试验分为哪几种类型？不同类型的致癌性试验是相互独立的还是可以互相补充的？**

B：致癌性试验主要分为三种类型：①长期致癌性试验；②附加体内致癌性试验；③短期或中期致癌性试验。鉴于致癌过程的复杂性，任何单一的试验方法都不能预测所有人用药物的潜在致癌性。一般来说会采取一项长期啮齿类动物致癌试验，加上一项"附加体内致癌性试验"作为补充。

**A：制定用于检测药物潜在致癌性的试验策略之前，需要哪些关键信息？**

B：遗传毒性结果、拟用患者人群、临床用药方案、动物和人体药效学（选择性、剂量 – 反应关系）和重复给药毒性试验结果。

**A：选择长期致癌性试验的动物种属应考虑哪些方面？**

B：药理学、重复给药毒性、受试物的代谢毒性、毒代动力学、给药途径等。

**A：不同情况下不同类型的致癌性试验应该如何选择动物种属？**

B：国际上规定进行两种啮齿类动物的长期致癌性试验，一般为大鼠和小鼠。在缺乏其他明确依据时，建议长期致癌性试验选用大鼠，有以下几点考虑。①对仅在一种动物中有致癌作用的化合物，"仅在大鼠"中发生肿瘤的化合物数量约是"仅在小鼠"中的两倍。简单地看，似乎大鼠比小鼠更敏感。并且，药物引起小鼠肝肿瘤发生率高，但这些肿瘤并不总与人类致癌危险相关，可能会引起误导。②帮助人们区分啮齿类动物模型的特有反应以及与人相关的反应的机制研究进展一般在大鼠研究中获得，在小鼠中比较罕见。③对药物的机制研究和动物代谢特性研究试验需要采集一系列血样、进行显微手术或插管、称取脏器等，若选用小鼠会有很多不利因素。④小鼠是目前短期和中期体内致癌性试验最多选用的动物。当需要在一种以上动物中进行潜在致癌性试验时，常选大鼠进行长期致癌试验。

# *S1C* 药物致癌性试验剂量选择

**A：药物的毒性和剂量密切相关，研究药物致癌性应该如何选择剂量？**

B：药物致癌性试验的剂量主要有三种，高剂量、中剂量和低剂量。理想情况下，用啮齿类动物进行药物的生物学评价时所选择的剂量应该考虑以下四点：①适当超过人体治疗剂量的一个安全范围；②能被耐受而无明显的慢性生理功能失调，并不影响生存率；③充分考虑受试物的性质和动物种属选择的合理性，并基于动物实验和临床数据设计剂量；④能阐明数据与临床应用的关系。

**A：衡量高剂量的标准是什么？**

B：化学药物致癌性试验中选择高剂量的传统方法是以最大耐受剂量（MTD）作为标准。MTD 是指当以此剂量进行长期试验时，正好足以产生最小的毒性作用，例如 10% 的体重降低或生长障碍，或有最小的靶器官毒性，靶器官毒性表现为生理功能的衰竭并最终反映在病理学改变上，且未因致癌性以外的其他作用而导致动物正常寿命的明显改变。MTD 一般由 3 个月的毒性试验数据得出。

**A：采用 MTD 有什么不足？**

B：对于在啮齿类动物中毒性低的药物，采用 MTD 会导致致癌性试验的给药量非常大，常常数倍于临床剂量，可能会导致在啮齿类动物中的暴露量远远超过人体预期暴露量，可能与人体风险不相关；因为这会使受试动物生理状况发生很大的改变，其试验结果可能并不反映人体暴露于药物后的情况。

A：在选择致癌性试验的高剂量时，应该考虑哪些因素？

B：当进行剂量范围研究来选择致癌性试验的高剂量时，不管采用什么指标，所考虑的共同因素有以下六个方面。①致癌性试验应采用与人类代谢特征尽可能相似的啮齿类动物种属品系进行研究；②在致癌性试验中，对所用动物的种属和品系的雄性和雌性动物均应进行剂量范围研究；③基于与致癌性试验采用同样给药途径和方法所进行的 90 天给药毒性试验的结果来选择剂量；④给药程序和方案应根据临床应用、暴露模式、药代动力学和其他实际考虑；⑤最好能明确毒性特征和任何与剂量相关的毒性，还应考虑一般毒性、癌前期病变和（或）特异性的组织增生及内分泌紊乱等；⑥解释试验结果需要了解代谢特征或代谢酶活性随时间的变化。

A：在充分考虑了这些因素之后，高剂量的选择有哪些具体的指标？

B：高剂量的选择主要有毒性指标、药代动力学指标、药效学指标等。关于毒性指标，目前仍使用 MTD 作为致癌性试验选择高剂量的毒性终点。关于药代动力学指标，相比给药剂量，采用血液中原型药物和代谢物的浓度来比较系统暴露量更合适。血浆中游离药物浓度被认为是间接测定组织中游离药物浓度最合适的方法。药物暴露曲线下面积（AUC）是最全面的药动学指标，因为 AUC 兼顾了化合物的血浆浓度和体内滞留时间。以药效学指标进行高剂量选择时需关注化合物的特异性，应根据各自特殊性科学合理地设计试验。选择的高剂量应在给药动物中产生足够的药效学反应，但此剂量不应干扰生理或体内动态平衡。除此之外，高剂量选择还有其他指标，采用其他指标进行剂量设计试验时必须以科学合理性为基础，要根据相应特点评价设计试验。

A：如何确定致癌性试验高剂量？

B：当人体最大推荐剂量不超过 500mg/d 时，致癌性试验高剂量限制在不超过 1500mg/（kg·d）为宜，如果人用剂量超过 500mg/d，高剂量可增加至最大可行剂量。

**A：致癌性试验的中、低剂量的选择又有哪些考虑因素？**

B：致癌性试验中、低剂量的选择应有助于评价试验结果与人的相关性。啮齿类动物致癌性试验中、低剂量的选择应考虑以下几点（包括但不限于）：①药代动力学的线性和代谢途径的饱和；②人体暴露量和治疗剂量；③啮齿类动物的药效学反应；④啮齿类动物正常的生理变化；⑤作用机制的信息和潜在阈值效应；⑥在短期试验中观察到的毒性进展的不可预测性。以上这几点不需要全部满足。

# *S2*　人用药物遗传毒性试验和结果分析

**A：遗传毒性试验是药物非临床研究的一部分，什么是遗传毒性试验？**

B：药物遗传毒性是指药物引起生物细胞基因组分子结构特异性改变或使遗传信息发生变化的有害效应。而遗传毒性试验是指用于检测通过不同机制直接或间接诱导遗传性损伤的化合物的体外和体内试验，是药品临床研究和上市的重要环节。此类试验能对 DNA 损伤及其损伤的固定进行风险鉴定，主要用于致癌性预测及判断化合物是否为潜在的人类致癌剂和（或）致突变剂。该指导原则主要适用于新的"小分子"药物的遗传毒性试验，不适用于生物制品。

**A：在人体试验开始前应完成标准组合的遗传毒性试验。遗传毒性试验标准组合具体是什么？**

B：据报道，目前已建立的遗传毒性短期检测法超过 200 种。该指导原则在考虑了经济合作与发展组织（OECD）指导原则中的建议和国际遗传毒性试验专家组（IWGT）报告中的相关内容，提供了两种适用的标准组合选择。

（1）组合一　①一项细菌回复突变试验；②一项体外中期相染色体畸变试验、体外微核试验、小鼠淋巴瘤 L5178Y 细胞 Tk 基因突变试验（MLA）等；③一项体内遗传毒性试验（通常为啮齿类造血细胞进行的染色体损伤试验等）。

（2）组合二　①一项细菌回复突变试验；②两种不同组织进行的体内遗传毒性试验。通常是一项啮齿类造血细胞微核试验和另一种体内试验，典型的有肝 DNA 链断裂试验。

但需要注意，建议采用标准试验组合并不意味着其他遗传毒性试验不充分或不合适。在标准组合中的一个或多个试验可能由于技术原因而无法实施的情况下，如果能给出充分的科学合理性，经过验证的其他试验可用作替代试验。如果需要，且如果被充分证明合适，也可采用替代的种属（包括非啮齿类）进行试验。

**A：对于一个药品，可以选择两种组合之一。这两种标准组合是否就是固定的？能否根据不同的情况进行调整？**

B：这两种标准组合并不是固定的，需要根据受试物的结构特点、理化性质、已有的药理毒理研究信息等选择合理的试验方法，设计适宜的试验方案，并对试验结果进行全面的分析与评价。①当受试物对细菌有高毒性时（如某些抗生素），仍应进行细菌回复突变试验，因为致突变性可能出现在较低的、毒性较小的浓度。②对于某些不能被全身吸收的化合物如抗酸铝合剂、局部用药等，在改变给药途径也不能提供足够的靶组织暴露且对暴露量最高的组织无合适的遗传毒性试验的情况下，仅根据体外试验进行评价可能是合适的。某些情况下，采用接触部位评价遗传毒性作用可能也是合理的。③对于具有遗传毒性作用警示结构的化合物，需要对标准组合方案进行调整，附加试验的选择或方案的调整取决于这些具有警示结构的化合物的化学性质、已知活性和代谢信息。④标准试验组合中不包含专门检测生殖细胞诱变剂的试验。但是，比较研究结果显示，从定性的角度，大多数生殖细胞诱变剂能在体细胞试验中检出，因此体内体细胞遗传毒性试验的阴性结果通常可提示受试物对生殖细胞无影响。

**A：两种试验标准组合中所涉及的各项试验是如何开展？**

B：首先是细菌回复突变试验，它于 1975 年提出，一直沿用至今。它的试验原理是利用一种突变型微生物菌株与被检化合物接触，如果该化合物具有致突变性，则可使突变型微生物发生回复突变，重新成为野生型微生物。野生型具备合成组氨酸的能力，可在低营养的培养基上生长，而突变型不具有合成组氨酸的能力，故不能在低营养的培养基上生长，因此可根据菌落形成数量检测受试物的致突变性。

第二种是体外动物细胞试验，主要有体外中期相染色体畸变试验、体外微核试验、小鼠淋巴瘤 L5178Y 细胞 Tk 基因突变试验。目前认为这三个试验对于检测染色体损伤同等适用，如果使用本指导原则推荐的试验方案，当与标准组合中的其他遗传毒性试验一起使用时，这几个试验可互换。

体内试验有很多种，体内微核试验是该指导原则建议的首选试验。由于外界损害因素，导致细胞染色体丢失或断裂后会形成微核，对其进行检测便可快速简单地判断其遗传毒性。除此之外，还包括"彗星"试验、碱洗脱试验、转基因小鼠体内突变试验、DNA 共价结合试验及肝脏程序外 DNA 合成（UDS）试验等。这些可用作追加试验以在评价体外或体内试验结果时提高证据权重。另外，基于动物福利考虑，本指导原则建议将体内试验整合到重复剂量毒性试验中。

**A：两种遗传毒性试验标准组合都同时包括了一项或几项体外试验和体内试验。在进行这两种试验时有什么需要注意的？**

B：大多数国家对于遗传毒性试验都有相应的标准和要求，该指导原则在整合信息的基础上对试验的基本事项提出了如下建议。

（1）体外细菌回复突变试验　①浓度选择：对不受溶解度或细胞毒性限制的受试物，细菌回复突变试验应达到的最高浓度为 5mg/ 皿（液体受试物为 5μl/ 皿），且进行评价的浓度应能显示明显的毒性，如回复突变菌落数目减少、背景菌苔减少或消失；如果沉淀不干扰计数、不受细胞毒性限制，应对产生沉淀的浓度进行计数；若未观察到细胞毒性，以产生沉淀的最低浓度作为最高浓度。②试验菌株：至少应采用 5 种菌株，鼠伤寒沙门氏菌 TA98；TA100；TA1535；TA1537/TA97/TA97a；TA102/ 大肠埃希杆菌 WP2 uvrA/ 大肠埃希杆菌 WP2 uvrA（pKM101）。③重复性：与 OECD 和 IWGT 报告建议不同，该指导原则认为当 Ames 试验结果是明确的阳性或阴性，且是在完全适当的方案下进行时，一个单独的 Ames 试验被认为是足够的。若得到可疑或弱阳性结果则需进行重复试验。

（2）体外哺乳动物细胞试验　①浓度选择：当不受溶媒或培养液中的溶

解度或细胞毒性限制时，推荐的最高浓度是 1mmol/L 或 0.5mg/ml（选择其中较低者）；当受到溶解度限制而不受细胞毒性限制时，最高浓度应采用培养液中产生最少可见沉淀的最低浓度；当存在细胞毒性时，在检测中期相染色体畸变或微核的体外细胞遗传学试验中，最高浓度产生的细胞毒性应不超过细胞生长减少约 50%，对于 MLA，最高浓度产生的细胞毒性应为 80%~90%，通过相对总生长率（RTG）在 20%~10% 之间来测定。②试验设计：试验方案应包括在有和无代谢活化两种条件、设有合适的阳性和阴性对照。在有和无活化代谢两种条件下短期给药试验结果为阴性或可疑时，还应进行无代谢活化条件下持续给药约 1.5 个正常试验。另外，MLA 应包括含有主要诱导小集落的阳性对照以及对阳性对照、溶媒对照、至少一个出现阳性结果的受试物浓度和出现最高突变率的培养基进行突变集落大小的测定。③重复性：在采用如上所述的固定且已确证因素的条件下，试验结果为明确的阴性或阳性时，通常无需进一步的确证性试验。对于可疑或弱阳性结果可能需要重复试验且对试验方案进行调整。

（3）体内试验　①试验动物：可采用大鼠和小鼠（用于骨髓微核试验）、小鼠外周血中未成熟（如嗜多染）红细胞、大鼠血液中新生网织红细胞以及来源于其他任何种属（骨髓或外周血上已显示对检测断裂剂/非整倍体诱导剂有足够灵敏度）的未成熟红细胞测定微核。染色体畸变也可通过给药的啮齿类动物的外周淋巴细胞培养来进行检测分析。分析的动物样本数根据微核试验（OECD）或其他遗传毒性试验的相关建议进行确定。另外，急性给药的体内遗传毒性试验通常仅在一种性别中进行。当遗传毒性试验整合在两种性别动物的重复给药毒性试验中时，应对两种性别动物进行采样，但是如果毒性/代谢方面没有明显性别差异，可仅对单一性别进行评价。②剂量选择：对于短期试验（通常是给药 1~3 次），推荐的最高剂量是 2000mg/kg（若可耐受）或最大耐受量。剂量选择时也应考虑骨髓红细胞生成的抑制。最高剂量之下的其他剂量一般剂量间距约为 2~3 倍。对于多次给药试验，当采用标准试验组合一时，试验应整合在重复给药毒性试验中并符合支持人体临床试验的标准。当进行追加试验或当采用标准组合二时，高剂量需符合最大给药量、最大可能暴露量、高于急性给药试验所采用高剂量的 50%、1000mg/kg（给药

14 天或更长时间的试验）中的任意一条标准。对于具有血液或骨髓毒性的受试物，剂量应在具有严重红细胞系毒性（如具有明显的嗜多染红细胞或网织红细胞抑制）的高剂量之下、间距不超过约 2 倍。③靶组织暴露：体内试验结果的价值与确定受试物在靶组织中有充分暴露直接相关。当体外遗传毒性试验结果为阳性（或未进行）时，体内暴露情况应采用细胞遗传学试验、评价肝脏或组织的毒性、测定血液或血浆中的药物相关物质、直接测定靶组织中的药物相关物质或组织暴露的放射自显影检测等任意一种方式证明。当体外遗传毒性试验结果为阴性时，除上述外可以通过啮齿类动物吸收、分布、代谢和排泄（ADME）试验结果来进行推算。④采样时间：体内微核（MN）、染色体畸变等实验的采样时间选择应遵循 OECD 指导原则，当微核试验整合在多周的重复给药毒性试验中时，应在末次给药的次日进行外周血或骨髓的采样。⑤给药途径：通常，给药途径应与临床拟用途径一致，如口服、静脉或皮下，但是为获得全身暴露，在适当时可进行调整。⑥阳性试验：在实验室已确定具备进行该试验的能力后，仅周期性地设置阳性对照，而无需在每个试验中都设置平行的阳性对照。

### A：应如何对试验结果进行评价？

B：对比试验已明确显示，在预测啮齿类动物致癌性时每种体外试验系统均可产生假阴性和假阳性结果。任何一项遗传毒性试验中的阳性结果并不总是意味着受试物对人体具有遗传毒性 / 致癌性风险。当体外或体内试验中出现遗传毒性表观上的轻微增加，首先应评价是否有重现性和生物学意义。若与阴性或溶媒对照组的数值相比有统计学意义的轻微增加，但是在该试验机构的合适历史背景数据范围内或者弱 / 可疑的阳性结果不可重现，在应用证据权重分析提示其不具有潜在遗传毒性，试验结果都可被认为是阴性或无生物学相关性。当确定是阳性结果，可进行针对性的追加研究以增加证据权重。

当体外细菌突变试验出现明确的阳性结果时，应考虑受试物的纯度，因为氨基酸的污染可能会使试验结果呈阳性，但实际上与遗传毒性无关。当体外哺乳动物细胞试验出现阳性结果时，应根据证据权重分析进行评价，可参考 IWGT 报告（如 Thybaud 等，2007）中讨论的关于遗传毒性试验阳性结果时的证据权重评估和追加试验的建议及其他科研文献，如体内不存在的条件（pH 值、渗透压、沉淀物）或阳性结果仅发生于产生高细胞毒性的浓度。对于体外试验阴性结果，在特殊情况下需考虑进行进一步的试验，例如化合物的结构或已知代谢特征提示标准的体外代谢活化方法（如啮齿类动物肝脏 S9）可能不合适；化合物的结构或已知活性提示采用其他试验方法或系统可能更合适。

体内试验方法考虑到与人体应用时可能相关的吸收、分布、代谢等因素的优点，与体外试验相比更具有相关性。如果体内与体外试验的结果不一致，对其中的差异应根据具体问题具体分析的原则进行分析，如代谢差异、化合物在体内快速和高效的排泄。另外，体内遗传毒性试验出现阳性结果也应考虑是否是误导性的假阳性结果，如未给予任何遗传毒性物质时，由于干扰了红细胞生成导致微核率的升高，出现阳性结果。因此，评价体内试验时要结合所有的毒理学和血液学结果进行考虑。

## 参考文献

[1] 肖凯，李宏霞. 遗传毒性试验方法应用现况与研究进展 [J]. 现代预防医学，2004，31（4）：524–526.

[2] 胡明臣，任发政，罗红霞，等. 遗传毒性试验方法的研究进展 [J]. 食品安全质量检测学报，2011（2）：75–82.

# *S3A* 毒代动力学：毒性研究中全身暴露的评估

**A：毒代动力学的研究目的是什么？**

**B：**毒代动力学是药代动力学在全身暴露评价中的延伸，为非临床毒性研究的组成部分，或是对某一特殊设计的支持性研究，以评估药物的全身暴露情况。毒代动力学研究最主要的作用是描述药物在动物的全身暴露情况及其与毒性研究剂量、时间的关系。其次，毒代动力学可以①阐述毒性试验所达到的暴露量与毒性发现的相关性，以评价这些结果与临床安全性之间的相关性。②支持非临床毒性研究的动物种属选择和给药方案设计。③结合毒性研究结果，提供有助于后续非临床毒性研究的信息。

**A：在研究毒代动力学的时候，有哪些一般性原则？**

**B：**首先，在进行动物毒性试验设计时，为使动物毒性研究的剂量达到相应的暴露水平，应考虑在治疗剂量的整体暴露、剂量相关性受试物的药效学等方面人体和受试动物之间存在的种属差异。其二，采集体液的时间点不可过于频繁而干扰正常研究，或引起动物过度的生理应激反应。其三，毒性试验需要确定合适的剂量，包括低剂量、中剂量和高剂量。其四，在毒性试验中，全身暴露应通过适当动物数和剂量组进行测定，为风险评价提供依据。通常，使用大动物时毒代动力学数据样本从主试验组的动物采集，使用较小动物种属（啮齿类）时，需要从卫星组动物采集。动物数量应采用可产生足够毒代动力学数据的最小值。其五，改变给药途径研究需比较现有途径和新途径下原型化合物和（或）其代谢产物的全身暴露是否有变化。如果有，应考虑重新对动物毒理学和动力学所获得的安全性进行确认。如果没有显著变化，则附加试验可侧重于局部毒性研究。

**A：在进行样品分析的时候，需要测定药物原型化合物和（或）其代谢产物的暴露。什么时候需要着重考虑代谢产物的测定？**

B：毒代动力学的主要研究目的是为了描述受试物在毒性研究动物种属中的全身暴露情况。然而以下三种情况下，血浆或其他体液中代谢产物浓度的测定在毒代动力学的实施中特别重要。①受试物为"前药"且其代谢产物已知为主要活性成分。②受试物可被代谢为一种或多种具有药理或毒理活性的代谢产物，且代谢产物导致明显的组织／器官反应。③受试物在体内被广泛代谢，仅可以通过测定血浆或组织中的某一主要代谢产物浓度来进行毒性研究的暴露评估。

**A：关于毒性研究的数据，在统计评价时需要注意些什么？**

B：关于数据的统计学评价，暴露评价的数据需要有代表性。毒代动力学数据多来源于小样本的动物，且动力学参数多数存在个体内和个体间的差异，因此通常不需要高精度的统计学处理。应注意求算平均值或中位数并评估变异情况。在某些情况下，个体动物的数据可能比经整理、统计分析过的成组资料更为重要。

**A：毒性试验有不同的类型，具体来讲，对每种毒性试验有什么特殊要求？**

B：除了一般要求以外，毒性试验全身暴露评估还需要考虑一些特殊要求。毒性研究大致可以分为单次给药毒性试验、重复给药毒性试验、遗传毒性试验、致癌性试验、生殖毒性试验等。以单次给药毒性试验为例，单次给药毒性试验通常在生物分析方法建立前的研发早期进行，因此一般不可能在这些研究中进行毒代动力学监测。为解释在单次给药毒性试验中出现的特殊问题，可以保存血浆样本，在试验完成后进行附加的毒代动力学研究。

A：不同类别的毒性试验的差别很大，其他几种毒性试验需要注意些什么？

B：对于重复给药毒性试验，给药方案和种属选择应尽可能与药效学和药代动力学试验原则相符。应在研究设计中考虑纳入毒代动力学研究，包括首次试验时从开始给药到给药期结束全过程的暴露监测和特征研究。每种动物种属伴随毒代动力学的首次重复给药毒性试验期限通常为 14 天或更长。对于遗传毒性试验，当体内研究出现阴性结果时，可能需要说明所用动物种属的全身暴露情况或标志性组织中的暴露情况。对于生殖毒性试验中妊娠期、哺乳期试验应考虑妊娠动物与非妊娠动物的动力学可能不同。毒代动力学研究包括对特定时间的母体、胚胎、胎仔或幼仔的暴露量评估。化合物在乳汁中的排泄可用于评价确定其在幼仔暴露的情况。在某些情况下，应当研究胚胎 /胎仔的转运以及乳汁排泄。

A：近年来，随着分析方法灵敏度提高，微量采样技术得以广泛应用于毒代动力学（TK）评价，那么微量采样的定义是什么？

B：微量采样是采集极少量血液（通常 ≤ 50μl）的一种方法，通常用于测定药物和（或）其他代谢物的浓度以及后续计算合适的毒代动力学参数。

A：微量采样有哪些优势？

B：其一，极少量的血液采集可以减少动物的疼痛和痛苦，同时提高啮齿类和非啮齿类动物的福利。其二，微量采样法可以在主研究动物的 TK 评价中消除使用 TK 卫星组所需动物数。其三，微量采样的主要科学优势在于，可在相同动物中直接评价安全性数据与药物暴露量间的关系。

A：哪些类型的药物研究和安全性研究中可以采用微量采样？

B：总体上讲，微量采样适用于绝大多数药物，包括生物制品的研究。微量采样可以应用在所有类型的毒理学试验中，例如单次给药或重复给药毒理学试验等。使用微量采样法时，允许从有代表性的亚组中采样。当药物浓度较低并且大多数或全部样本的药物浓度低于分析方法的定量下限（BLQ）时（如局部或吸入给药后的暴露量），不应使用微量采样。然而，当微量采样与传统采样量的生物分析方法的最低定量下限（LLOQ）相同时，即使大多数或所有样本低于生物分析方法的定量下限，仍然可以采用微量采样。

### A：毒代动力学研究时应用微量采样时应考虑哪些因素？

B：为了适当地采用微量采样技术，应开发并验证一种生物分析方法以确保分析结果的可靠性。应对分析特征进行仔细评价，例如 LLOQ、准确度、精密度、保存前稀释基质的影响以及生物基质中的分析物在整个采样期内的稳定性、储存和处理条件，以便确立微量采样方法。如果一些研究中已经使用了传统方法，拟定在其他研究中采用微量采样法时，可能需要比较微量采样与传统采样方法在特定基质中暴露量的测定。如果 TK 样本呈现状态有本质不同，这种比较就显得尤为重要。

### A：微量采样法如何收集血液？

B：血液可采用毛细管或任何适当的小型采集设备，从尾静脉、隐静脉中采集。采集的血液及其来源的血浆或血清可在液体或干燥形式下测定药物浓度。也可以采取干燥样本取样法，通常将样本直接点在纤维素材料或其他类型的材料上，随后干燥。可以使用卡片 / 设备上固定直径的冲压印或全量的斑点来进行提取和分析。

### A：如何评价血液采集对主研究组毒性数据和动物福利的影响？

B：当对主研究动物进行血液采集时，重要的是考虑血液采集对动物生理状况的影响。由于频繁的采集血液可能会影响生理数据，如血液学参数，因此即使采用微量采样也应合理地制定采样方案。应谨慎记录相关动物数据，如体重、摄食量、血液学参数的变化以及对血液采集部位的任何影响（如组织损伤、炎症）。如果既往研究表明频繁采血会加剧受试药物相关的血液学参数的变化，或者怀疑受试药物的药理学作用会诱导此类影响，则需考虑使用卫星组动物来进行毒代动力学的评价。若有科学论证，也可以考虑联合应用稀疏采样和微量采样。

**A：在液体或干燥样本的生物分析方法开发和验证中应考虑的因素有哪些？**

B：对于液体样本采集，应考虑以下七点。①确保样本均一性；②小体积处理（如储存和后续冷冻／解冻过程中的潜在冷冻／干燥的影响）；③因样本体积有限，LLOQ可能提高；④向小容器／毛细管中加入抗凝剂会导致样本稀释；⑤分析物吸附至收集容器的量可能增加（即表面积与体积的比率增加）；⑥将样本置于适当保存条件下；⑦使用某些方法存在污染的风险和重复取样困难。

对于干燥取样技术，选择具有足够的、可重复的回收率且对检测药物基质干扰最小的方法是很重要的。如果采用十斑冲压法，确保分析物的检测不受不同红细胞压积值的影响非常重要（红细胞压积对分析检测的影响可以采用具有不同红细胞压积值的血液和加入已知浓度的试验药物来测定）。通过评价来自一个斑点的多个样本分析物水平或通过评价放射性同位素标记来确认斑点的均一性也同样重要。

# *S3B* 药代动力学：重复给药的组织分布研究

A：单次给药毒性试验和重复给药毒性试验都属于毒性试验的范围。目前世界普遍认可将单次给药的组织分布研究作为非临床研究的一部分，但对于重复给药的组织分布试验尚无统一的要求。既然单次给药研究通常可以提供足够的有关组织分布信息，为什么还要研究重复给药的组织分布？

B：单次给药的组织分布研究通常可提供足够的组织分布信息，国际上对于重复给药的组织分布试验尚无统一的要求，但是在有些情况下重复给药评价可能获得重要信息。这也是 S3B 指导原则的主要内容。ICH 建议当出现以下四种情况时，考虑进行重复给药的组织分布研究：①单次给药的组织分布研究提示，受试物［和（或）代谢物］在器官或组织的表观半衰期明显超过其血浆消除相的表观半衰期，并同时超过毒性研究给药间隔的两倍。②重复给药的药代动力学或毒代动力学研究中，血液循环中的化合物/代谢产物的稳态水平明显高于单次给药动力学所预期的水平。③对于在短期毒性研究、单次给药的组织分布研究和药理学研究观察到未预料的，而且对评价受试物的安全有重要意义的组织病理学改变，重复给药的组织分布可能有助于解释这些发现。④开发作为定位靶向释放的药物，可能需要进行重复给药的组织分布研究。

A：既然国际上对重复给药的组织分布研究目前没有统一的要求，应该如何设计和实施这些研究？

B：方法选择上，可使用放射性标记化合物或选择足够灵敏和特异的方法。具体实施时，已有的药代动力学和毒代动力学研究信息可用于选择重复给药组织分布试验的给药周期。通常至少给药一周。当化合物和（或）其代谢产物的血液／血浆浓度未达到稳态时，应延长给药周期，但通常不超过三周。另外，当在器官和组织中大量蓄积原型化合物和（或）代谢产物，或认为组织分布数据可以阐明器官毒性机制时，应考虑测定组织和（或）器官内的原型化合物和（或）代谢产物。

# *S4* 动物（啮齿类和非啮齿类）慢性毒性试验的期限

**A：S4 的适用范围是什么？**

B：适用于药品开发，但不包括 ICH 生物制品安全性研究指导原则所涵盖的产品，如单克隆抗体、重组 DNA 蛋白。

**A：S4 是基于什么背景制定的？**

B：1991 年举行的第一届国际协调会议回顾了欧盟、日本和美国在慢性毒性试验方面进行的工作。与会者对啮齿类动物慢性毒性试验的试验方法达成了科学共识，并确定了其试验期限为 6 个月。但对非啮齿类动物慢性毒性试验的期限，却存在不同看法。故由此开展了一系列工作。

**A：具体做了哪些工作？ ICH 最终做出了什么决定？**

B：在 ICH 三方协调会议上，科学家们汇总分析了 12 个月的试验结果和 6 个月的试验结果，最后发现，有些 12 个月的试验结果与 6 个月的相比，没有新的发现。但在许多资料中，12 个月的试验中所观察到的结果在 6 个月的试验中并未出现，推断这些 12 个月试验的结果可以或可能已在 9 个月的试验中观察到。因此，经过讨论，ICH 三方可接受以下慢性毒性试验资料：对于啮齿类动物，进行期限为 6 个月的试验研究；对于非啮齿类动物，进行期限为 9 个月的试验研究。

# *S5*　药品的生殖毒性和雄性生育力毒性检测

**A：S5 指导原则的制定目的是什么？**

B：制定 S5 指导原则的目的是：完善目前用于测试医药产品的研究设计战略；鼓励全面评价化学物对子代发育的安全性。指导原则中将生命周期分为了六个阶段，分别是从交配前到受孕、从受孕到着床、从着床到硬腭闭合、从硬腭闭合到妊娠终止、从出生到离乳、从离乳到性成熟。一般认为，在以上规定的生殖阶段对动物进行治疗的试验能更好地反映出人类暴露于药品的情况，并能对各个阶段的风险进行更好的识别。

**A：S5 对于选用的动物有什么要求？**

B：所使用的动物必须根据其健康、生育力、繁殖力等情况来加以明确界定。在研究内和研究之间，动物的年龄、体重等状况应该具有可比性；实现这些标准的最简单方法是在与雌性交配时使用年轻、性成熟的雄性。

**A：在生殖毒性研究中对于动物的种属有什么样的要求？**

B：应该采用哺乳动物进行该研究。通常要求采用与其他毒理学研究相同的种属和品系，比如大鼠。以大鼠作为主要啮齿类动物的优点有：实用性好、与使用该动物获得的其他研究结果的可比性高、已积累大量背景资料等。在胚胎毒性研究中，传统上还要求采用第二种哺乳动物，这时候可以考虑以兔作为优先选用的"非啮齿"类动物。兔的优势有：已积累丰富背景资料、容易获得、实用。当兔不合适时，可根据具体情况考虑，选择另一种可代替的非啮齿类动物或第二种啮齿类动物。除了大鼠和兔之外，还可采用小鼠、豚鼠、家猪、白鼬、仓鼠、犬等。

**A：除了这些完整动物之外，还有没有其他试验系统？**

B：其他试验系统包括在体外或体内独立发育的哺乳动物和非哺乳动物的细胞系统、组织、器官或生物体培养物。将其他系统与整体动物研究结合起来考虑，能够提供非常有价值的信息，也可以间接地减少实验动物的数量。但是它们缺乏发育过程的复杂性，也不能反映和母体与生长机体间动态的相互变化。因此这些试验系统尚不能替代目前生殖毒性研究常用的整体动物。

**A：ICH S5 在给药方面有什么建议？**

B：ICH S5 分别在给药剂量、给药途径、给药频率、动力学和对照组方面提出了建议。

（1）给药剂量　可根据全部已有的研究资料，如药理、急性毒性和慢性毒性资料来选择高剂量。若上述研究资料不足，建议进行预试验。选定了高剂量后，应逐步向下选择其他各组的剂量，各剂量值间距的大小取决于动力学和其他毒性研究结果。

（2）给药途径　一般情况下，给药途径应与临床拟用途径相似。若研究表明，不同给药途径的药物分布动力学特点情况类似，只采用一种给药途径也可以。

（3）给药频率　给药次数通常为每天 1 次，但也可参考动力学参数的情况增加或减少次数。

（4）动力学　应掌握一些受试物动力学方面的信息，因其可提示是否应进行动物种属选择、研究设计、给药方案的调整。

（5）对照组　建议对照组动物的赋形剂给药频率与受试物组的相同。当赋形剂可能产生作用或影响受试物的作用时，应另设一对照组。

**A：应该如何设计一个药物的生殖毒性研究？**

B：应借鉴已有的受试物或类似化合物的药理、动力学、毒理资料，以确立最合理的研究策略和选择研究设计。指导原则推荐了联合研究的设计方法，把生殖毒性研究分成了三段，①生育力和早期胚胎发育；②围产期发育（包括母体的功能）；③胚胎－胎仔发育。

（1）生育力和早期胚胎发育 目的是对雌雄动物由交配前到交配期直至胚胎着床给药，以评价受试物对动物生殖的毒性或干扰作用。对于雌性动物，应对输卵管转运、着床及胚胎着床前发育等进行检查。对于雄性动物，应对性欲、附睾精子成熟度等进行检查。

（2）围产期发育（包括母体的功能） 是为了检测从着床到离乳这段时期给药对妊娠／哺乳的雌性动物以及胚胎和子代发育的不良影响。由于对此阶段所造成影响的临床症状可能延迟，应持续观察至子代性成熟阶段。

（3）胚胎－胎仔发育 从着床到硬腭闭合阶段给药，评价药物对妊娠雌性动物、胚胎和胎仔发育的影响。

ICH S5 分别从研究目的、受试动物、动物数量、给药期、交配、试验期间和终末处死的观察指标介绍了这三个研究阶段。

**A：对于生殖毒性研究应该如何进行统计？**

B：主要采用描述性统计方法判断各变量与其分布之间的关系。生殖毒性观察指标通常呈非正态分布，当推理性统计方法判断统计学意义时，以交配动物对或窝作为组间比较的基本单位，而不是用胎仔或幼仔个体。当进行显著性检验时，仅仅因为没有"统计学意义"而认为与对照组结果的差别没有生物学意义的推论是轻率的。结果解释本身必须以生物学的合理性为依据。

# *S6* 生物制品的临床前安全性评价

**A：对于生物制品都存在哪些潜在的安全性问题？**

B：首先，宿主细胞如细菌、酵母和哺乳动物细胞等可能存在污染，宿主细胞污染物可导致过敏反应和其他免疫病理学反应。其次，源于昆虫、植物和哺乳动物细胞或转基因植物和动物的产品，还可能有病毒感染的风险。

**A：在 S6 指导原则中，临床前安全性试验主要包括哪些内容？**

B：包括一般原则、生物活性 / 药效学研究、动物种属 / 模型选择、动物的数量 / 性别、给药途径 / 剂量选择和免疫原性。

**A：在 S6 指导原则中，临床前安全性试验的主要目的包括哪些内容？**

B：①确定人体使用的安全起始剂量和随后的剂量递增方案；②确定潜在毒性靶器官并研究这种毒性是否可逆；③确定临床监测的安全性参数。S6 指导原则旨在提高支持性临床前安全性数据的质量和一致性，以利于生物制品的开发。

**A：对于生物制品的安全性评价，有什么总体考虑？**

B：第一，因为生物制品结构和生物学性质具有专一性和多样性，包括种属特异性、免疫原性和非预期的多功能活性，所以药物毒性试验的常规方法不一定适用于生物制品。第二，非临床研究应遵循 GLP，但因为有些生物制品需要采用特殊试验系统，可能无法完全符合 GLP 的要求。所以需要评估这种不符合对于安全性研究的相对意义。第三，临床前安全性试验在设计前有几个考虑要点：①相关动物种属的选择；②年龄；③生理状态；

④给药方式（包括剂量、给药途径和给药方案）；⑤受试品在使用条件下的稳定性。

### A：在临床前安全性试验中选择动物种属或模型选择有什么意义？

B：由于许多生物制品的生物学活性与种属和组织特异性相关，通常无法在常用种属中进行标准的毒性试验，所以应使用相关种属动物。相关种属是指受试物在此类动物上，由于受体或抗原决定簇的表达，能产生药理学活性。可以使用多种技术，如免疫化学或者功能试验确定相关种属。当无相关动物时，应该考虑使用表达人源受体的相关转基因动物或者使用同源蛋白。近年来，与人类疾病相似的动物模型开发取得了很大进步，这些动物模型包括诱发和自发的疾病模型、基因敲除和转基因动物。这些模型不仅可以对产品的药理作用、药代动力学和剂量确定提供进一步的认识，也有助于确定安全性。

### A：如何选择出相关种属或需要的动物模型？

B：在 S6 附录部分提供了确定种属相关性的方法，包括种属目标序列同源性的比较、体外分析、功能活性评价和组织交叉反应。体外分析即在种属间进行靶标相对结合亲和力、受体/配体结合率以及动力学的比较。功能活性评价是在种属特异性细胞系统和体内药理学或毒理学研究中证明功能活性，可以比较已知的生物学反应或对 PD 标记物进行调控。当上述方法都无法说明药理学相关种属时，组织交叉反应研究可以通过比较人体和动物组织预期的靶结合特征指导毒理学种属的选择。

安全性评价项目中一般应包括两种相关种属的动物，但在某些已经证明合理的情况下（如只能确定一种相关种属的动物，或对该生物制品的生物学活性已经十分了解），一种相关种属已足够。此外，即使短期毒性研究中必须用两种动物确定毒性，随后的长期毒性研究可能仍有理由使用一种动物（如当两种动物的短期毒性试验结果相似时）。采用不相关种属动物的毒理学试验可导致错误的实验结果，因而在缺乏相关种属的实验动物时，应考虑使用表达人源受体的相关转基因啮齿动物或使用同系蛋白。当产品和人源受体的相互作用与预期的人体生理情况相似时，应用转基因动物模型得到的资料最为合适。

### A：在临床前安全性试验中，对于给药途径和剂量选择有什么要求？

B：临床前安全性试验中应该尽可能接近拟用于临床的给药途径和次数。应考虑剂量－反应关系的特征，包括中毒剂量和未观察到不良反应的剂量，从而说明剂量选择的合理性。当产品与所选动物细胞的亲和力或效价低于人体细胞时，应该使用更高剂量进行试验。

给药途径经常为胃肠外给药或局部给药。近年来，随着新型给药技术的不断应用，也可能通过吸入或经口给药。生物制品的作用时间一般较长，如人源性单抗和修饰性蛋白的可作用数天至数周。因此，生物制品的给药频率一般为每周 2~4 次、每周 1 次或每月 1 次。如果活性成分清除较快或溶解度低，可适当增加实验动物的给药次数或给药容量。

### A：如何选择这种高剂量？

B：PK-PD 方法有助于高剂量的选择。在临床前毒性研究中应对临床前试验种属的最大预期药理学作用的剂量和达到临床最大暴露约 10 倍暴露倍数的剂量进行确认，并从中选择剂量较高者作为临床前毒性试验的剂量。

高剂量选择时，应该考虑其预期的药理／生理作用、足量受试物的可获得性和预期的临床应用。当产品与所选动物细胞的亲和力或效价低于人体细胞时，使用更高剂量进行试验非常重要。用于确定足够安全范围的人用剂量倍数，可能随每一类生物制品及其临床适应证而有所不同。

### A：在临床前安全性试验中，对于免疫原性试验有什么要求？

B：很多拟用于人的生物制品对动物有免疫原性，因此对这类产品进行重复给药毒性研究时，应在给药期间检测抗体以帮助解释研究结果。当检测到抗药抗体时，应该评价它们对研究结果的影响，但检出抗药抗体不能作为早期终止临床前安全性研究或者改变研究设计的唯一标准，除非大多数动物的免疫反应抵消了生物制品的药理学和（或）毒理学作用。另外，在附录中还提供了需要测定抗药抗体的三种情况：①药效学活性变化；②在缺乏药效学标记物时出现非预期的暴露变化；③出现免疫介导反应，如血管炎、过敏性反应等。

**A：在 S6 指导原则中还单独列出一章"特殊考虑"的内容，在临床前安全性实验中，有哪些需要特殊考虑的内容？**

B：特殊考虑的内容包括安全药理学、药物暴露评价、单次和重复给药毒性研究、免疫毒性研究、生殖和发育毒性研究、遗传毒性研究、致癌性研究和局部耐受性研究。由于特殊考虑的内容较多，这里主要就其中的单次和重复给药毒性研究、生殖 / 发育毒性研究以及致癌性研究简单介绍一下。

（1）单次和重复给药毒性研究　单次给药研究可收集到剂量 – 反应关系的信息，这些信息可用于选择重复给药毒性研究的剂量。重复给药研究的给药途径和方案应该反映临床拟定使用或用药情况。另外，如果在与临床相关的暴露水平出现具有潜在不良影响的药理和毒理作用，应该了解该现象是否可逆，可以通过设置一个非给药期来实现。重复给药研究的期限应根据临床用药的预期持续时间和适应证确定。对于计划短期使用或治疗危及生命的急性病的药物可采用 2 周的重复给药研究，对于拟用于慢性病或长期使用的药物一般研究期限为 6 个月。

（2）生殖 / 发育毒性研究　包括生育能力及胚胎发育和出生前 / 后的发育等，生殖毒性评价应该在药理学相关种属中进行。如果没有相关动物种属，可以考虑使用表达人源靶标的转基因小鼠或同源蛋白。对于以外源性物质，如细菌和病毒为靶标的产品，一般不需要进行生殖毒性研究。

（3）致癌性研究　具有支持或者诱导转化细胞增殖和克隆扩增潜力的产品可能具有致癌性，应采用与研究患者人群可能相关的多种恶性细胞和正常的人体细胞，对其受体表达进行评价。应确定产品刺激表达该受体的正常细胞或恶性细胞生长的能力。另外，指导原则附录中还描述了一种致癌性评价的策略，即以证据权衡法为基础，包括对不同来源相关数据的审查。如果证据权衡结果提示其有潜在致癌性，则应该通过产品说明书和风险管理来说明潜在危害；如果证据权衡结果并不明确，申办者可以提议进行额外研究。

## 参考文献

［1］原野. 生物技术药物临床前安全性评价的进展［J］. 卫生毒理学杂志，2004（01）：54–56.

# *S7A* 人用药物安全药理学试验

## A：什么是安全药理学？

B：药理学研究可以分为三类：主要药效学、次要药效学和安全药理学，其中安全药理学试验是研究某物质在治疗剂量及以上剂量的暴露水平时，对生理功能潜在的非预期药效学作用，是新药临床前安全性评价领域中的重要组成部分。其目的包括明确受试物可能与人体安全性有关的非预期药效学特性、评价毒理试验和（或）临床试验中观察到的不良药效学和（或）病理生理学作用以及研究已观察到的和疑似的不良药效学作用的机制。本指导原则主要用于规范安全药理学试验设计，一般适用于人用新化学实体和生物制品，在某些情况下，也适用于已上市药品。

## A：安全药理学的试验包括哪些内容？

B：该指导原则推荐了核心组合试验、补充试验及追加试验的框架。其中，安全药理学试验核心组合由 3 部分组成，分别是中枢神经系统、心血管系统和呼吸系统。中枢神经系统的主要研究内容包括运动功能、行为改变、协调功能、感觉或运动反射和体温。可采用功能组合试验（FOB）、改良 Irwin's 试验等方法。心血管系统的研究内容主要包括血压、心率、心电图，也应考虑包括复极化和传导异常试验方法在内的体内、体外和（或）离体评价方法。呼吸系统包括呼吸频率、气量或血红蛋白氧饱和度等内容。动物的临床观察一般不适于评价呼吸功能，需要用适宜的方法定量这些呼吸功能指标。

另外，通过安全药理学核心组合试验结果、临床试验结果、药物警戒信息、体内或体外试验的结果以及文献报道等，可适当地追加或补充安全药理学试验。追加试验可提供对核心组合试验所获信息更进一步的理解。比如在中枢神经系统，可以补充行为药理学、学习和记忆、配体特异性结合、神经化学、视觉、听觉和（或）电生理检查等内容；在心血管系统中，可以增加对心输出量、血管收缩性、血管阻力、内源性和（或）外源性物质对心血管反应的影响等内容；在呼吸系统可以增加对气道阻力、顺应性、肺动脉压、血气分析、血 pH 的试验。当受试药物对核心组合试验以外的器官系统有潜在不良药理作用的可能，需要进行补充试验，主要包括对肾脏/泌尿系统、自主神经系统、胃肠道系统等。

**A：对于每一种新药，是否必须进行安全药理学研究？**

B：一般情况，在首次用于人体之前，应完成安全药理学的核心组合试验。如果仍存在安全性担忧时，也应完成相应的追加或补充试验。如果已有经过恰当设计和实施的，用于阐明安全药理学指标的毒性试验信息等情况，可减少或免除相应的安全药理学试验。临床试验期间也可以增加另外的安全药理学试验，从而阐明在动物和人体已出现的或怀疑可能出现的不良反应。对于追加和补充的安全药理学试验，应在批准上市前完成评价研究。如果认为不需要开展此项试验研究，则应说明理由。如果已有恰当设计和实施的，用于阐明安全药理学指标的毒性试验信息或来自于临床试验的数据，可支持安全性评价和取代安全药理学试验。

免做安全药理学试验的情况主要有以下几种情况。①药理作用清楚，并证明其系统暴露或分布到其他水平很低的局部用药。②用于治疗晚期癌症患者的细胞毒性药物，第一次用于人体之前可不必进行安全药理试验。但其为全新作用机制的细胞毒性药物时，仍建议进行安全药理试验。③具有高度特异性受体靶点的生物制品，在安全药理试验的评价指标作为毒理和（或）药效试验的一部分时可不进行。④与原化合物具有类似药代动力学和药效学性质的新的盐型。

**A：进行安全药理学研究，是否需要遵从 GLP 规范？**

B：正常情况下，安全药理学核心组合试验应遵循 GLP 规范，对追加和补充试验应该尽最大可能遵循 GLP 规范。由于某些安全药理学试验的独特设计和实际可操作性，即使未能完全遵循 GLP 规范，也必须强调应确保安全药理学试验资料的质量和完整性，通过适当的试验实施记录文件和资料的归档，以确保试验过程的可重复性。任何未遵循 GLP 的试验或试验的某部分均应说明其合理性，并应对安全药理学指标产生的潜在影响进行解释说明。另外，一般情况下，主要药效学试验和次要药效学试验不必遵循 GLP 规范进行。

## 参考文献

［1］李波. 安全药理学的国内外发展概况［J］. 中国新药杂志，2004，13（11）：964-968.

# *S7B* 人用药品延迟心室复极化（Q-T 间期延长）潜在作用的非临床评价

**A：S7B 是 S7A 针对人用药品延迟心室复极化（QT 间期延长）这个话题的细化。什么是心室复极化，为什么要专门制定延迟心室复极化（QT 间期延长）潜在作用的指导原则？**

B：心室肌细胞在静息时，细胞膜两侧的电位是不等的，外侧为正，内侧为负，当兴奋的时候，就变为外负内正。由静息变为兴奋的过程叫去极化，而由外负内正的电位变回原来的静息电位的过程就叫复极化。心脏电生理活动由去极化和复极化组成，是呈周期性的。心电图（ECG）中 QT 间期（从 QRS 波群开始到 T 波结束）反映心室去极化和复极化所需的时间。当心室复极化延迟或 QT 间期延长，特别是伴有其他风险因素时，可诱发室性心律失常甚至猝死。因此需进行试验和风险评估，以明确受试物及其代谢产物延长心室复极化的潜在作用、心室复极化延迟程度与受试物及其代谢产物浓度的相关性等。该指导原则适用于人用新化学实体，以及已上市的药物（如当出现临床不良事件、新用药人群或新给药途径引起新的安全性担忧时）。

**A：延迟心室复极化（QT 间期延长）的非临床研究一般原则和研究策略是什么？**

B：首先，在 ICH S7A 中所述的关于试验设计的基本原则和推荐方法适用于本类型试验，且应尽可能最大限度地遵循 GLP。其次，延迟心室复极化的体外试验和体内试验可以相互补充，因此两种试验均应进行。最后，延迟心室复极化试验应基于受试物的药效学、药代动力学、安全性特征制定个性化的研究方法和风险证据。研究策略如图 S-1 所示。其中，体外 $I_{Kr}$ 试验指采用

原代或表达的 $I_{kr}$ 通道蛋白评价药物对离子电流的影响；体内 QT 试验用于测定心室复极化指标，如 QT 间期；化学 / 药理学分类因素包括受试物是否属于可诱导人 QT 间期延长的物质（如抗精神病类药物，组胺 H1 受体拮抗剂、氟喹诺酮类等）；相关非临床 / 临床信息包括药效学试验、毒理学 / 安全性试验、药代动力学试验（如药物及其代谢产物的血浆浓度）、药物相互作用试验、组织分布和蓄积试验、上市后监管等；追加试验是为解决特定的问题，提供有关作用强度、作用机制、剂量 – 反应曲线的斜率或反应幅度的附加信息，如在麻醉动物中进行能体现动作电位持续时间的特异性电生理参数检测、重复给药试验、在多个时间点测定电生理参数等；综合风险评估是评价非临床试验的结果及其他相关信息，如分析方法的敏感性和特异性、受试物相对于参比化合物的作用强度、在非临床试验种属上产生主要药效学作用或在拟定的人体治疗作用下的暴露量与对复极化产生影响的暴露量之间的关系、代谢产物对 QT 间期延长的影响以及人与动物之间的代谢差异。最后根据各块内容，对受试物延迟心室复极化和延长 QT 间期的综合风险评估进行总结，得出风险证据。

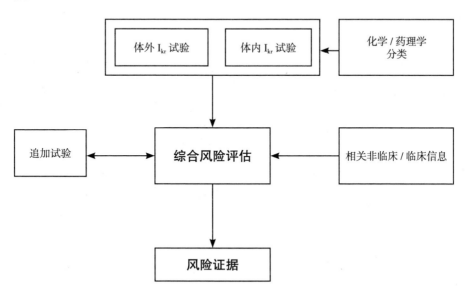

图 S–1　延迟心室复极化（QT 间期延长）的非临床研究

**A：延迟心室复极化（QT 间期延长）的非临床研究，需要注意的问题有哪些？**

**B：** 在选择恰当的试验系统时应考虑：①试验方法和试验终点应科学有效、可靠；②试验方法和样本是标准化的；③试验结果可以重现；④试验终点 / 参数与人体风险评估应当有相关性。同时，指导原则要求在每个试验中应该采用阳性对照物的次最大有效浓度来阐明离子通道和动作电位时程试验的体外制备反应性。在体内试验中，需采用阳性对照物验证和定义试验系统的敏感性，但可不必每一项试验中都设置阳性对照。

对于体外电生理试验，该指导原则推荐可采用单细胞（如异源表达系统、分离的心肌细胞）或多细胞样本（浦肯野纤维、心室乳头肌、心肉柱、灌注的心肌膜、完整心脏）来评估受试物对某个特定离子通道的作用。体外试验的组织和细胞样本可包括兔、雪貂、豚鼠、犬、猪，偶尔也使用人体样本，但成年大鼠和小鼠的组织不宜使用。受试物的浓度应覆盖和超过预期临床最大治疗血浆浓度，并且试验中应逐步提高药物浓度直到能表征浓度 – 反应曲线或出现浓度限制性的物理化学效应。除上述以外，理想状态下药物暴露时间应足够且需说明药物暴露时间。

体内电生理试验应采用整体动物模型进行心室复极化或相关心律失常研究评价所有离子通道和细胞类型的综合作用。主要的试验参数包括心电图 QT 间期、血压、心率、PR 间期、QRS 间期及心律失常［如电生理的不稳定性、不应期的时间和（或）空间离散性、逆向频率依赖性、动作电位形状的改变等］。需注意的是 QT 间期和心率在不同种属间、同种属不同动物间存在反向非线性关系，因此心率的改变对 QT 间期有影响，易混淆受试物对心室复极化和 QT 间期影响的评估。可采用经证实合理性的心率校正公式如 Bazett 或 Fridericia 获得心率校正的 QT 间期（QTc），或用心脏起搏器维持固定的心率等方式减少该影响。用于体内电生理试验的实验动物种属包括犬、猴、猪、兔、雪貂及豚鼠，成年大鼠和小鼠不宜使用。剂量范围应与 ICH S7A 中所讨论的内容一致，只要可行，剂量范围都应包括和超过预期人体暴露水平。在进行试验和解释试验结果时应考虑数据采集及分析方法、试验系统的敏感性及重现性、给药周期和检测点、心率和其他可混淆 QT 间期数据的因素、动物种属和性别差异及剂量 – 反应关系等。

**A：评价药物对 QT 间期延长的影响是一个风险评估的过程，通过体外 I<sub>kr</sub> 试验以及体内的一些电生理研究来进行风险评估，具体来讲如何开展这些研究？**

B：非临床试验方法有：①离体动物或人体心肌细胞、培养心肌细胞系或克隆人离子通道的异源表达系统测定离子流。②离体心脏样本进行动作电位参数测定，或在麻醉动物中进行能体现动作电位时程的特异性电生理参数检测。③测定清醒或麻醉动物的 ECG 参数。④在离体心脏标本或动物进行致心律失常作用的测定。可采用体内和（或）体外方法在这 4 个功能水平上进行研究，上述功能水平的结果认为是有用和互补的。该指导原则认为采用具有比较完善的分子、生物化学、生理系统的体内模型也可以提供大量的人体对受试物反应的信息。精心设计和开展的体内试验可对原型药物及其代谢产物进行评价，并能对药物安全范围进行评估。在体心电图的评价则提供传导特性以及非心脏因素作用（如自主神经系统调节）的信息。动作电位参数的研究可提供心脏多种离子通道的综合活性信息。

**A：ICH 最近增加了 ICH S7B 及 E14 的问与答模块，新增内容是哪方面呢？**

B：ICH S7B 和 ICH E14 于 2005 年 5 月定稿，描述了人用药品延迟心室复极化（QT 间期延长）的相关规范。过去几年的紧急数据表明，同一种化合物的非临床分析使用不同研究条件的分析方式可能产生不同的实验结果，因此需要对体外、体内和体内非临床分析的设计、实施、分析、解释和报告的最佳实践提供指导。本次新增问与答模块将明确如何标准化分析，如多离子通道分析、计算机模型和诱导多功能心肌细胞分析等。共分为两个阶段，第一阶段主要针对体外、体内分析和计算机模拟的标准化和应用问题，编写关于心律失常风险预测模型的原则，并补充如何使用非临床数据的潜在情况。第二阶段是创建关于如何使用促心律失常预测算法或模型结果，明确非临床心律失常模型和心电图生物标记物数据分析。2020 年 8 月 27 日，ICH S7B 及 E14 的问与答模块第一阶段的内容已经公布，第二阶段正在进行之中。

## 参考文献

[1] 潘家普，朱宇杰，潘翠琴. 心室复极化时程的变异及心室复极化时程 对 RR 间期依赖性的研究 [J]. 生物医学工程学杂志，2000，17（1）：71-74.

# *S8*　人用药物免疫毒性研究

**A：S8 指导原则的制定目的是什么？**

B：S8 的目的是提供非临床试验方法的建议，以确定可能具有免疫毒性的化合物，以及提供对免疫毒性试验权重决策的方法指导。S8 是为人用药物引起的免疫毒性提供非临床试验方法的建议，它的内容仅限于非预期的免疫抑制和免疫增强，并不包括变态反应或药物引起的自身免疫。

**A：S8 指导原则的适用范围是什么？**

B：S8 旨在为人用药物的免疫毒性非临床试验提供建议。它的内容仅限于非预期的免疫抑制和免疫增强，并不包括过敏反应或药物特异性自身免疫。S8 适用于拟用于人的新药，以及已上市药品申请新适应证或者基于当前说明书申请产品变更，该变更可能引起未知和相关的免疫毒性的药品，可能也适用于在临床试验期间或上市后使用过程中观察到免疫毒性症状的药品；不适用于 ICH S6 指导原则中涉及的生物制品。需要注意的是，现有的关于致敏和超敏反应的指导原则依然有效，不受 S8 的影响。

**A：常规毒性研究都包括哪些内容？**

B：应通过评价常规毒性研究数据来发现药物潜在免疫毒性的征象。这些征象如下。①血液学变化（如白细胞减少 / 增多、中性粒细胞减少 / 增多或淋巴细胞减少 / 增多）；②免疫器官重量或组织学改变（如胸腺、脾脏、淋巴结或骨髓的改变）；③血清球蛋白水平发生无法解释的改变时，可提示血清免疫球蛋白发生改变；④感染发生率升高；⑤在缺少如遗传毒性、激素作用或肝酶诱导等合理解释的情况下，肿瘤发生率升高可以被视为免疫抑制的表现。

上述指标的改变能够反映出免疫系统受到抑制或增强。免疫抑制通常表现为免疫指标数值的下降，而免疫增强通常表现为免疫指标数值的增加。

在发现这些征象后，需要从多个方面对免疫毒性进行评价：比如改变的统计学意义和生物学意义，影响的严重程度，剂量－暴露量关系，给药周期，影响的可逆性等。

**A：在什么样的情况下需要进行附加的免疫毒性研究？**

B：提示需要进行附加免疫毒性研究的考虑因素包括以下几点。

第一点，常规毒性研究结果。应评估常规毒性研究的数据是否具有免疫毒性潜力的迹象，例如：血液学变化、免疫器官重量或组织学改变等。第二点，药物的药理学特性。如果受试化合物的药理学性质表明它有可能影响免疫功能，就应该考虑测试附加免疫毒性。第三点，目标用药人群。如果大部分目标用药人群因患疾病或因治疗而处于免疫功能低下的状态，应该进行附加免疫毒性研究。第四点，与已知免疫调节剂的结构相似性。第五点，药物的体内处置。如果化合物或其代谢产物持续在免疫细胞中保持较高浓度，应该考虑进行附加免疫毒性研究。第六点，临床信息。临床研究结果提示药物对患者有免疫毒性作用时，应该进行附加的非临床免疫毒性研究。

**A：什么是循证分析？**

B：循证分析就是证据评估。应该根据提示需要进行附加免疫毒性研究的考虑因素中提到的所有考虑因素的已有信息来进行循证分析，以确定是否有关于免疫毒性方面的担忧。如果单一因素的研究结果可以充分提示潜在的免疫毒性，或者有两个以上因素的研究结果提示有免疫毒性时，就应该进行附加免疫毒性研究。附加免疫毒性研究可以提供对潜在风险的更多了解与判断。

**A：在附加的免疫毒性研究中有哪些试验方法？**

B：有多种试验方法可供选择。如果常规毒性研究数据提示免疫毒性的改变，应根据观察到的免疫学变化的性质和引起担忧的化合物类型，决定采用何种适宜的附加免疫毒性试验方法。指导原则推荐进行免疫功能研究，如

T 细胞依赖性抗体反应试验，简称 TDAR。T 细胞依赖性抗体反应试验应采用公认的 T 细胞依赖性抗原，如可以引起强抗体反应的绵羊红细胞（SRBC）或钥孔戚血蓝素（KLH）。试验评价指标应已被证明适合于所选的试验和动物种属。TDAR 试验可以采用 ELISA 或其他免疫学方法进行抗体测定。与抗体形成细胞反应相比，这一方法的优点在于试验中能够连续采集样品。但需要注意的是，TDAR 反应具有动物品系依赖性，建议采用近交系动物。

**A：在附加的免疫毒性研究中，研究的设计方面有什么样的要求？**

B：应用啮齿类动物评价药物引起的免疫毒性时，常规试验设计是连续28 天给药研究。如果在常规毒性研究中发现对免疫系统的副作用，在附加免疫毒性研究中，动物种属、品系、剂量、给药期限和给药途径应尽可能与常规毒性研究一致。除人与灵长类动物以外，研究通常应使用两种性别的动物。剂量应高于未见明显不良反应剂量，但低于引起应激反应的剂量。推荐设计多个给药剂量，以确定剂量 – 反应关系和未见免疫毒性的剂量。

**A：在判断附加免疫毒性研究的结果是否足以确定受试物的免疫毒性风险的时候会遇到什么样的情况？**

B：可能会出现以下三种不同的情况。①附加研究可能显示未发现免疫毒性风险，不需要进行进一步的研究。②附加研究可能显示存在免疫毒性风险，但无法提供充足的数据进行合理的风险 – 效益分析。在这种情况下，进一步的试验可能有助于为风险 – 效益分析提供充分的信息。③如果总体风险 – 效益分析提示免疫毒性的风险可以接受或能够通过风险控制计划予以控制，则可能无需进行进一步的动物试验。

**A：免疫毒性试验的时间应该如何安排？**

B：分为以下三种情况。

①如果循证分析显示需要进行附加免疫毒性研究，这些研究应在受试物应用于大规模人群，通常为Ⅲ期临床试验之前完成。这样可以为临床试验提供用以检测免疫系统的指标。②如果附加免疫毒性研究结果为阳性，应该根

据受试物作用的性质和临床试验的类型确定附加免疫毒性研究的时间安排。③如果目标用药人群是处于免疫低下状态的患者，免疫毒性研究应在药物开发的早期进行。

A：能否让读者直观地了解一下，什么是推荐的免疫毒性评价流程？

B：从所有人用药品（非生物制品）出发，确定考虑因素，进行循证分析，看得到的循证分析结果是否支持进行附加免疫毒性研究，如果答案为"否"的话，则不需要进行非临床附加免疫毒性研究。如果答案为"是"的话，就需要进行附加免疫毒性研究。进行了附加免疫毒性研究后，再看是否观察到显著性改变，如果没有，则无需进行进一步的非临床免疫毒性研究。如果观察到了显著性改变，下一步看是否有足够数据支持风险评估或风险控制，如果为"是"的话，无需进行进一步的非临床免疫毒性研究，如果没有足够数据支持风险评估或风险控制，则要考虑进行进一步的免疫毒性研究（图 S-2）。

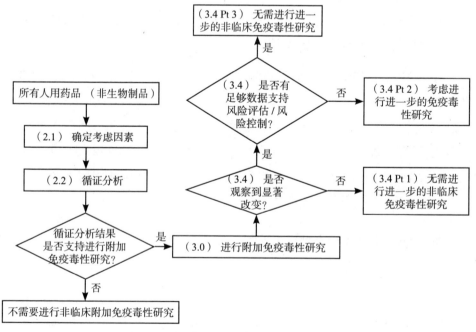

图 S-2　推荐的免疫毒性评价的流程图

# *S9* 抗肿瘤药物的非临床评价

**A：S9 指导原则的制定目的是什么？**

B：它的目的是帮助在抗肿瘤药物的研发中设计合适的非临床研究计划，同时也为非临床评价提供了建议，来支持抗肿瘤药物开展用于治疗晚期且治疗选择有限的患者临床试验。同时也为了促进和加速抗肿瘤药物的研发，避免给患者造成不必要的不良作用，也为了避免使用不必要的动物和其他资源。

**A：ICH S9 适用于什么类型的药物？**

B：ICH S9 是为了给拟用于治疗严重和威胁生命的恶性肿瘤患者的药物提供信息，患者人群通常是指晚期癌症患者。它适用于小分子化学药物和生物制品。在这里读者需要注意的是，指导原则不适用于拟用于预防癌症、改善症状或降低化疗副作用，以及拟在健康志愿者中进行研究的药物或疗法，也不包含放射性药物。

**A：非临床评价包含的范围是什么？**

B：非临床评价包括安全药理学研究、药代动力学研究、一般毒理学研究、生殖毒性研究、遗传毒性研究、致癌性研究、免疫毒性研究和光毒性研究等方面。

首先是药理学研究：在 I 期临床研究之前，应当进行作用机制、给药方案依存性以及抗肿瘤活性的初步研究，应当根据作用靶标和作用机制选择合适的模型。这些研究可以帮助指导给药时程和剂量递增计划、为试验动物种属选择提供信息、帮助进行对起始剂量的选择等。

安全药理学方面，在开始临床试验之前，应当获得药物对重要器官（包括心血管系统、呼吸系统和中枢神经系统）功能影响的评价信息。对于晚期肿瘤患者的临床试验，不要求进行单独的安全药理学研究。当确定会有导致患者有明显其他风险的特殊的担忧时，应考虑进行 ICH S7A 和 S7B 指导原则中所描述的合适的安全药理学研究。

**A：下面请介绍一下关于毒理学研究的内容。**

B：一般毒理学方面，在晚期肿瘤患者中进行 I 期临床试验的主要目的是评价药物的安全性。鉴于药物的毒性在很大程度上受到给药时程的影响，近似的临床给药时程应在毒理学试验中进行评估。此外需要对毒性的恢复性进行评价，以了解严重的毒性反应是否可逆。对于小分子药物，一般毒理学试验通常包括啮齿类和非啮齿类动物的试验。对于生物药物，可参见 ICH S6 的要求。

生殖毒性和遗传毒性方面，在提交上市申请时，应该提供抗癌药物的胚胎毒性研究，但拟用于晚期癌症患者的药物临床试验或上市申请不需要进行生育力和早期胚胎发育毒性试验和遗传毒性试验。

致癌性方面，可参考 ICH S1A 指导原则。拟用于治疗晚期癌症患者的药物进行上市申请时，通常认为无需进行致癌性试验。

免疫毒性方面，对于大多数抗肿瘤药物，我们认为在一般毒理学试验中的设计内容足以评价潜在的免疫毒性和用于支持上市。

光毒性试验方面，应在 I 期临床试验前，根据药物的光化学特性及该化学分类的其他药物信息开展初步的潜在光毒性评估。

**A：从非临床研究中可以获得哪些数据来支持临床试验设计和药物上市？**

B：包括人体首次用药的起始剂量、临床试验中的剂量递增和最高剂量、支持初期临床试验的毒理学研究期限和方案、支持后续临床试验和上市的毒理学试验给药期限、药物联合应用、支持在儿童群体中试验的非临床研究等数据。

人体首次用药的起始剂量方面，选择起始剂量的目标是确定预期出现药理作用且有合理安全性的剂量。应该运用所有可获得的非临床数据，例如药代动力学、药效学数据，科学论证起始剂量的合理性，并且应基于不同方法选择起始剂量。一般来说，肿瘤患者临床试验中研究的剂量递增或最高剂量不应受到非临床研究中最高剂量或暴露量的限制。

在Ⅰ期临床试验中，可根据患者的反应继续对患者治疗，给药期限可能超过了原有范围，在这种情况下，不需为了支持进一步的治疗，来进行给药期限更长的新毒性试验。但在Ⅲ期试验开始之前应提供符合拟定临床方案的为期3个月的重复给药毒性试验结果。对于拟用于晚期肿瘤的大多数抗肿瘤药物来说，为期3个月的非临床毒性试验被认为足以支持上市。

药物联合应用方面，计划联合应用的药物应该在毒理学评价中进行单独研究。在临床研究开始之前，应提供支持联合用药合理性的资料，比如动物肿瘤模型，基于靶点生物学机制的体外或体内研究中证明药物联合应用可提高抗肿瘤活性的数据等。通常，拟用于治疗晚期肿瘤患者药物的联合用药没有必要进行毒理试验评价其安全性。如果药物的人体毒性特征已经被阐明，通常认为无需进行评价药物联用的非临床试验。

另外一个重要的数据是支持在儿童群体中试验的非临床研究数据。在儿科患者中进行研究的大多数抗肿瘤药物的一般是首先确定在成人群体中的相对安全剂量，然后在初步的儿科临床试验中评估该剂量的分数倍剂量。一般不会为了支持儿科肿瘤患者纳入癌症治疗而在幼年动物中开展试验。只有在认为人体安全性数据和以往的动物试验数据不足以评价拟用在儿童组中药物的安全性时，才考虑在幼年动物中进行试验。

**A：如果在临床试验中发现某一个药物能够延长生存期，那么会不会建议进行一些进一步的毒理研究?**

B：当抗肿瘤药物可延长患者生存期时，通常不必进行更多的一般毒理学研究。目标人群的临床安全性数据比额外的动物研究在评估人体风险时更为相关。根据具体情况具体分析的原则，可能需要更多的除一般毒理学以外的毒理学研究。如果认为其他研究很重要，这些研究可以在抗肿瘤药物上市后提供。

# *S10* 药物的光安全性评价

**A：为什么需要对药物进行光安全评价？**

B：药物的光安全性评估是一个综合过程，可能同时包括对光化学特征、非临床研究数据以及人体安全信息的评估。药物光安全评价的目的在于确定是否需要采取风险最小化措施以预防人体不良事件的发生。

**A：如何进行光安全性评价？**

B：光安全性试验评估应结合光毒性、光过敏性、光遗传毒性、光致癌性四种不同的反应进行。目前认为开展光遗传毒性和光致癌性试验对人用药物没有意义，因此指导原则侧重于光毒性和光过敏性。光毒性，又称光刺激性，指的是由光诱导的，组织对光反应化合物的急性反应。光过敏性指的是药物经光化学反应生成光产物导致的免疫反应。

**A：ICH S10 药物的光安全性评价指导原则是出于什么目的制定的？**

B：ICH S10 的目的是为支持药物临床试验或上市的光安全性评估推荐国际标准，促进技术要求的协调统一。这份指导原则可以减少各区域之间对光安全性评价技术要求出现实质性差异的可能性。同时也尽量考虑了使用非动物方法或临床数据评估光安全性。

**A：ICH S10 药物的光安全性评价指导原则适用的范围有哪些？**

B：本指导原则通常适用于新的药物活性成分（APIs）、含新辅料的临床皮肤用制剂（包括皮肤贴剂）和光动力治疗产品。光动力治疗药物是基于光化学反应产生期望的药理作用而开发，通常不需要增加（additional）光毒性评价，但需进行毒代动力学及组织分布评估，以期对患者作合适的风险管理。

本指导原则一般不适用于多肽、蛋白、抗体偶联或寡聚核苷酸类药物，也不适用于已上市产品成分，除非对 APIs 或辅料有新的安全性担忧（如剂型由片剂改为外用膏剂）。

### A：在 ICH S10 中所提及的光安全评价需要考虑的因素有哪些？

B：第一方面需要考虑光化学性质；评估潜在光反应性的初步考虑因素是化合物在 290~700nm 波长范围内能否吸收光子。当化合物在 290~700nm 波长范围内的摩尔消光系数不高于 1000L/（mol·cm）时，认为该化合物不具有足够的光反应性来产生直接的光毒性。

第二方面需要考虑组织分布或药代动力学，在一定的光暴露时间内，组织内光反应化合物浓度是确定能否发生光毒性反应的关键药代动力学参数。组织内光反应化合物浓度取决于多种因素，如血浆浓度、组织灌流情况、组织内化合物的结合等。暴露的持续时间取决于由血浆和组织半衰期反映出的清除率。这些参数界定了光反应化合物在组织内的平均滞留时间。

第三是代谢物考虑方面，一般而言，因为通过代谢通常不会产生与母核明显不同的生色基团，所以无需对代谢物进行单独的光安全性评估。

第四是药理学特性方面，在很多情况下，药物引起的光毒性源于其化学结构，而不是药理作用。但某些药理作用，如免疫抑制、血红素稳态异常能增强光诱导反应的敏感性。

### A：光安全试验有哪些注意点？

B：在非临床光安全性试验中应该严谨地选择试验条件，如同时考虑模型系统和相关的辐射光谱下的暴露量等。理想的情况是，非临床试验应同时具有较高的灵敏性和特异性。

### A：谈到光毒性试验，首先会想到的一个部分是光照条件的选择，光照条件要如何选择？

B：在体外和体内试验中，光照条件的选择都很重要。自然光是人类可能经常接触的有最广泛光谱范围的光源。目前对于日光没有明确的界定，其取决于许多因素，如纬度、海拔、季节、日照时长和天气情况等。此外，人体皮肤对自然光的敏感性取决于许多个体因素，如皮肤类型、解剖部位和肤色晒黑状态等。当前的体外和体内光毒性试验，已成功应用剂量范围为 5~20J/cm$^2$ 的 UVA，与夏季正午时分、在温带地区海边长时间户外活动时的光照相当。

**A：要怎样评估光毒性？**

B：评价光毒性的方法包括：通过化学分析评价光反应性、体外光毒性试验法和体内光毒性试验法。体内方法又分为全身给药和皮肤给药。如果药物研发者选择化学分析法评价光反应性，应在合适条件下采用药物制剂进行方法学验证以确证其灵敏性，其中一种方法是 ROS 试验，此方法灵敏度高，可直接预测体内的光毒性物质，但特异性低、假阳性率高。

**A：在光毒性试验的体外测定方面，目前有没有什么好的办法？**

B：目前应用最广泛的体外试验是 3T3 中性红摄取光毒性试验（3T3 NRU-PT），这也是目前认为的可溶性化合物最合适的体外筛选方法。3T3 NRU-PT 的灵敏度较高，因此，如果一个化合物试验结果为阴性，则人体光毒性的可能性会很低。但 3T3 NRU-PT 试验结果阳性不应作为可能具有临床光毒性风险的标志，仅提示需要进一步的评估。

**A：关于体内检测和全身给药的光安全试验需要注意什么？**

B：已有许多动物种属，包括豚鼠、小鼠和大鼠，用于检测化合物的全身用药光毒性。动物种属的选择应考虑光照敏感性，如发生最小红斑的剂量、耐热性及对照物性能。尽管与有色皮肤相比，无色皮肤用于检测光毒性更敏感，但有色和无色动物模型都可以用。

如果开展体内光毒性研究，最好在设计试验方案前获得化合物的药代动力学信息，并有助于选择与预期临床暴露相关的合适研究周期。如果没有化合物的药代动力学数据，应将收集药代信息作为体内光毒性的研究内容。

需要注意的是，虽然光毒性是典型的急性反应，但应慎重考虑设计体内试验的研究期限。化合物重复给予后在相关光暴露组织的蓄积可能会增强光毒性反应，同样，化合物每次给予后重复光照射也会因累积损伤增强光毒性反应。一般而言，采用临床途径给药，选择一天或几天的给药期限较为合理。

**A：化合物诱导的光毒性最敏感的早期迹象是什么？**

B：在低于引起红斑的正常照射剂量，红斑后水肿是化合物诱导光毒性最敏感的早期症状。光毒性的反应类型因化合物而异，应评估任何确定的光毒性反应的剂量和时间依赖性，如果可能，应确定无毒性反应剂量。

**A：对于皮肤给药的光毒性评价有什么建议？**

B：用于研究全身用药的上述建议同样适用于皮肤用药，包括动物种属选择、研究周期以及光照条件。

对于皮肤局部用药，一般应用临床制剂进行试验。应尽可能采用临床拟用条件，在给药后的特定时间对暴露部位进行光照，基于受试制剂的特殊性质确定给药和光照之间的时间间隔。对于皮肤用药，非临床研究常结合急性光毒性进行接触性光过敏性评估。但这些试验方法并未经正规验证。因此，一般不推荐这种非临床光过敏性试验。

**A：对于一种药物来说，评价光毒性的策略是怎样的？**

B：如果受试药物包括辅料的 MEC 不高于 $1000L/(mol \cdot cm)$，不建议进行光安全性试验，而且可预测不会对人体有直接光毒性，但需要关注经间接机制发生的光毒性（如伪卟啉症或卟啉症）。对于 MEC 高于 $1000L/(mol \cdot cm)$ 的化合物，研究者需要选择开展一种光反应性试验，若得到阴性结果，可不需进一步评估。根据 3R 原则，为减少动物的使用，通常在开展动物试验前考虑一种经验证的体外试验方法。在某些情况下（如溶解性差的化合物），可能不适宜采用体外试验初步评估光毒性，此时应考虑进行动物体内或人体试验评估。如果体外光毒性试验结果阳性，则需要开展动物体内光毒性试验，或在临床试验过程中评估光安全性风险，以评估体外试验确定的潜在光毒性与体内试验结果的相关性。

# *S11* 支持儿科药物开发的非临床安全性评价

**A：S11 指导原则是在什么背景下发布的？**

B：不同的监管机构之前已经发布了一些指导原则，但对于幼龄动物试验（JAS）的必要性、时间安排和设计尚未获得共识。还有其他 ICH 指导原则（如 E11、M3、S5、S6、S9）涉及幼龄动物试验的必要性和（或）时间安排；S11 旨在补充目前现有的 ICH 指导原则，并反映当前基于监管机构、行业调研和文献所收集案例的考虑。

**A：S11 指导原则的制定目的是什么？**

B：它的目的是为支持儿科用药开发的非临床安全性评价推荐国际标准和促进达到共识。S11 还将确定当前的建议，并减少区域之间存在明显差异的可能性。它应使药物可以及时进入儿科临床试验，并根据 3R 原则（即减少、优化、替代）减少动物的使用。

**A：为什么儿科患者代表着与成人患者不同的群体？**

B：当考虑到一些器官系统的快速生长和出生后发育时，儿科患者代表着与成人患者不同的群体。这些系统的持续发育可影响药物的药代动力学（PK）、药效学（PD）和（或）脱靶效应，可能导致儿科年龄组之间以及与成年人相比具有毒性和（或）疗效特征的差异。所以推荐尽早考虑开展支持儿科药物开发的非临床研究。

**A：幼龄动物试验（JAS）是什么？**

B：幼龄动物试验并非是一个全新的概念，在过去已经有很多拟用于儿科的药物（例如抗生素）进行过幼龄动物试验。由于成人与儿童脏器功能及代谢特征存在差异，可能会影响到药物安全性特征。成熟体系与未成熟体系之间的内在差异，可能导致儿童中出现一些在成人中观察不到的毒性或耐受力（如出生后生长和发育可影响药物的处置和作用），因此用于评估药物对儿童潜在毒性的幼年动物资料具有重要价值。另一方面，采用常规动物进行的毒理学试验存在局限性，如幼龄动物试验与常规毒理学试验的关注重点不一样，幼龄动物试验是评估受试物对动物出生后生长和发育的影响，而非临床发育毒性试验通常关注出生前发育，对出生后的影响仅进行有限的评估；常规毒理学试验采用的啮齿类动物和非啮齿类动物的年龄范围有差异，年龄差异使得不能评估儿童用药关注的终点指标，尤其是未成熟动物的生长过程。而在出生后有显著发育的器官系统，被认为是儿童中最易受药物毒性影响及对药物毒性风险最高的器官系统，因此，主要担忧的是药物对出生后发育毒性的影响。此外，采用幼龄动物试验可帮助确定在生殖毒性试验中未能充分评估的、在儿童临床试验中不能充分且安全地进行测试的出生后发育毒性，可提供采用成年动物进行标准毒理学试验或成人临床试验不能获得的安全性信息。

**A：在设计适当的非临床计划之都前需要了解什么？**

B：ICH E11 指南中讨论了药物的儿科临床开发计划，在设计适当的非临床计划之前需要对其加以了解。儿科临床开发计划包括适应证/病症、拟用儿科年龄组和给药方案（特别是开发期间的给药期限）。用于儿科患者药物的临床开发通常在初始成人临床试验之后。如果有必要进行，附加非临床研究的设计和时间安排取决于已确定的安全性担忧和拟临床用途。

对于严重衰竭或危及生命的疾病，或者儿科人群中存在明显未满足医疗需求的疾病，申请人和监管机构应考虑产生附加数据以支持患者获得药物的时间影响。这一决定应基于谨慎的风险 – 获益评估。如果确定对于进一步的临床开发有安全性担忧，则应考虑适当的非临床试验（例如 JAS），并且可以与临床试验同时进行。

**A：什么是证据权重法？**

B：儿科用药的非临床开发计划取决于基于临床背景，以及药理学、药代动力学（ADME）、非临床体外、体内动物和临床安全性数据的综合评估，即证据权重法（WoE 法）。WoE 方法考虑了一起评估的多个因素，因此不应单独考虑某个因素。每个因素的重要性应该进行权衡，以便得出最终结论，现有数据是否足以阐述拟用儿科人群中的安全性担忧，或者是否需要进行附加的非临床试验。WoE 评估应在设计初始儿科开发计划时进行，但如果年龄范围和（或）适应证发生变化，则应重新进行评估。根据儿科人群和拟治疗疾病，每次试验的 WoE 结果都可能不同。

图 S-3 显示了一些关键因素，这些因素应被视为 WoE 评估的一部分，以确定是否需要进一步的非临床试验。图 S-3 左侧列出了各个因素，最重要的因素是拟用患者的最小年龄以及在进行儿科试验期间是否已知（或怀疑）对

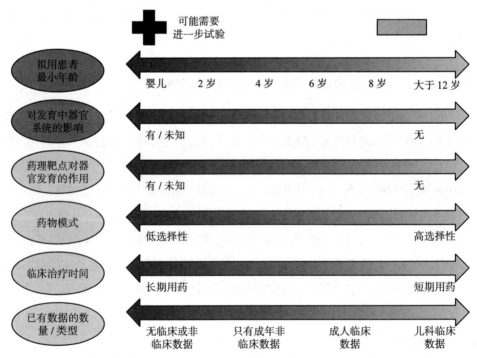

图 S-3　在确定是否需要进行非临床试验时需考虑证据权重的关键因素

患者的器官系统产生不良影响。其他重要因素在图中未按重要性顺序列出。箭头表示每个因素的权重梯度。该列表并未包含所有情况，因为可能需要考虑其他特定因素（例如临床管理）。

### A：非临床幼龄动物试验的设计的一般考虑 / 研究目标是什么？

B：如果进行试验的原因主要是基于对儿科患者特定的、已确定的安全性担忧，则试验应针对性设计以阐述靶器官或所担忧系统的功能或发育的特定方面。如果进行试验的理由是由于缺乏药理学相关信息而引起对患者安全性的担忧，试验设计通常会更广泛，并包括适当的附加终点指标。

人和动物器官系统的成熟度可以影响对毒性的易感性。了解发育过程中种属之间成熟度和功能的相对水平，不仅是设计合适的 JAS 所需，还有助于将非临床毒性发现转化为特定的人类年龄范围。这种"年龄"或"阶段"绘图对应具有挑战性，并且在不同的器官系统或种属之间不一致，因为出生时的相对成熟度、出生后成熟速度和（或）成熟的调节在人类和动物存在明显差异。

### A：当需要进行 JAS 时，选择合适的种属应考虑哪些因素？

B：①了解动物的药理学或毒理学靶标（例如受体）的个体发育与拟用儿科人群的比较。②首选已有成年动物重复给药毒性数据的种属和品系，使得可比较幼龄动物和成年动物之间的毒性和全身暴露特性。③毒理学靶器官（与拟用儿科人群相比，幼龄动物器官 / 系统发育的相对阶段，动物模型检测所担忧毒性终点指标的能力）。④在所选种属中进行试验的技术 / 实际可行性。⑤与人 ADME 特征的相似性。

### A：在进行 JAS 过程中，对动物年龄、给药期和给药方案有什么要求及需要注意的地方？

B：动物开始给药的年龄应当在发育上对应拟用于儿科人群的最小年龄，这取决于人与动物的毒理学担忧器官系统发育期的比较。由于种属间的器官系统相关性在各种器官间并不一致，因此应优先考虑任何潜在担忧的靶器官或系统，或者是拟用患者人群特别脆弱的发育中系统。应使用相关信息证明给药开始时的动物年龄合理性。在确定 JAS 的给药持续时间时，重要的是要考虑年龄范围和与人类相比动物的发育期短、拟用儿科人群的治疗持续时间、待评估的安全性，以及相对于毒理学试验所用动物中的拟用儿科人群的靶器官 / 功能的发育。JAS 的给药期限不仅取决于儿科年龄阶段（例如 > 2 岁）或临床给药持续时间，还取决于所关注 / 担忧器官的发育特定阶段。为了评估对儿科发育阶段的影响，动物中较长的给药期限对于阐述对某个迟发育器官系统的担忧［例如中枢神经系统（CNS），与较短发育窗口的器官如肾脏相比，CNS 系统发育相对迟缓］是合适的。与为支持成人用药开发的非临床试验相比（参见 ICH M3），儿科患者的短期治疗持续时间可能需要在 JAS 中持续更长给药时间来涵盖拟用儿科人群的发育年龄范围。例如，为了将 2~12 岁的患者纳入治疗持续时间为 14 天的临床儿科试验中，JAS 的给药时间可能超过 14 天，以保证对应于 2~12 岁人类患者的所有发育阶段都有暴露（例如在大鼠中，这将是大约 6 周的给药持续时间，大约在出生后的 21~65 天）。

在非啮齿类动物种属如犬、小型猪和兔中，给药至成年期是可行的，因为这些种属在几个月内成熟，并具有相对的一致性。与之相反，非人类灵长类动物（NHP）的出生和成熟之间的间隔是几年，使得在整个发育期间给药不可行。而且，NHP 青春期和成熟开始的时间显示出相当大的个体差异。当 DRF 试验表明剂量或给药持续时间预计在 JAS 中不可耐受时，可以通过将给药期分为不同的亚组来实现该剂量的临床相关暴露（例如将所需的 6 周 JAS 给药期分成两个 3 周给药的亚组，每个亚组从不同的年龄开始给药）。这种方法仅在剂量不能耐受的情况下有必要。这种方法尤其适用于临床给药期与 JAS 亚组的给药期相似或更短的情况；它也可能有助于确定易感性的关键窗口。考虑这种方法的益处时也应同时考虑到其缺点，例如所需动物数量大量增加并且难以解释不同年龄的数据。关于剂量调整，作为在这种情况下要考虑的替代策略。JAS 中的给药频率可能与临床方案中的给药频率不完全相同。例如，即使临床方案是每周一次，也可能需要对幼龄动物每天给药，并维持相关的全身暴露，以评估对发育中器官系统的影响和（或）在整个关注的发育期维持相关水平的全身暴露。

**A：为什么在 JAS 中要将停药期纳入评估？**

**B：** 在 JAS 中将停药期纳入评估可以帮助阐述两方面问题：①给药期间观察到的任何影响是否可逆、持续或者进展；②生命早期的暴露是否导致迟发性影响（即延迟性变化）。是否需进行停药期评估，取决于 WoE 评估的结果和试验中要评估的终点指标。

**A：JAS 中的核心终点都包括什么？**

**B：**（1）死亡率和临床观察 整个试验期间均应评估死亡率。应进行临床观察，包括体格检查，因为这可以确定给药过程中和停药后的行为影响。哺乳期的临床观察应包括母体动物的哺育行为，并应尽可能捕捉幼龄动物特有的临床观察。离乳后，应同成年动物试验临床观察一样，记录临床观察。

（2）生长 应通过体重和长骨长度来评估生长。因为出生后早期体重迅速增加，个体体重测量应该高频次记录以进行剂量计算。通常，在尸体剖检时测量一根长骨（例如股骨）就足够。

（3）摄食量 对各种属应评价离乳后的摄食量。

（4）性发育 当给药期涵盖相关的发育窗口时，推荐青春期开始的身体指标（例如，对于啮齿类动物，雌性阴道张开时间和雄性包皮分离时间）。

（5）临床病理学 如果计划在临床病理范围已知的年龄中进行评估，且评价可以支持组织病理学发现的解释，应在尸体解剖检查时进行标准的临床病理学检查（血清化学和血液学），作为末期终点。

（6）解剖病理学 在给药期和（或）停药期结束时，应对分配至解剖检查的动物进行大体病理学检查、器官重量以及组织的全面收集和保存。应对主要器官（如骨、脑、卵巢、睾丸、心脏、肾、肝）和具有肉眼可见病变的器官进行组织病理学检查。睾丸组织病理学应包括对成年动物生精进程的定性评估。

（7）毒代动力学 毒代采样应在给药期开始和结束附近时进行。如果在离乳前开始给药，则应考虑中期 TK 评估。推荐进行伴随 TK 评估的初步试验或 DRF JAS，这将有助于确定采样日期和时间点。在设计 JAS 的 TK 组时，从

3R 的角度，强烈鼓励微量采样和稀疏采样（如果合理）（参见 ICH S3）。对于蛋白治疗产品，如果适当，应采样并评估抗药抗体（ADA）（参见 ICH S6）。

**A：试验组物动物分配主要包括哪两个过程？**

B：（1）离乳前分组　在大多数种属中，在离乳前阶段开始进行 JAS 时呈现一种独特的情况，即对同一窝内的子代进行给药。母体动物提供营养和护理，是试验的关键组成部分，但只有子代才是试验系统。试验应设计以减少与遗传、母体护理和同窝仔（即自然和养育混杂因素）相关的子代数据的潜在混杂因素。通常，不应将遗传性同窝和（或）同窝幼仔分配至同一终点，特别是试验核心终点。这可以通过构建窝并将它们分配给不同剂量组和不同终点亚组来实现。建议使用与该种属和品系的天然平均窝大小相当的窝大小和性别比。对于分配剂量组的方法，期望避免对照组中的动物暴露于受试药物，因此优选将一窝中的所有动物分配至相同的给药组。JAS 可能变得庞大而复杂，因此试验设计时平衡科学严谨性与动物使用之间的关系尤为重要。研究人员应该知道所有计划的终点指标（核心和附加）以有效地设计窝和亚组分配策略。试验设计的效率对于根据 3R 原则减少动物使用至关重要，应该通过提供试验所需的母体动物和窝的数量来衡量。对于具有窝产仔数量少和数量变异大或单个子代的动物种属，采用与一般毒理学试验中相同的组分配设计方法可能是合适的。

试验开始后，每窝大小应尽可能在剂量组内和组间保持可比，因为在离乳前阶段窝仔数量影响幼仔生长速度。试验计划和试验报告应清楚地描述窝处理、剂量组和终点指标亚组分配方法，以及试验模型的细节（例如子代剔除的年龄、窝大小和性别分布、哺育、为评估的组和亚组的分配）。对于统计分析，对来自于还是窝一部分的子代所收集的数据，不应被视为独立变量，因为个体子代受到母体和同窝因素的影响。对多胞胎动物离乳前的窝管理有不同的分配方法。如果适当地考虑这些偏倚和试验目标，其他方法也是可以接受的。

（2）离乳后分配　在多种动物种属中，如果可能的话，仍然建议分配窝，以尽量减少遗传偏倚以及母系和同窝变异。特别是当在离乳后早期阶段开始给药时，并且当试验系统中由有限数量的自然母体动物提供子代时，应该考虑与离乳前分配相似的潜在混杂因素来设计试验。

## 参考文献

［1］黄芳华，朱飞鹏，笪红远，等. 中药儿科用药非临床安全性评价的一般考虑［J］. 中国新药杂志，2015，24（24）：2779-2781.

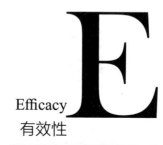

Efficacy
有效性

ICH 在有效性主题下开展的工作涉及临床试验的设计、实施、安全和报告。它还涵盖了源自生物技术过程的新型药物，以及使用药物遗传学／基因组学技术生产的靶向药物。E 部分已发布的指导原则包括 E1、E2A~E2F、E3~E12、E14~E18（其中 E13 空缺）。目前待发布的指导原则有 E19：安全性数据收集的优化。

## *E1* 人群暴露程度：评价无生命危及条件下长期治疗药物临床安全性

**A：E1 指导原则中"长期治疗"的范围是如何界定的？**

B："长期治疗"的药物是指超过 6 个月的慢性或间断使用的药物。在临床药物开发期间的安全性评价，要求能定性和定量地描述与预期药物长期使用相一致的时间内药物的安全性特征。因此，药物暴露的持续时间及其与不良事件发生的时间和严重程度的关系是考虑要点。

**A：人群暴露程度是临床研究安全性评价的关键，对于长期治疗药物的临床安全性评价来说，什么样的人群暴露程度才是合理且科学的？**

B：据经验来看，大部分不良事件在药物治疗的最初几个月首次出现，而且最为频繁；一般以临床预期使用的剂量水平治疗一定数量的病患 6 个月，以便观测较频繁发生的事件是否随时间增加或减少，同时可观察合理频率（如总体范围为 0.5%~5%）下延迟发生的不良事件，适宜的患者数量通常为 300~600 人。（即患者基数应与 ADE 随时间的参数模型相匹配，通常为人群数量的 0.5%~5%）

**A：如果遇到一些不良事件随时间的延长，其频率和强度增加的情况，人群暴露量和时间会有所不同吗？**

B：某些严重的不良事件可能仅在药物治疗 6 个月后发生。因此，一些患者的随访时间应持续至 12 个月，在很大程度上是根据测定特定的不良反应事件频率水平的概率和实际考虑而做出的判断。100 名病患接受药物暴露至少 1 年作为安全性评价数据库的一部分是可以接受的，在 1 年的药物暴露期间如果没有观测到严重不良反应，就可以合理的保证基于这一患者人数，1年累积真实发生率是不大于 3% 的。

**A：对于上述的基本原则来说，有什么例外情况吗？**

B：例外情况主要分为以下几点。

（1）当药物将导致迟发不良反应，或者不良反应随时间的延长，强度或频率增加时，需要更大量和（或）更长期的安全性数据库。如：①动物实验数据；②其他机构提供的具有类似化学结构或者相关药理类别的临床数据；③已知与此类不良反应有关的药动学或药效学特性。

（2）当需要对一个预期低频率的特定不良事件发生率作定量描述时，需要较长期的数据。

（3）当药物获益太小，或者接受治疗的病患仅有一部分能够获益，或者获益的大小仍未确定时，在决定风险 / 利益关系时需要较大的数据库。

（4）当药物可能增加疾病本身就存在的显著死亡率或发病率时，临床试验需要足够的病患数量以提供合理的统计学效力。

（5）在一些条件下较少的病患数量是可以接受的，例如期望的治疗人群数量较少时。

# *E2A* 临床安全性数据管理：快速报告的定义和标准

**A：E2A 指导原则中有哪些需要注意的定义？**

B：指南中所说的"不良事件（AE）"，是指患者或药物临床研究受试者接受某种药物后出现的不良医学事件。需要注意的是，这一不良医学事件并不一定与药物治疗有因果关系。在不良事件中，如果确定该有害反应与任何剂量的试验药物有因果关系，则该不良事件被称为药物不良反应（ADR）。"药物反应"意味着试验药物与不良事件之间至少存在合理的可能性，而"不良事件"的产生可能与该试验药物无关。而对于已上市药品，世界卫生组织给出了上市后药品不良反应的公认定义：通常发生在人体正常使用剂量下，用于预防、诊断、治疗疾病或改善生理功能时发生的有害的、与用药目的无关的药物反应。

另外，需要区分"重度 *severe*"和"严重 *serious*"这两个词："重度"，从医学角度，通常评价事件的严重程度，即事件的轻、中、重度；而"严重"一词则不相同，它通常与对患者生命或功能构成威胁的事件有关，同时严重性可评价事件是否需要快速报告。

**A：E2A 指南要求快速报告的是什么？**

B：临床试验期间，所有严重的非预期的药物不良反应需要进行快速报告。

**A：药物不良反应"严重的非预期的"具体解释及确定依据是什么？**

B：严重的不良事件或不良反应是指在任何剂量下发生的非预期的医学事

件，包括导致死亡、危及生命、需要住院治疗或延长住院时间、导致永久或显著的残疾 / 功能丧失、先天性异常 / 出生缺陷。需要注意：这里的"危及生命"是指事件发生时患者有即刻死亡的危险，而不是指当事件发展严重时可能导致死亡。"非预期"是指对于该药品尚未批准上市的国家，研究者手册中尚未明确记载的不良反应，当已知或已记录的不良反应特异性或严重性信息增加时，这些重要信息的报告也作为"非预期"事件。

A：对于加速报告的时限规定是怎样的？

B：在临床研究过程中发生的致死或危及生命的非预期不良反应，申请人在首次获知不良反应个案的 7 天内，应尽快通过电话、传真或书面等形式通知药品监管机构，在随后的 8 天内递交信息尽可能完善的随访报告。严重的、非预期的无死亡和生命威胁的不良反应，申请人应在首次获知的 15 天内，尽快报告。

A：上报时限要求迅速，但申请人在这么短的时间内如果无法收集到有关的不良反应具体情况，上报内容是如何要求的？

B：指南中规定了快速报告的最低标准是四点：①可确认的患者；②可疑的药物；③明确的报告来源；④不良事件或结局：可认定为严重和非预期、在临床研究中发生的、与用药有合理的可疑的因果关系。应该积极获取随访信息并及时上报。

A：E2A 是 ICH 的二级指导原则之一，目前我国已加入 ICH，E2A 在我国的实施情况怎样？

B：2018 年 4 月 27 日，药品审评中心（CDE）发布了按照 ICH 技术指导原则要求制定的《药物临床试验期间安全性数据快速报告标准和程序》（以下简称《标准和程序》），时隔一个多月，CDE 在 2018 年 6 月 3 日又发布了关于《标准和程序》有关事项的通知，提到为了实现 E2A 快速报告的目的，可以第一时间接收英文版的报告，但需在规定的提交时间后 15 天内递交中文版报告。2019 年 4 月 11 日，CDE 组织起草了《药物临床试验期间安全性数据快速报告常见问答（1.0 版）》，对于该《标准和程序》的部分共性问题进行了统一解释和澄清，供申请人 / CRO 公司参考和遵循，以进一步完善我国药物临床试验期间安全性数据快速报告相关工作；同年 9 月 29 日，为推动 ICH 二级指导原则在中国的转化实施，CDE 组织翻译了 ICH E2A 并公开征求意见。

# *E2B* 数据元素和信息规范元素

A：2018 年 1 月，国家食品药品监督管理总局决定适用 5 个 ICH 二级指导原则，这其中就有适用于药物临床研究期间报告严重且非预期的药品不良反应的《E2B（R3）：临床安全数据的管理：个例安全报告传输的数据元素》。而 M5 的主题是药物词典的数据要素和标准，请问 M5 和 E2B 之间的关系是什么？

B：M5 的概念性文件在 2003 年经过 ICH 指导委员会批准之后，成立了 M5 专家工作组，以制定 ICH 对药品标识码和相关术语标准化的要求。M5 专家工作组和 ISO 在 2012 年 11 月联合开发了五项药品标识符标准（IDMP），这些标准不仅满足了上市前药物警戒中个例安全性报告（ICSR）对电子交换的初始需求，也为更广泛的功能提供了支持。2013 年 6 月，M5 专家工作组的任务结束，之后 ICH 指导委员会成立了新的 E2B 实施工作小组，替代了之前的 M5 指导原则，以此来促进电子 ICSR 数据交换的实施。

A：请先简单介绍一下什么是个例安全性报告（ICSR）吧。

B：ICSR 的全称 Individual Case Safety Report，是描述个体患者发生的不良事件或反应的信息报告。重点针对人用药品和治疗用生物制品。

A：E2B 具体指的是什么？

B：E2B 是 ICSR 电子传输执行指导原则，是对新药上市前后不良反应监测制定的电子报告统一规范，制定该规范有利于药品不良反应信息的准确采集，更好地利用信息技术提高数据研究的准确性和利用率，避免 ICSR 在不同机构之间传输杂乱无章。目前临床安全性数据常见的有两种报告格式，一种为基于纸质不良反应报告的 WHO 格式，以文本格式（txt）存储；另外一种格式就是以 xml 格式存储的 E2B 格式，它给药物警戒中使用的个例安全性报告提供了统一的国际标准，为数据的记录、报告、管理带来了方便。标准格式可以使用标准化信息传输来帮助数据库至数据库的直接传输。ICH E2B 规范包括上市前、上市后的不良反应、不良事件报告规范。

**A：ICSR 可以进行哪些情况下的交换？**

B：①从确定的报告来源到监管机构和制药公司；②监管机构之间；③制药公司和监管机构之间；④制药公司之间；⑤从临床研究者、经临床试验的申办者到伦理委员会；⑥从权威机构到世界卫生组织（WHO）国际药物监测合作中心。

**A：交换的形式都包括哪些？相比较传统形式而言，电子传输又拥有哪些优势？**

B：交换的形式可以包括纸质形式（如黄卡、CIOMS I 表格、MedWatch 表格等）或电子媒介（例如在线访问、磁带、CD 等）。在过去十年，随着病例报告数量的增加，ICSR 的交换越来越多地从纸质形式转换为电子报告，安全性信息的电子传输已成为全球药物警戒的重要组成部分。

现阶段 ICSR 的传输主要依赖于 XML 模式，XML 模式最适合数据密集型信息。XML 句式是"固定的"，无需"语法"来正确访问信息内容。另外，XML 模式可以被修改、存储和索引，这是 XML 其中一个优点。XML 的另一个优点是 Unicode 在所有 XML 解析器中是通用的。Unicode 为每个字符提供"唯一"代码（一个数字）。因此，字符以抽象方式表示，而视觉呈现（大小、形状、字体或样式）通过其他应用程序呈现，如 Web 浏览器或文字处理器。通过这种方式，在 XML 使用中内置语言之间转换。

电子传输的优势包括：提高有效交换和处理 ICSR 数据的能力；有助于向有需要的组织传递信息；允许传入的信息被自动传送和处理；有助于汇总用于分析的安全数据；允许最小化数据（重新）录入活动所需的资源。

A：请你描述一下 ICSR 是由哪些元素构成的？大致可以分为哪些部分？

B：图 E-1 描述了在 E2B（R3）中定义的主要章节之间 ICSR 消息和 XML 描述符的关系。图中的每个框代表 E2B（R3）数据元素结构的相关章节，该框中的所有数据元素均列在属性列表元素中。例如，病例安全性识别报告图中的框 C.1 表示 E2B（R3）数据元素对应的 ICH E2B（R3）数据元素列表的 C.1 全章和表中所列出的元素 C.1 模块。

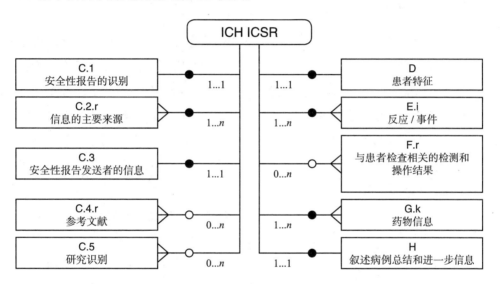

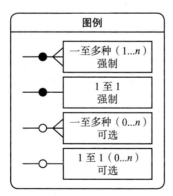

图 E-1　ICH ICSR 消息和 ICSR 描述符的关系

元素 E2B（R3）数据元素具有分层树状结构元素。其由 2 个主要部分 A 和 B 组成，其中 A 包含行政和身份信息，B 包含病例信息。附属章节按数据的性质分类如下。

（1）A 部分　①C.1 – 个例安全性报告的识别；②C.2 – 信息的主要来源；③C.3 – 个例安全性报告发送者的信息；④C.4 – 文献参考；⑤C.5 – 研究识别。

（2）B 部分　①D – 患者特征；②E – 反应 / 事件；③F – 与患者检查相关的检测和操作结果；④G – 药物信息；⑤H – 病例叙述总结和进一步信息。

**A：每个部分具体包括哪些内容？**

B：（1）A 部分　①C.1 病例报告的身份信息（初始来源国、不良反应发生国家、传送日期、报告类型、不良反应严重程度及种类、收到日期、附加文件清单、报告识别号码等），一份病例报告有其唯一的识别码，一般格式为国家 – 组织（药企或上报机构名称）– ID 号。例如一份由英国 MHRA 提交的报告，其格式为 GB–MHRA–ADR 20107445。②C.2.r 信息的来源，包括报告者的名字、地址、电话、国家等。③C.3 报告发送者的信息，包括类型、机构、人员、联系方式等。

（2）B 部分　①D 患者特征（姓名、医疗记录号及其来源、年龄、体重、身高、性别、末次月经日期、相关病史及伴随状况、既往用药史、死亡日期及原因、父母信息）。②E.i 药品不良反应或事件描述（开始日期、结束日期、持续时间、间隔时间、反应或事件结果）。③F.r 检验结果和规程。④G.k 药品信息（药品作用特征、药品名称、活性成分名称、批号、剂量、剂型、给药途径、用药适应证、批准文号及持有者、用药日期、时间间隔、持续时间、采取措施、再次用药结果、与反应或事件的相关性、附加信息）。⑤H. 病例摘要及其他信息。

**A：标题中的 i、k、r 分别代表着什么？**

B：i、k、r 都表示项目是可重复的，其中 i 代表事件信息的重复，如（E.i）；k 表示药物信息的重复，如（G.k）；r 表示数据元素和子标题的重复，如（F.r）。

**A：填写个例安全性报告时需要注意些什么？**

B：ICH E2B 对于一份个例安全性报告进行了详细规范，但不是要求每个项目都必须填写完成。对于一份有效报告，ICH E2B 规定了所需的最少信息。这适用于所有类型的 ICSR，包括初始病例报告、随访信息和需要修改或删除的病例。所有的可用信息应使用相关的 E2B（R3）数据元素和适用的标准术语元素、以完全结构化的格式进行报告。这些术语包括 ISO（国家代码、性别代码和语言代码）、MedDRA（例如病史、适应证和反应/事件）、UCUM（测量单位）和 ISO IDMP（药品的 ISO 认证）。

**A：报告中所需的最少信息包括哪些内容？**

B：最少信息包括如下内容。①一个身份可识别的患者：几个数据元素中认为足以定义可识别的患者的任何一个元素（例如姓名首字母缩写、年龄、性别）；②一个身份可识别的报告者：几个数据元素中认为足以定义可识别的报告者的任何一个元素（如姓名、地址、资质）；③一起不良反应/事件（或结果）；④一种可疑或有相互作用的药物。在"最少信息"所涉及的具体条目中，只需在符合填写条件时记录，若不存在该信息，则无需填写。比如药品信息中妊娠阶段的暴露项，若药品不良反应不是发生在妊娠期或者与妊娠无关，则无需填写此条。

**A：上传报告时的一般流程是什么？**

B：以中国为例，首先用户需要在其药物安全数据库中生成一份 XML 格式的 ICSR，然后登录国家药品评审中心官网（www.cde.org.cn）在药品审评之窗注册申请人之窗账号，在左侧菜单栏下的"药物警戒提交"提交 XML 格式文件；或者以网关对网关（gateway to gateway）方式提交，申请人申请 GATEWAY 账号并进行电子传输测试，测试成功后，进行正式提交。两种方式均需要用户执行相应的测试步骤，以保证正式递交的 ICSR 符合 ICH E2B（R3）和药品审评中心的相关规范。然后将上述的 ICSR 作为邮件发送到指定邮箱，并且在邮件中提供以下信息。

（1）XML 文件中企业的唯一的识别 ID［该 ID 对应的是 E2B（R3）规范中的元素 N.2.r.2 信息发送者标识］，CDE 将会把此 ID 配置入系统接收模块中，作为正式递交时对企业的唯一标识。

（2）企业名称、申请人之窗账号和企业性质（是否为合同研究组织或者药物安全数据库供应商）。

（3）ICSR 电子传输账号申请表。

# *E2C* 定期获益 - 风险评估报告

**A：E2C 指导原则目前是 R2 版本，这份指南的发展历程是什么样的？**

B：该指导原则历经了三个版本。药品定期安全性更新报告（Periodic Safety Update Report，PSUR），是制药企业定期向药品监管部门汇总某药品上市后某一时间段内全球安全性信息的一种报告形式，是药物警戒的重要工具。在 1992 年国际医学组织委员会 CIOMS 工作组 Ⅱ 发布的一份 PSUR 基础上，ICH 于 1996 年 11 月发布了指导原则 E2C《临床安全性数据管理：上市药品定期安全性更新报告》，旨在将定期报告要求与监管机构协调一致，并以通用格式、在批准后的定义时间内提供该药用产品的全球性时间间隔的安全经验。当时，PSUR 的重点是在患者用药的背景下提供相关的新安全性信息，以确定参考安全性信息（Reference Safety Information，RSI）是否需要更改，以优化该产品的持续安全使用。为更好地理解并执行 PSUR，ICH 于 2003 年 2 月发布了附录，对 E2C 相关条款进行进一步的说明及指导，增加了对 PSUR 理解上的灵活性。2005 年 11 月，ICH 将 E2C 与附录合并形成 E2C（R1）。ICH 对 E2C R1 的内容进行了修订和增补，增加了总结性桥接报告和增补报告，并对 PSUR 格式和内容进行修订。2010 年 10 月提出制定新 E2C（R2）指导原则，2012 年着手将 PSUR 指导原则更新为定期获益 – 风险评估报告（Periodic Benefit Risk Evaluation Report，PBRER）。也就是说，PSUR 到 PBRER 实现了从获批后药物警戒定期总结报告到定期获益 – 风险综合评估总结报告的转变。

A：E2C（R2）是一份撰写 PBRER 的指南，与之前版本的 PSUR 相比，PBRER 有哪些新的元素，范围又有哪些变化？另外，E2C（R1）是一个以风险为基础的 PSUR，而 PBRER 在此基础上做了哪些改变？

B：PBRER 的主要特点之一就是对获益进行正式评价，PBRER 更强调与风险管理计划之间的联系，两者都是主要的药物警戒文件，PBRER 中所评估的风险将会在风险管理计划中进行管理。PBRER 中包括：安全性和有效性信息，风险和获益的评价及其综合评估。获益评价不仅包括来自对照临床试验的证据，也包括来自日常医疗实践应用的经验。在 PBRER 的 17.1 节中，总结重要的基线疗效 / 有效性信息是受益评价的依据。并且，PBRER 会在结合疗效 / 受益信息的背景下对现有数据来源中相关的、新的安全性信息进行评估，同时，还会对来自多个数据来源的现有信息进行评价。指南附录 E 列举了可能与获益 – 风险评价有关的信息来源，包括非临床研究、临床试验、自发性报告、注册登记研究、科学文献等。

A：PBRER 可谓是一项全面的获益 – 风险评价文件。传统 PSUR 关注的重点是阶段性报告所产生的安全性新信息，在这方面，PBRER 的报告内容是否有所不同？

B：PBRER 引入了新的概念和原则，它关注的是对累积性安全性信息的获益 – 风险报告，更注重对药品所有的累积知识。PBRER 对药品新出现或突发的风险信息，和已批准适应证效益方面的信息进行全面、严谨的分析，进而对药品整体获益 – 风险特性进行综合评估。

A：药品申办方往往每年需要编写多种报告递交给相关监管部门，会耗费许多资源和精力，针对这些庞大的信息量编排撰写，怎样可以减少这方面的工作量？

B：ICH 在该指导原则中提出了一个非常实用的解决办法。对于 PBRER 的撰写，申办方可以采用"模块化方法"来增加其灵活性，"模块"是多种报告中相同的那些单个章节部分，这些部分可用于向不同监管机构提交不同目的的文件。这种"模块化方法"具有许多优点：①最大限度地提高模块在多个法规文件中的疗效；②促进 PBRER、研发期间安全性更新报告（DSUR）和安全性规范之间的一致性；③避免不必要的重复工作；④预期可以提高 MAH 准备这些文件的效率；⑤便于灵活利用现有的章节 / 模块。

**A：针对"模块化方法"举个例子来具体说明一下？**

B：申办者或 MAH 会在产品的不同阶段向相关监管机构递交多种报告，假设申办方或 MAH 在获得上市批准后继续进行该药的临床开发，当该产品 DSUR 的国际首次研发日 DIBD 与 E2F 指南中建议的 PBRER 的国际诞生日 IBD 一致时，只要数据锁定点 DLP 是相同的，也就是当每个报告都可覆盖基于 IBD 的一年间隔时，则 DSUR 多个章节的内容也可以在 PBRER 中使用。当然，这种模块化方法也可灵活运用于 ICH 要求的其他报告中，可依据具体要求并与相关监管机构讨论确定。因此，"模块化方法"可使 MAH 准备各种监管文件时避免重复性工作，从而提高效率。

**A：E2C 指南中都协调规定了哪些内容？**

B：指南大致可以分为三个主要部分：背景、目标、范围等的介绍；一般规则；PBRER 内容指南。其中，PBRER 内容指南部分对 PBRER 文件的细节内容做了具体规定和详细说明：1. 介绍；2. 全球上市批准状况；3. 报告期内因安全性原因而采取的行动；4. 参考安全性信息的变更；5. 预计药物暴露和使用模式（包括 5.1 临床试验中的累积受试者暴露、5.2 上市后累积和时间段患者暴露）；6. 总结表中的数据（包括 6.1 参考信息、6.2 临床试验中的严重不良事件的累积总结表、6.3 上市后数据来源的累积和时间段总结表）；7. 报告期内临床试验重大安全性发现的总结（包括 7.1 已完成的临床试验、7.2 正在进行的临床试验、7.3 长期随访、7.4 药品的其他治疗用途、7.5 与固定联用治疗有关的新安全性数据）；8. 非干预性研究的结果；9. 其他临床试验和来源的信息（包括 9.1 其他临床试验、9.2 给药错误）；10. 非临床数据；11. 文献；12. 其他定期报告；13. 对照临床试验中的缺乏有效性；14. 最新信息；15. 信息概述（新的、正在进行中的，或关闭的）；16. 信号和风险评估［包括 16.1 安全性问题概要、16.2 信号评估、16.3 风险和新信息的评估、16.4 风险特征、16.5 风险最小化措施的有效性（如果适用）］；17. 获益评估（包括 17.1 重要的基线疗效 / 有效性信息、17.2 新确定的疗效 / 有效性信息、17.3 获益的表征）；18. 综合获益－风险分析（包括 18.1 利益－风险背景－医疗需求和重要替代疗法、18.2 获益－风险分析评估）；19. 结论和行动；20. PBRER 的附录（撰写人员需针对实际情况和需要将必要的信息按指南要求添加在这里）。在 ICH E2C 整个指南的附录部分列出了以上所说章节的一些表格示例以供参考，并在最后附上了一份应用于 PBRER 相应章节的信号与风险流程图。

**A：流程图具体是什么样的？**

B：流程图如图 E-2 所示，它清晰的呈现了一个信号处理的全过程，我们可以根据这个流程图来确定信号应该被具体列在哪一个章节。首先，从现有数据来源获得安全性数据，判断该数据是否是之前已认识到的风险，如是，是否属于信号的新信息，答案是肯定的话，此数据录入相对应的安全性信号－章节 15；否则，属于章节 16.3。如果该安全性数据并非之前已认识到的风险，且未检测到安全性信号，那么在 PBRER 中不做进一步记录；如检测到安全性信号，录入章节 15；完成后，在章节 16.2 中评估信号，如是潜在 / 已确认风险，且重要的，就在章节 16.4 中对其进行评估，判断是否对获益－风险评估起关键作用，是的话就在章节 18.2 中阐述，并采取行动，在章节 19 中归纳；不采取行动的，不做进一步记录。右边这部分是关于之前已认识到的已确认 / 潜在风险或缺失信息的新信息的处理。

**A：PBRER 相对于 PSUR 其理念发生了质的改变，风险和效益的综合评估更加符合我们对药物安全性、有效性平衡的要求，更具有实际意义。E2C 指南目前在各个国家中的进展情况如何？**

B：目前，美国针对 PBRER 的状态是接受企业提交但不强制。我国目前也处于递交 PSUR 的阶段。2011 年 5 月，我国卫生部发布了新修订的《药品不良反应报告和监测管理办法》，并于 7 月 1 日正式实施。新修订的管理办法要求药品生产企业应当对本企业生产药品的不良反应报告和监测资料进行定期汇总分析，汇总国内外安全性信息，进行风险和效益评估，撰写定期安全性更新报告。为了规范和指导制药企业撰写 PSUR，2012 年 9 月，国家药品监督管理局发布了《药品定期安全性更新报告撰写规范》，这一规范主要参考了 E2C（R1）的要求。

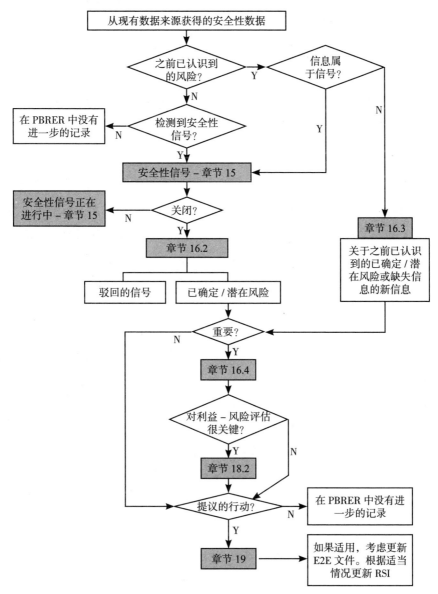

图 E-2　PBRER 章节中信号和风险判断流程图

# *E2D* 上市后安全性数据管理：快速报告的定义和标准

**A：E2D 指导原则与 ICH E2 系列中的其他指导原则是否有关联？其内容主要有哪些？**

B：E2A 指导原则《临床安全性数据管理：快速报告的定义和标准》与 E2D 指导原则《上市后安全性数据管理：快速报告的定义和标准》都是有关安全性数据中快速报告的指导原则，只不过 E2A 是上市前的，E2D 是上市后的。E2A 和 E2D 都是二级指导原则，在我国均已发布了明确公告。E2D 分为五个部分：第一部分引言；第二部分是几个与上市后药品安全性相关的术语及其定义；第三部分介绍单个病例安全性报告的来源；第四部分是快速报告的标准要求；第五部分是对案例管理的规范。

**A：E2D 和 E2A 中规定的相关术语的定义有没有什么相似之处？**

B：E2D 和 E2A 对于不良事件（AE），药品不良反应（ADR），严重的、非预期的不良事件或不良反应的定义是一致的，但其中针对药品不良反应这一定义，还需要根据地区的法规、指导原则和实际情况来确定。药品不良反应是由药品引起的有害的和非预期的反应，与不良事件相比，这里的"药品引起的反应"是指药品和不良事件之间的因果关系至少存在合理可能性。E2D 中指出：与事件不同，反应是通过药品与被怀疑事件之间的因果关系来表征的。出于监管报告的目的，如果不良事件是自发报告的，即使药品与不良事件之间的因果关系并不清楚或者未得到确认，它也符合药品不良反应的定义。

**A：单个病例安全性报告都有哪些来源？**

B：单个病例安全性报告主要有四个来源，分别是：主动报告、强制报告、协议报告和源于药政管理部门的报告。其中，主动报告来源又可以分为：自愿报告、文献报告、互联网报告和其他报告。

**A：主动报告中的自愿报告是指什么？**

B：自愿报告是指卫生专业人员或消费者向公司、管理部门或其他组织（如 WHO 地区中心、毒品控制中心）主动提供的信息，内容包括患者在使用 1 种或多种药品后发生的 1 个或多个不良反应。也就是说，这种报告不是源于研究或者其他任何有组织的数据收集计划，而是来源于医生或患者的主动联系报告。而主动报告中的文献报告、互联网报告和其他报告都应是药品上市许可持有人（MAH）有责任主动去搜集和上报的。

**A：强制报告是指相关药监部门要求上报的安全性信息吗？**

B：强制报告是从有组织的数据收集系统获得报告，数据收集系统包括临床试验、药品注册、上市后指定患者参与计划、其他患者支持和疾病管理计划、患者和卫生保健人员的调查、针对有效性或患者依从性收集的信息。因此，从这些途径获得的不良事件报告不属于自愿报告。出于安全性报告的目的，强制报告应归属于研究报告，应该由卫生专业人员或 MAH 做出合理的因果关系评价。

**A：E2D 中要求对什么进行快速报告？**

B：主要是严重且非预期的不良反应病例。不同国家对严重可预期不良反应报告的要求不同。而非严重不良反应，无论是否可预期，一般都不要求快速报告。除了单个的病例报告外，源于其他报告（如体外试验、动物实验、流行病学研究），或者是提示潜在人类风险的临床试验的、任何非预期的安全性研究的重大结果（如致突变、致畸、致癌的证据），或是在治疗威胁生命的疾病或重病中证明药品无效的证据等可能改变药品的风险效益评价的安全性信息，应根据当地法规尽快报告管理部门。

**A：对于快速报告的时限规定是怎样的？**

B：通常，严重且非预期的不良反应要求不得迟于 MAH 首次获悉不良反应信息后的 15 个自然日。其他类型的严重不良反应应根据不同的病例来源、可预期性和不良反应结果报告。其报告时限在各国各不相同。常规报告的时限始于 MAH 的任何工作人员首次得知病例报告的当天，并且该报告应符合报告的最低标准和快速报告标准。这一天一般作为第 0 天。

**A：上报时限要求迅速，但申请人在这么短的时间内如果无法收集到有关的不良反应的具体情况，上报内容的最低标准是什么？**

B：对于常规报告的不良反应病例应至少包括以下 4 个数据要素：可确认的报告者、可确认的患者、不良反应和可疑药品。缺少其中任何一项都意味着病例报告的不完整。

**A：E2D 中是如何对病例管理进行规范的？**

B：准确、完整、真实的资料对于 MAH 和管理部门识别和评价 ADR 报告是非常重要的。对病例管理进行规范，需要注意以下部分：①评价病人和报告者的可确定性。核实病人和报告者的真实存在对于避免病例重复、检测欺诈和推动案例随访很有必要。②应该有一份独立全面的医学叙述，来概括所有相关的临床和有关信息，包括病人特征、治疗详细资料、病史、事件的临床过程、诊断等。③不管 ADR 报告来源哪里，接收者应当仔细评价报告的医学资料质量和完整性。④应努力去寻找报告以外的额外资料，包括第二手报告和随访资料，这部分可参考指南的附录。⑤报告的格式和编码要求应该参考 E2B 指导原则。

# *E2E* 药物警戒计划

### A：什么是药物警戒？

B：药物警戒是药品不良反应监测工作的拓展，是对药品的整个生命周期从药物研发到药品生产、销售和使用进行全过程的安全性监测。在 ICH 的该指南中定义药物警戒涉及的范围包括：新药临床期间不良反应的分析和评估、对临床前安全性试验结果的分析和再评价、不合格药品、医疗错误、对无充分科学依据且未被认可的适应证的用药、药品的滥用和误用等内容。

### A：E2E 指南主要分为哪些部分，目的是什么？

B：E2E 指南主要有安全性说明、药物警戒计划、附件—药物警戒方法学这三部分内容。指导原则的目的是提出一个贯穿产品整个生命周期的药物警戒计划的结构，和概述在计划中涉及产品的已确定风险和潜在风险的安全性说明。

### A：请简要介绍一下"安全性说明"？

B：安全性说明应当是一个关于药物的重要已确认风险，重要潜在风险，和重要缺失信息的摘要。它也应当强调处于潜在风险（可能使用产品）的人群，以及需要进一步探索的突出安全性问题，以便在药物批准后完善对获益风险特征的了解。安全性说明旨在帮助企业和药品监管机构确定是否需要收集特殊的数据，并推动构建药物警戒计划。

### A：安全性说明应包括哪些内容？

B：包括摘要、非临床资料和临床资料。非临床资料应当包含尚未被临床数据充分说明的非临床安全性发现，例如：毒理学（包括重复给药毒性、生殖毒性、肾脏毒性、肝脏毒性、遗传毒性、致癌性等）、药理学（心血管，包括 Q–T 间期延长；神经系统等）、药物相互作用、其他毒性相关的资料或数据等。如果产品将用于特殊人群，应当考虑是否需要有特定的非临床数据。临床资料需要考虑人类安全性数据库的局限性、在批准前阶段未研究过的人群、不良事件（AEs）/ 药物不良反应（ADRs）、已确定的和潜在的相互作用，包括食物 – 药物相互作用和药物 – 药物相互作用、流行病学、药理学类别作用等。鼓励申办者逐个总结尚在评估的安全性问题，包括与问题有关的非临床和临床数据。

**A：安全性说明可以帮助企业和药品监管机构确定研发阶段的安全性风险，推动构建药物警戒计划吗？**

B：是的。药物警戒计划应当以安全性说明为基础。安全性说明通常是一个与药物警戒计划关联的独立文件，也可以作为同一文件的两个部分来写。安全性说明和药物警戒计划的要素也可以结合到 CTD 中，特别是安全性概述［2.5.5 节］，效益和风险结论［2.5.6 节］，和临床安全性摘要［2.7.4 节］等，都包含与产品安全性相关的资料。

**A：药物警戒计划应包括哪些内容？**

B：指南中给出了药物警戒计划框架如下。第一部分：当前安全性问题摘要。包括重要的已确定风险、重要的潜在风险、重要的缺失信息。第二部分：常规药物警戒实践。不管是否需要额外活动作为药物警戒计划的一部分，所有医药产品都要实施常规药物警戒，包括：①能够保证收集到所有已报告的可疑不良反应的系统和程序；②准备给药品监管机构的报告（如 ADR 快速报告、PSURs）；③对已批准产品的安全性特征的持续监测（包括信号检测、问题评价、说明书更新和与药品监管机构的沟通联络）；④当地药品监管机构规定的其他要求。第三部分：安全性问题的行动计划。按照下列结构提出针对每一个重要安全性问题的计划并论证其合理性：安全性问题、提议措施的目的、提议的措施、提议措施的理由、申办者对安全性问题和提议措施的监测、评价和报告的重要时间点。第四部分：待完成的行动摘要。包括重要节点，应当根据要采取的活动和它们的重要评估时间点来列举针对产品的药物警戒计划，并建议在药物警戒计划中明确的重要节点包括完成研究或其他评价的时间，以及提交安全性结果的时间。

**A：在什么时候开始制定安全性说明和药物警戒计划比较好？**

B：安全性说明可以在上市前阶段开始制定，在上市申请时，它应当反映研发期间持续关注的安全性问题所处的状态。建议在产品开发早期就由公司的药物警戒专家介入，开展相关工作。应当在早于注册申请的阶段就开始计划和与监管部门就有关问题进行沟通。对一个已经上市的产品，如增加新适应证或出现新的重大安全性问题时，也可以制定安全性说明和药物警戒计划。

# *E2F* 研发期间安全性更新报告

**A：E2F 指导原则提出的研发期间安全性更新报告（Development Safety Update Report，DSUR），与定期安全性更新报告（PSUR）是否有什么联系？**

B：E2F 指导原则提出的 DSUR 与 PSUR 之间有许多相类似之处，PSUR 是由药物申办者撰写，并定期向监管部门呈交的安全性报告，DSUR 是由药物申办者撰写的一份研发期间的安全性更新报告。可以说，DSUR 是在 PSUR 的基础之上，继承了 PSUR 的整体结构及思路，PSUR 主要针对的是药物上市后的安全性信息报告，DSUR 针对的是上市前研发阶段的，所以在格式和内容上都与 PSUR 相似。

**A：ICH 这样编排是出于怎样的考虑？**

B：ICH 这样编排的目的之一是能够使两者可以更好地衔接起来，不仅体现了制度的继承性，也有利于药物安全信息方面的收集。目前，一些 ICH 国家和地区接受递交 PSUR 来对已获批上市药物的安全性进行定期报告。虽然 DSUR 侧重的是药物的研究阶段，但 DSUR 和 PSUR 的内容可能还是会有重叠的部分。

**A：能否举个例子来具体说明一下？**

B：譬如，PSUR 中上市后的信息可能会与临床研发相关，因此应在 DSUR 中进行报告。由于获得上市批准后通常还会继续进行临床研发，因此 DSUR 中也应该包含上市后研究中的相关信息。所以，DSUR 中可能会有已上市药物在临床试验中获得的安全性结果，这同时属于上市后安全性信息，也应在 PSUR 中进行报告。需要注意，DSUR 和 PSUR 都应该是全面、独立的，因为他们侧重于不同方面，有不同的周期和接收单位。

**A：E2F 指导原则中对 DSUR 的报告周期做了什么样的要求？**

B：在这里需要引入一个概念"国际研发诞生日"（Development International Birth Date，DIBD），DIBD 是 DSUR 年度报告周期的起始日期，该日期是申办者在全球任何国家首次获得临床试验实施许可的日期。DSUR 年度报告周期的起始日为 DIBD 的月和日。

**A：全球各个国家和地区之间的要求多少都会有些差异，ICH E2F 在这方面具体是如何协调的？**

B：如果首个临床试验实施的国家没有正式许可流程，申办者应指定一个适当的日期作为该试验的开始日期。如果某个临床试验正在一个国家进行，随后在另一个国家也启动了该试验，则在准备所有国家的 DSUR 时均应保持和使用最初的 DIBD。

**A：DSUR 的数据锁定日是如何规定的？**

B：DSUR 的数据锁定日应是该 DSUR 一年报告周期的最后一天。为了便于监管，如果申办者需要，DSUR 的数据锁定日可以指定为 DIBD 月份前一个月的最后一天。如果药品在任何一个国家获得上市批准后继续进行研发，那么应当依据国家或地区的法律法规递交 DSUR 和 PSUR。申办者也可以与监管机构协商，在 PSUR 国际诞生日（IBD）的基础上准备 DSUR，以便于二者可以保持同步。两份报告数据锁定日同步后，下一次 DSUR 递交周期应当不超过一年。DSUR 应在其数据锁定日后 60 个自然日内递交至监管机构。

**A：DSUR 主要是关注研发期间安全性新信息，在这方面，DSUR 需要报告的内容范围是如何界定的？**

B：DSUR 主要关注源于在研的药物和生物制品（无论是否获批上市）干预性临床试验（以下简称为"临床试验"）的数据和发现。由于获得上市批准后通常还会继续进行临床研发，因此 DSUR 也应该包含上市后研究的相关信息。DSUR 应侧重于试验药，只有当对照药与临床试验受试者的安全相关时，才需提供对照药的信息。DSUR 应当提供报告周期内所有申办者正在实施或已完成的其他研究的安全性信息，包括：使用试验药的临床试验［临床药理学、治疗探索性及治疗确证性试验（Ⅰ ~ Ⅲ期）］；已批准适应证的上市药物进行的临床试验（治疗应用试验Ⅳ期）；支持药品生产工艺变更的临床试验；试验药的治疗应用（例如：扩大使用、同情使用、特殊患者应用、单个患者 IND 和治疗 IND 等）。DSUR 还应包括与研究药物安全性相关的其他重要结果，这些结果可来自于观察性研究或流行病学研究；非临床研究（毒理和体外研究）；相关 DSUR，如对试验药适用；生产或微生物方面的变更；最近发表的文献研究；结果表明缺乏疗效，并可能由此对受试者的安全造成直接影响的临床试验（例如：若适应证严重或危及生命，基础病情出现恶化）；同类药物的其他相关安全性发现以及共同开发方实施的临床试验（如果合同协议允许）。

**A：E2F 指导原则中都协调规定了哪些内容？**

B：指导原则大致可以分为三个主要部分：背景、目的、范围等的介绍；一般原则；DSUR 内容指导。其中，DSUR 内容指导部分对 DSUR 文件的细节内容做了具体规定和详细说明：1. 前言；2. 全球上市批准情况；3. 报告周期内因安全性原因采取的措施；4. 安全性参考信息的变更；5. 报告周期内正在进行和已完成的临床试验清单；6. 估计的累计暴露量（分为6.1 研发计划中受试者的累计暴露量、6.2 上市后用药经验中的患者暴露量）；7. 行列表及汇总表中的数据（包括 7.1 参考信息、7.2 报告周期内的严重不良反应行列表、7.3 严重不良事件的累计汇总表）；8. 报告周期内临床试验中有意义的发现（分为 8.1 已完成的临床试验、8.2 正在进行的临床试验、8.3 长期随访、8.4 研究药物的其他治疗应用、8.5 与联合治疗相关的新的安全性数据）；9. 非干预性研究的安全性结果；10. 其他临床试验 / 研究的安全性信息；11. 上市后的安全性发现；12. 非临床数据；13. 文献；14. 其他 DSUR，指申办者为了不同的适应证、研发项目或剂型，对单个研究药物准备了多份 DSUR，则应在本章节概述其他 DSUR 中有意义的结果；15. 缺乏疗效；16. 区域特有信息；17. 最新信息，这一部分中应概述数据锁定日之后，仍然在本 DSUR 准备期间出现的潜在重要安全性发现；18. 整体安全性评估（分为 18.1 风险评估、18.2 获益 – 风险考量）；19. 重要风险总结；20. 结论。

指导原则还给出了推荐的 DSUR 附件，按编码顺序分别为：一、研究者手册；二、重要的监管要求汇总表；三、正在进行和已完成的临床试验的情况；四、人口统计学信息的累计汇总表；五、严重不良反应行列表；六、严重不良事件的累计汇总表；七、文献 / 论文摘要（必要时）。DSUR 还应视情况附上下列区域附件：严重不良反应的累计汇总表；报告周期内死亡受试者列表；报告周期内退出研究的受试者列表；与美国 IND 相关的对 Ⅰ 期试验方案的重大修订；重大生产变更；与美国 IND 相关的下一年总体研究计划概要；与美国 IND 相关的未解决问题的记录。

**A：DSUR 第 18.2 节"获益 – 风险考量"是否需要像 E2C 指导原则 PBRER 中的"获益 – 风险评估"一样对临床在研药物进行一个全面的获益 – 风险评估？**

B：E2F 指导原则里的 18.2 这一节指出了对获益 – 风险考量的要求，这部分内容仅仅是简要说明，通过累计安全性数据识别出风险与预期疗效 / 获益之间的平衡，并说明上一次 DSUR 后该平衡是否出现了变化。因此 DSUR 这部分内容的目的不是对研究药物的获益 – 风险进行全面评估。

**A：DSUR 这份年度报告，其实重点是为了使试验者在报告的基础上不断更新其试验计划及安全性评价？**

B：是的。DSUR 自始至终贯穿着风险管理及评价的思想理念，可以评价整个临床研究过程。另外，E2F 指南的附录 B 给出了临床试验清单表格及表格标题的示例，附录 C 也描述了一个自 2012~2014 年连续三年制定的重要风险总结的虚构示例，重要风险总结可以以叙述格式，或表格格式提供，附录 C 中都分别提供了，这样我们在撰写 DSUR 时可以有相应的参考。其实 E2F 指南中指出 DSUR 的主要目的是要求临床试验方提供一份年度报告，并且分析在报告所涉及的时间段内收集的安全性信息是否合理。从 DSUR 目录中可以大致了解到，撰写 DSUR 所需要的信息主要包括：总结目前对药物的看法，对个例及可能存在风险的管理；描述可能影响临床受试者安全保障的新安全性问题；检测在报告时段内发起者所收集的安全性信息是否与之前的有关药品安全性的认识一致；以及对临床研究或发展提供更新计划。

**A：E2F 是 E2 系列中的最后一个指导原则，E2 系列的六个指导原则目前在其他 ICH 国家中进展的情况如何？**

B：目前，美国 FDA 针对 IND 阶段的申请适用 ICH E2A，包括不良事件、危及生命的不良事件或不良反应、疑似不良反应和非预期不良事件或不良反应等，并规定 15 天或 7 天的报告期限；针对上市前和上市批准后，均适用 ICH E2B，均需报告个例安全性报告；针对上市后安全数据的管理，适用 ICH E2D；这三个指导原则是 FDA 要求企业必须遵守的。而目前 ICH E2C 定期风险 – 效益评估报告和 ICH E2E 药物警戒计划的状态是接受企业提交但不强制。

# *E3*　临床研究报告的结构与内容

**A：请介绍一下 E3 指导原则的目的？**

B：临床研究报告的编写要求在不同国家之间可能存在差异，E3 指南制定的目的是使单个核心临床研究报告的编写格式得到 ICH 地区所有监管机构的认可。监管机构的特定额外要求将作为附录中的模块，根据当地监管机构的要求进行递交。该指导原则旨在协助申办方确保其所递交的研究报告内容完整、表达无歧义、结构条理清晰、易于审评，以更好的呈现信息、实现更好的布局和信息交流。

**A：临床研究自身有多种分类，同理可知临床研究报告也对应有不同的内容，E3 指南中的结构和原则适用于哪类试验？**

B：E3 指南主要针对临床有效性试验和安全性试验资料，但其中的基本原则和结构同样适用于其他类型的试验，如临床药理学试验和开放性安全性试验。根据这些研究的性质和重要性，可以整合成一份详细程度略低的报告。

**A：了解了 E3 指南的制定目的和适用范围，是否能详细地介绍一下临床研究报告包含哪些内容？**

B：首先介绍临床研究报告的前 6 部分，即临床试验的背景信息，包括标题页，摘要，个例临床研究报告目录，缩略语和术语定义表，伦理学，研究者和研究管理结构。标题页主要介绍了开展一项临床试验涉及的各方信息，如：题目、主办者、试验药物、研究日期、符合 GCP 的声明等。摘要是用具体数据对研究进行概括。伦理学包括确认这项试验研究和任何修正案均由独立伦理委员会或机构审查委员会审查、确认该项研究符合赫尔辛基宣言的伦理原则、确保患者的知情同意。在大规模试验中，E3 指南的某些规定可能是不适用或不恰当的，在计划和报告这些试验时，指南鼓励与监管机构讨论适当的报告格式。

**A：上述内容介绍的是临床研究报告的背景知识，另外有关临床试验开展的主体内容包括哪些？**

B：有关临床试验开展的内容是 7~10 四部分所涉及的。①第 7 部分简介：主要陈述产品开发的来龙去脉，与该试验相关的关键性指标（如基本原理、目的、目标群体、治疗、阶段、初步终点）；②第 8 部分研究目标：主要说明研究总体的目标规划；③第 9 部分研究计划：介绍了包含总体研究计划及描述、对照组研究的设计与选择、研究群体的入组标准和排除标准、治疗组的分配、剂量和给药时间、盲法、疗效和安全性变量选择、数据质量保证、统计方法以及研究分析变更等内容；④第 10 部分研究患者：主要涵盖两部分内容：一是在临床研究报告中使用数据或表格对所有进入研究的患者进行明确的说明，二是在报告中描述所有重要的方案偏离情况，包括入组或排除标准、试验开展、患者管理或患者评估等方面的偏离。

**A：在报告中关于临床试验的分析和总结都涵盖哪些内容？**

B：这部分内容包括 11 疗效评估；12 安全性评价；13 讨论和总体结论。

第 11 部分疗效评估：涉及四部分内容：①分析数据集，在研究中明确每个疗效分析中包括哪些患者，即使申请人提出的主要分析是基于样本减少的患者子集，也应该对所有随机分组（或所有入组）的具有任何治疗数据的患者进行额外分析。②人口统计学和其他基线特征，这一章节中包含关键的患者人口统计学信息和基线特征，如人口统计学变量、疾病因素、可能影响治疗反应的其他因素，并使用图表描述治疗组所有相关特征的可比性。③治疗依从性的测量，根据治疗组和时间间隔，对研究中个体患者对治疗方案的依从性，和体液内药物浓度进行总结。④疗效结果和个体患者数据列表，这一块内容主要包含疗效分析、个人疗效数据列表、药物浓度与效应关系、药物 – 药物和疾病相互作用等。

第 12 部分安全性评价，从三个方面考虑。首先应考察暴露程度（剂量、持续时间、患者数目），以确定在研究中安全性的评估程度；其次，应确定较常见的不良事件、实验室检查值变化等，采用合理方式分类，与治疗组进行比较，并根据情况分析可能影响不良反应或事件出现频率的因素（如时间依赖性、与人口统计学特征的关系、与剂量或药物浓度的关系等）；最后，确定严重不良事件和其他重要不良事件，重点关注那些由于不良事件而提前退出研究或死亡的患者。

第 13 部分讨论和总体结论，简要汇总并讨论研究的疗效和安全性结果以及风险和获益关系。应明确任何新的或非预期的发现，对其显著性进行评论，并讨论可能的问题，如相关参数的不一致。也应根据其他现有数据，讨论结果的临床相关性和重要性。应明确个例患者或风险人群的任何特殊获益或预防措施，以及和将来研究开展有关的任何启示。

### A：除上述所介绍的 13 项内容外，临床研究报告还涉及其他内容吗？

B：临床研究报告除上述 13 项内容外，还有 3 项，共计 16 项。① 14 参考内容（表格、图示和图表）：这部分主要是指应在报告正文中提供的图或表，由于大小或数目显得突兀，可以连同支持性的图示、表格在第 14 节提供，与正文相互参照。② 15 参考文献列表：主要提供研究评估相关文献的文章列表。③ 16 附录：提供研究报告所有可用附录的完整列表，包括研究信息、患者数据列表、病例报告表和个例患者数据列表。

### A：E3 指导原则是否为一项必须遵循的模板？

B：E3 指南是一项可以灵活运用的指导原则，而不是严格的要求或模板。E3 的目的是协助申办方确保所递交的临床研究报告（CSR）内容完整、无歧义、结构条理清晰、易于审评。鼓励对指导原则的结构进行改良和修订，以更好的呈现信息。对于特定的试验，并非 E3 中的所有章节或者呈现的数据都是适合或者是必需的，如果报告经改良或修订后的逻辑性更强，可改变具体顺序和分组情况。附录中的一些数据如若是个别监督管理机构的特别要求，也应该酌情递交。在大规模试验中，E3 指南的某些规定可能是不适用或不恰当的。在计划和报告这些试验时，指南也鼓励与监管机构讨论适当的报告格式。

A：E3 指导原则对于第 2 部分摘要的指导说明较为有限，但在支持药物上市的注册资料中，临床研究摘要是非常重要的资料。在 M4E 指导原则中，对 CSR 中的摘要进行了额外的指导说明。该如何对两个指导原则共同解读？

B：因为 E3 指导原则制定于 M4E 前，所以实际使用时要综合考虑二者。由于摘要在 CTD 格式注册资料中是独立的，因此在没有 CSR 其他章节的情况下，其摘要内容本身必须内容完整、条理清晰。此外，摘要不仅应简明阐述试验设计和关键方法学，还要提供有效性和安全性结果，以及其他关键信息，包括研究人群、受试者分配、重要方案偏离和治疗依从性等数据。同时，还应该避免与 CSR 其他章节交叉引用。

A：在 M4 指导原则中，对临床研究报告中需要提交的资料做了具体要求，但是其中有些资料并不在 E3 临床研究报告的涉及范围内。应该如何在 CSR 中编写 E3 指南未体现的数据，特别是像基因治疗、影像、个体化治疗等数据？

B：可以在 CSR 中建立新的标题和附录以呈现该类数据。E3 指导原则着眼于目前已知的有效性和安全性指标。其他指标 / 数据也应在 CSR 主体中进行充分说明并在目录中明确标示。现行递交的方式一方面可以在 eCTD 中，作为独立报告与主要临床研究试验报告"平行"递交；另一方面，在使用研究标记文档的地区，建议从使用"有效值清单属性菜单"中选择诸如安全性报告、抗菌、特殊病原体等文件标记选项。

A：E3 中所述 CSR 附录中所包括的一些文件与目前 E6 所规定的试验总档案（TMF）中包含的文件一致。试验总档案中已有的文件是否还需要在 CSR 附录中提供？

B：CSR 附录必须包含 CSR 审评所需的文档。由于在上市申请中不递交

TMF，因此只在 TMF 中包含该类文档是不够的。评估一项临床研究时，评审人员需要涵盖研究关键信息的文件，比如试验方案、统计方法、研究者和研究中心名单以及病例报告表样本。因此，即使 TMF 已经包括这些文档。也应将其纳入到 CSR。TMF 或临床数据库中已有的支持性文档，如研究者简历、伦理委员会批件、患者知情同意书以及每位受试者的药物批号等应通过 TMF 或临床数据库提供，通常无需包含在 CSR 附录中提供。

# *E4* 药品注册所需的量 – 效关系资料

**A：什么是量效关系？为什么要进行量效关系的研究？**

B：药物的效应与靶部位的浓度有关。量效关系其中的量是药物的剂量或血药浓度，效是指药物作用所产生的效应。量效关系就是指药物剂量和药物效应间的变化规律。研究剂量反应，并开发剂量反应模型，是确定药物、污染物、食物和其他人类或其他生物暴露于其中的物质的"安全""危险"和（相关的）有益水平和剂量的关键。进行量效关系的研究可以为临床用药提供关于药品剂量、血药浓度以及临床反应关系的资料，有助于确定合适的初始剂量、按病人的特殊需要调整剂量和最大剂量。在临床药物开发早期阶段进行量效关系研究可以减少 Ⅲ 期临床试验的失败率。

**A：量效关系研究应该是临床试验早期需要进行的，为后期的剂量选择和不良反应研究做铺垫。那么在临床试验中，量效关系试验应如何设计？**

B：一般来说，要想获得有效的量效关系资料，最好专门设计不同剂量的对比试验。ICH E4 指导原则给出了四种量效关系研究的设计方法：第一种是平行量效研究。在研究中，所有受试者以给定的概率随机分配到几个固定的剂量组，以观察不同剂量下的效应。需要注意的是：平行剂量反应研究给出的是群体平均剂量反应，而不是个体剂量反应曲线的分布或形状。第二种是交叉量效研究。指不同剂量随机交叉进行，每个病人接受多个不同的剂量。第三种是强制剂量滴定研究。也就是所有的病人接受一系列逐渐上升的剂量，剂量是按预定的顺序变化的，而非随机的。最后一种是供选择的剂量滴定研究。指病人的剂量滴定至出现某种好或坏的反应即结束，设置安慰剂对照组滴定至终点。

**A：4 种试验设计方法各有什么特点，应如何选择试验设计方法？**

B：研究方法的选择其实受很多因素的影响。

第一种平行量效研究比较简单，使用广泛，适用于一般普通的情况。但是对危及生命的感染或可能治愈的肿瘤，尤其是在已知它们有有效治疗方案的情况下，该方法就不适用。其中有一种特殊的方法是析因分析实验平行量效研究，专门应用于联合治疗的情况。

第二种交叉量效研究适用的情况是药物起效很快，或者治疗结束后病人可以快速地回到治疗前的状态。这一设计方法的优点是每个病人接受多个不同的剂量而可估计出个体量效曲线的分布，同时也可得出群体平均量效曲线。

第三种强制剂量滴定研究，这种设计的优点是，每个人接受几个不同的剂量，这样就可以估计出个人剂量 – 反应曲线的分布，以及人口平均曲线，而且与平行组设计相比，只需要较少的病人。此外，与滴定设计相比，剂量和时间没有混淆，并能更好地评估结转效应。可以通过延长研究时间来研究较大的剂量范围，因此适用于首次的量效研究。

第四种供选择的剂量滴定方法，能够较好的控制反应的程度，最适用于反应迅速且非不可逆的事件，如中风等。

**A：除了专门设计量效关系试验研究以外，还有什么其他途径可以获得量效关系资料？如果量效关系研究资料不全时会如何处理？**

B：除了通过专门设计的研究来获得量效关系资料外，还可以通过检索数据库来发现可能的量效关系。因为专门的量效关系研究具有局限性，需要通过查询资料来补充。监管当局对于量效关系资料处理比较灵活。资料不全时分两种情况。如果当药物有特殊的疗效，对治疗或预防一种严重疾病的确有作用，那么只要研究观察到的不良反应与疗效达到可接受的平衡程度，监管当局就有可能通过。但如果药物没有特殊的疗效，就可能需要在已确定剂量范围的研究基础上，待药物投入市场后进一步寻找最佳剂量。

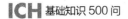

## 参考文献

[ 1 ] Crump, K. S., Hoel, D. G., Langley, C. H., et al Fundamental Carcinogenic Processes and Their Implications for Low Dose Risk Assessment [ J ]. Cancer Research, 36 ( 9 Part 1 ): 2973–2979. PMID 975067.

# *E5* 接受国外临床资料的种族影响因素

**A：E5 是关于接受国外临床资料的种族影响因素，我国药监部门近几年出台了许多关于加速审批和临床急需药物审批的文件，都会涉及该问题。那么为何要专门制定种族影响因素的指导原则？**

B：种族差异可影响药物的安全性和疗效。种族影响因素分为两种，一是内在的的因素，如基因和生理性。二是外在特征，包括文化和环境。不同种族地区对国外临床资料中的药物剂量和给药方案的可信度存在疑问。因此以往在新地区提交注册申请时，监管机构要求其在新地区完全或大部分重复国外临床研究和验证。基于这种情况，ICH 制定了该指导原则，推荐用于评估种族因素对药物疗效的影响的框架，从而帮助药品在 ICH 地区注册。该指导原则有如下目的：①能描述国外临床试验数据的特征，以便将其外推到不同人群，支持药品在新地区注册；②尽量减少重复的临床研究，及促进新地区接受国外临床试验数据的监管策略；③应用桥接研究，必要时允许将国外临床试验数据外推到新地区；④能够表征种族因素对安全性、有效性、剂量和给药方案影响的研发策略。

**A：提交到新地区的国外临床数据集有哪些要求？**

B：申办者和新地区的监管机构对于该国外临床数据需要评估的内容包括：①是否完全符合新地区监管要求；②将国外临床研究中的部分（大部分或全部）数据应用到新地区的可能性。

在考虑外推之前，递交给新地区的包括国外临床数据应包括以下内容：①国外人群的药动学、药效学、量－效关系、安全性和有效性特点；②确立药物量－效关系、有效性和安全性的临床研究；③需根据新地区监管标准进行设计和实施；④充分且具有良好的对照；⑤采用合适的治疗终点进行评价；⑥疾病评估时所采用的治疗和诊断的定义能够被新地区所接受；⑦描述新地区人群的药动学特征，以及药效学特征和以药效学为终点指标的量－效关系特征。当国外临床资料不符合新地区的监管要求时，新地区的监管机构可能会要求增加临床试验。例如增加在特殊人群中的临床试验、按照新地区批准的剂量和给药方法，以不同对照药进行的临床试验、药物相互作用研究等。

数据能否外推到新地区需评估药物的种族敏感性特征以及桥接数据集。如果药物对种族因素不敏感，通常会使国外临床数据更容易由一个地区外推到另一个地区，并且需要较少的桥接数据。一般而言，有以下四种情况：①如果桥接研究证实在新地区的量－效关系、安全性和有效性与国外相似，则该研究即可说明其能够桥接国外数据；②如果实施恰当的桥接研究表明，在新地区不同剂量下的安全性和有效性结果与原地区没有较大差异，通常可将国外数据外推到新地区或通过剂量调整［采用药动学和（或）药效学数据］将国外数据外推到新地区；③如果桥接研究的规模不能充分描述新地区的不良反应情况，则必须增加安全性数据；④如果桥接研究未能验证药物的安全性和有效性，则需要额外的临床数据。

A：应如何确定药物是否对种族敏感？

B：种族因素对药物的影响取决于该药的化学分类、药动学和药效学特征、代谢途径、药理学分类等，本指导原则对药物的种族敏感程度进行了简单划分，具体可见指导原则原文。若具有以下特征，提示药物可能对种族因素不敏感：①线性药动学；②在推荐剂量和给药方案范围内有效性和安全性均呈平缓的药效学（PD）曲线（浓度－效应）；③治疗窗宽；④较少代谢或通过多种途径主动排泄；⑤生物利用度高，不受饮食吸收作用的影响；⑥蛋白结合率低；⑦药物－药物、药物－食物、药物－疾病的相互作用小；⑧局部起效；⑨被不恰当使用的概率小。

**A：在什么情况下需要进行桥接研究，桥接研究的内容包括什么？**

B：桥接研究指在新地区进行的旨在提供新地区有效性、安全性、剂量和给药方案的药效学或临床数据的研究，从而能够将国外临床数据外推到新地区人群。一般而言，桥接研究分为有效性桥接研究和安全性桥接研究。

有效性的桥接研究根据不同的情况有不同的类型，可能是Ⅰ期的药效试验或药代动力学试验，也可能是Ⅱ/Ⅲ期的随机对照的临床试验。无需进行桥接研究的情况包括：①药物对种族不敏感，并且外在因素如医疗措施和临床试验的实施在两地区大致相同；②药物对种族敏感，但两地区种族相似，并且药理机制类似的药物有足够的临床经验，可保证该类药物在两地区病人中的安全性、有效性、剂量和给药方案方面相似。

需进行临床药理学终点的桥接研究：两地区之间有种族差异，而且药物对种族敏感，但外在因素大致相同（如医疗实践，临床试验设计和实施），且该类药物在新地区有临床经验。

需重复国外临床研究，或采用标准的临床终点进行短期研究，或采用经过验证的替代终点试验为桥接数据：①对剂量的选择有疑问时；②缺乏接受国外对照临床试验数据的经验；③医学实践不同如合并用药不同，临床试验的设计和（或）实施不同；④新地区对此类药物不熟悉。另外，如果药效学数据提示地区间疗效有差异，通常有必要在新地区进行一项临床终点的对照试验；如果医学实践在合并用药方面存在显著差异，或者辅助治疗可能改变药物的安全性或有效性时，那么桥接研究应为一项对照临床试验。

对于药物安全性的桥接研究，存在两种情况。第一种是在有效性桥接研究中，总结安全性的结论，例如附上常见不良反应的发生率等。第二种情况是如果未进行有效性桥接研究、有效性桥接研究规模过小或研究时间过短不足以提供充分的安全性信息，则需进行独立的安全性研究，如以下情况：①国外临床数据中有严重不良反应的病例；②新地区与国外报道的不良反应存在差异的；③新地区只有有限地来源于药效桥接研究的安全性数据，不足以外推到安全性的重要方面。

# 参考文献

［1］辛卫权，荀鹏程，于浩，等. 新药临床试验中的桥接试验［J］. 中国临床药理学与治疗学，2008，13（3）: 309-314.

# *E6* 临床试验质量管理规范

**A：新版本 E6（R2）与旧版（R1）有什么区别？**

B：R1 制定于 1996 年，当时大部分临床试验流程为纸质操作。电子数据记录和报告得到发展后，新的临床试验方法随之产生。ICH 对 E6 进行修订，其意义为鼓励在临床试验中采用更加先进和高效的方法，如计算机化系统、基于风险的质量管理体系和中心化监查等，以保证受试者的权益和临床试验数据的质量。新版 GCP 没有对原版进行结构和文字修改，其采用补充条款的形式，一共增加 26 条条款，涉及总则、名词解释、GCP 原则等 8 个章节。

**A：E6 的主体结构是什么？**

B：E6 包括前言、术语、原则和正文，正文又包括 6 章，分别是机构审评委员会 / 独立伦理委员会、研究者、申办者、临床试验方案和方案的修改、研究者手册以及临床试验必需文件。前三章主要介绍机构和人员，后三章为文件系统。

**A：GCP 有哪些基本原则？**

B：基本原则共有 13 条，主要包括：①临床试验的实施应符合赫尔辛基宣言的伦理原则；②只有当预期的受益大于风险时才可以进行这项临床试验；③受试者的权利、安全和健康是最重要的，应当高于科学和社会的利益；④在参加临床试验前，应获得每一个受试者主动给出的知情同意；⑤试验用药品应当按照药品生产质量管理规范生产、处理和储存；⑥所有临床试验资料应被妥善的记录、处理和保存，以便确保相关资料能进行准确报告、解释和核对。

**A：如何定义机构审评委员会和独立伦理委员会？**

B：机构审评委员会简称 IRB，独立伦理委员会简称 IEC。IRB 和 IEC 是由医学专业人员和非医学专业人员组成的独立机构，其职责是确保受试者的权益、安全性和健康得到保护。其需要审阅实验方案、知情同意书、研究者手册、招募广告、研究人员简历等，理论上和受试者相关的内容都需要被 IRB/IEC 审阅。

**A：伦理委员会由哪些人员组成？又有哪些具体要求？**

B：伦理委员会应由合理数目的成员组成，全体都有审评和评价科学、医学和所提议试验的伦理学方面问题的资格和经验。ICH 建议至少包括 5 名成员，其中至少要有 1 名成员研究的领域是非科学领域，至少 1 名成员独立于研究机构和试验单位。研究者和申办者不能对试验的相关事项进行投票或提出意见。

**A：IRB/IEC 应遵循什么程序执行？**

B：①确定其组成（成员的姓名和资格）和授权。②安排时间，通知其成员举行会议。③对试验进行初始审评和继续审评。④酌情确定继续审评的频度。⑤批准 / 赞成试验方案。⑥依照适用的管理要求，为已经正在进行试验的较小修改提供快速审议和批准 / 赞成意见。

**A：E6 详细阐述了研究者的资质、职责、工作内容和要求，相应的流程和标准也都有明确规定。如何去有效理解和执行这些流程和标准？**

B：研究者是指在一个试验单位负责实施临床试验的人。研究者应当在受教育、培训和经验方面有资格承担实施试验的责任，应当符合适用的管理要求所说明的所有条件；应当了解并遵循 GCP 和适用的管理要求；此外研究者还应当允许申办者的监查和稽查，以及管理部门的视察。

研究者需要有足够多的资源，在招募期内接受数量合适的受试者和研究人员，在协议的期限内完成试验，体现在可预见的试验期内，研究者应当有足够数量的合格职员和充足的设备来正确、安全地实施试验；研究者需要对参与研究的人员进行管理，要保证被授权做临床研究的人员是合格的，并且还应当保证所有的试验辅助人员已充分了解试验方案、试验用药品，及他们与试验相关的责任和职能。

研究者必须按照申办方、伦理委员会、药监部门批准的方案来开展临床研究。研究者在没有取得申办者同意和事先得到伦理委员会对于一个方案修改的审评与书面批准时，不能偏离或改变方案，除非必须消除试验对象的直接危险或这些改变只涉及非常微小的方面（如更换监查员、改变电话号码）。在消除对试验对象的直接危险情况中，也应在偏离发生后及时向临床研究各方提交变更的资料。

**A：试验过程中需要用到的药品由研究者负责？**

B：是的，在试验单位，试验用药品计数的责任归于研究者 / 研究机构。研究者应负责药品的计数和清点，药品从药库到药房，再到受试者使用，剩余药品的回收以及销毁，都必须有完整的记录。这些记录应包括日期、数量、批号 / 系列号、失效期和分配给试验用药品和试验受试者的特别编码。研究者应保留记载有按方案说明给予受试者药量的记录，并应与从申办者处收到的试验用药品总数一致，还应当保证试验用药品只按已批准的方案使用。

**A：GCP 主要目的是保证受试者的权益与健康，知情同意书作为受试者自愿接受试验的文件证明，其重要性不言而喻。关于知情同意书和研究者在其中承担的责任，ICH 提出了哪些要求？**

B：在试验正式开始前，知情同意书（ICF）必须经过伦理委员会批准同意。无论是研究人员或是试验职员，都不应强迫或不正当地影响受试者参加或继续参加一个试验。所有关于试验的口述和书面资料，包括知情同意书，所用的语言应当是非技术术语性的实用语言，对于受试者或受试者的代表应当是易懂的。在受试者参加试验之前，受试者或受试者的代表应亲自签署知情同意书并注明日期。知情同意书需要包括临床研究的各个方面，如研究目的、治疗组的分配、试验内容、可能的风险和受益、受试者获得的补偿等。

在研究过程中，若有新的安全性信息，应及时更新 ICF，并递交到伦理委员会。这些信息还要及时告知受试者，告知的过程一定要记录。

**A：签署 ICF 时有什么要求？**

B：在做知情同意时，一定要给受试者足够的时间和机会去了解研究的详细情况，并有足够的时间回答相关问题。受试者和执行知情同意的研究者双方要共同签字。若受试者不能阅读或是不识字，则需要公正的见证人来签署。未成年或者无行为能力的受试者，需要法定代理人来代替签署。

**A：法定代理人和见证人有什么区别？**

B：法定代理人可以代表受试者签署知情同意书，见证人是在受试者或受试者法定代表人不识字的情况下来见证整个知情同意的过程，应独立于研究之外。

**A：需要符合哪些条件，非治疗试验可以在由合法可接受代表同意的受试者中进行？**

B：①可亲自给出知情同意的受试者中进行该试验不能达到试验目的；②受试者的可预见风险很低；③对于受试者健康的负面影响被减到最小，并且是低风险；④法律不禁止该试验；⑤明确地寻求 IRB/IEC 对接纳这些受试者的批准 / 赞成意见，书面的批准 / 赞成意见同意接纳这些受试者。

这类试验应当在具有预期使用试验用药品的疾病或状况的病人中进行。这些试验中的受试者应当受到特别密切地监查，如果他们显得过分痛苦，应当退出试验。

**A：除知情同意书外，ICH 对文件记录的管理还做出哪些规定？**

B：ICH 要求原始记录应准确完整，若有修改，要有修改痕迹，不能涂抹，并且修改记录要有签名和日期；ICH 规定研究文件要保存到药品在本国以及 ICH 各国全部上市后两年；若研究者要销毁文件，需和申办方进行沟通；对于进展报告，研究者应当每年一次向 IRB/IEC 提交书面的试验情况摘要。

A：若临床试验期间出现严重不良事件（SAE），研究者应该如何处理？

B：SAE 在 GCP 中要满足五个条件，包括导致死亡、危及生命、导致住院或住院时间延长、致残以及致畸，事件是否严重是以研究者的判断为主。发生 SAE 后，研究者要立即向申办方和伦理委员会提交详细的书面报告，报告内容为受试者的编码，而非姓名、身份证号码或者地址。

A：如果试验发生中止或暂停，研究者应如何应对？

B：如果一个试验因为任何理由过早地停止或暂停，研究者/研究机构应当迅速通知试验对象，应当保证对象的合适治疗和随访，并根据适用的管理要求通知管理当局。此外，研究者/研究机构、申办者、IRB/IEC 三方中的任意一方中止或暂停试验，都应通知另外两方并提供详细的书面解释。

A：申办方是临床研究的发起方，也是临床研究的责任主体方。申办者在临床试验中需要承担哪些责任，其要求和工作内容有哪些？

B：在 R2 版本中，申办者这一章新增了 5.0 质量管理章节。申办方应在临床试验各个阶段采用质量管理系统来进行质量管理。质量管理包括有效的临床试验方案的设计，进行数据收集处理的工具和程序的设计，以及临床决策必需信息的收集。保证和控制试验质量的方法应该与试验内在的风险和收集信息的重要性相适应，所以质量管理系统应该使用基于风险的方法。风险管理流程包括关键流程和数据识别、风险识别、风险评估、风险控制、风险沟通、风险回顾、风险报告等，具体内容读者可查阅 Q9 指导原则。

A：合同研究机构（CRO）与申办者的关系是什么，需要承担什么责任？

B：CRO 是与申办者订立契约，受委托完成其执行临床试验中的某些任务和工作的个人或组织（商业性、学术或其他）。申办者可以将与试验有关的责任和任务部分或全部转移给 CRO，但是试验数据的质量和完整性的最终责任永远在申办者。CRO 应当建立质量保证和质量控制。此外，转移给 CRO 的或 CRO 承担的任何与试验有关的责任和职能应当有书面说明，没有明确转移给 CRO 或由 CRO 承担的任何与试验有关责任和职能仍然由申办者承担。

**A：ICH 对电子数据提出了哪些要求？**

B：应用电子试验数据处理或遥控电子试验数据系统时，申办者需要注意的地方主要有：①需要证明电子数据处理系统符合申办者所设定的关于完整、准确性、可靠性和预期的性能要求，应对系统进行验证和风险评估。②当计算机系统需要进行修改，如软件升级或数据转移，应确保数据的完整性。必须保留数据的稽查痕迹、数据痕迹和编辑痕迹。③系统需要授权访问，在数据输入和处理时能够保持盲法，数据还要定期备份。

**A：申办者在保存文件记录时都应注意哪些方面？**

B：申办者或数据的其他拥有者应当保留申办者方有关试验的所有基本文件；申办者应当保留所有申办者方的、与产品被批准和（或）申办者打算申请批准国家的适用管理要求一致的基本文件；如果申办者停止一个试验用药品的临床研究（如某个或所有适应证、给药途径或剂型），申办者应当保留所有申办者方的基本文件至正式停止后至少 2 年，或与适用管理规定一致；申办者应当以书面通知研究者/研究机构关于记录保存的要求，当试验相关记录不再需要时应书面通报研究者/研究机构。

**A：申办者负责药品的哪些方面？**

B：申办者负责向研究者提供试验用药品；在得到全部所需要文件（如 IRB/IEC 和管理当局的批准/赞成意见）之前不得向研究者/研究机构提供试验药物；申办者应当保证试验用药品（包括活性对照品和安慰剂）按照适用的 GMP 生产，编码和标签的方式应适合于保护盲法；申办者应当确保书面操作程序包含研究者/研究机构应当遵循的关于试验用药品的处理和储存的说明及其文件；申办者要确保按时将试验用药品送达研究者，还要保存试验用药品的运输、接收、分发、收回和销毁记录；采取步骤以保证试验用药品在整个使用期内的稳定性。

**A：关于临床监查，E6 提出了哪些要求？**

B：申办者应当建立一个系统的、优化的、基于风险的方法来监查临床试验。可以选择现场监查、现场监查与中心化监查相结合，如果有充分的理由，可以只做中心化监查。现场监查是在临床试验实施的中心进行。中心化监查是对收集的数据进行远程评估，由具有相应资质并经过培训的人员来完成，如数据管理员、生物统计师。中心化监查程序是对现场监查的补充，能够降低现场监查的范围和频率，并能帮助区分可靠数据与可能不可靠的数据。

E6 中给出了监察员的 17 项基本职责，包括核实研究者是否遵循已批准的方案、每个受试者参加试验之前是否已经签过书面的知情同意、报告受试者招募的进度与质量、保证源文件和其他试验记录是准确的、完整的、保持更新并都适当存储等。

**A：监察报告都包含哪些内容？**

B：监查者在每一次进行试验单位现场访问或与试验有关的交流后，应当向申办者递交书面报告；报告应当包括日期、地点、监查者姓名、研究者或所接触的其他人员姓名；报告应当包括监查者检查内容的摘要，监查员关于有意义发现 / 事实的陈述，偏离和不足，结论，已采取的或将采取的措施，和（或）为保护依从性建议的措施；申办者对监查报告的审评和随访应当有申办者指定的代表做成文件。

**A：稽查和监查有哪些区别？**

B：关于设立的目的，监查员主要负责核实受试者的权利和健康是否得到了保护，所报告的试验数据是否准确和完整、是否符合 GCP 要求。稽查的目的是要保证临床研究高质量的实施，同时还要符合方案、SOP、GCP 和有关法律法规的要求。稽查是质量控制的一部分，稽查部门是完全独立于项目之外的，所以稽查员不能是临床试验项目管理团队中的人员。申办者应当指定一个独立于临床试验 / 体系的人实施稽查。相反，监查员可以是临床研究系统之内的人。监查员由申办者指定，是申办者和研究者之间的主要联系人，应当受过培训，掌握临床、试验用药品的相关知识以及法律规定。

**A：在文件部分中，一份临床试验方案需要包括哪些内容？**

**B：**主要包括 16 部分内容。①概要资料：包括试验名称、研究各方的人员与联系方式等；②背景资料：包括前期研究中一些有临床意义的发现、GCP 适用性声明等；③试验目的；④试验设计：包括盲法、对照、变量、给药方案、试验周期等；⑤受试者的入选、排除和退出；⑥受试者的治疗；⑦有效性评价；⑧安全性评价；⑨统计；⑩数据访问权限的说明；⑪ 质量控制和质量保证；⑫ 伦理学考虑；⑬ 数据处理和记录保存；⑭ 财务和保险；⑮ 结果发表方法；⑯ 补充。

**A：除临床试验方案外，E6 还对研究者手册进行了介绍，何为研究者手册，其作用是什么？**

**B：**研究者手册简称 IB，其目的是向研究者和参与试验的其他人员提供资料，帮助其了解方案的许多关键特征的基本原理并遵循这些关键特征，如剂量、剂量频度 / 间隔、给药方法和安全性监查程序。IB 也提供关于临床试验期间对研究对象临床管理的见解。资料应当以简明、客观、非宣传性的形式，使医生或潜在的研究者了解手册的内容，对于所提议试验的合理性做出无偏倚的风险 - 利益评价。因此，合格的医学人士一般会参加 IB 的编写，但是 IB 的内容应当得到产生所描述数据学科的认可。

E6 描绘的是 IB 应当包括的最低限度资料并为其编排提出建议。可以预料，可用到的资料类型和范围将随试验用药品的开发阶段发生变化。如果试验用药品上市，并且它的药理学为广大医学从业者了解，可能就不需要一本详尽的 IB。若管理当局许可，可以选择一本基本的产品资料手册，包装说明或标签，只要它们包括试验用药品最新的、综合性的、详细的各方面的资料。如果正在研究已上市产品的新用途（即新适应证），应当特别准备一份关于该新用途的 IB。IB 至少应当一年审评一次，必要时按照申办者的书面程序修改。根据新药的发展阶段和得到的有关新资料，或许需要更频繁地进行修改。但是，依照 GCP 要求，有关的新资料可能很重要，在将其列入修改的 IB 之前，需要通知研究者、IRB/IEC，或管理当局。

**A：研究者手册都包括哪些内容？**

B：它的内容应至少包括：①目录。②摘要：关于试验用药品的研发概要，一般不超过 2 页。③前言。④物理化学性质、药学性质和处方。⑤非临床研究：这部分需要概述非临床研究的结果，包括摘要、非临床药理学、动物的药代动力学和药物代谢、毒理学信息。⑥在人类的应用：这部分应当提供试验用药品在人类的已知作用的充分讨论，包括关于药物动力学、代谢、药效学、剂量反应、安全性、有效性和其他药理学领域。只要可能，应当提供每一个已经完成的临床试验的摘要。还应当提供试验用药品在临床试验以外的用途的结果，如上市期间的经验。⑦供研究者参考的数据和指南摘要。

研究者手册的总目的是让研究者对可能的风险和不良反应，以及临床试验中可能需要的特殊检查、观察资料和防范措施有一个清楚的了解。这种了解应当以可得到的关于研究该药物的物理、化学、药学、药理、毒理和临床资料为基础。根据先前人类的经验和试验用药品的药理学，指南也应向临床研究者提供可能的过量服药和药品不良反应的识别和处理。

**A：临床试验必需文件能够体现出临床研究质量，对临床研究进行评估，同时体现数据质量。ICH 对这一章的设立有什么意义？**

B：通过必需文件可以看到研究者、申办方和监查员是否按照 GCP、相关法律法规、临床研究方案实施临床研究。临床试验必需文件是申办方稽查或者药监局视察必查的内容。通过稽查和视察，可以倒推出临床研究的质量，数据是否真实完整。

**A：临床试验必需文件主要包括哪些内容？**

B：第八部分列出了所有的临床试验必需文件清单，根据试验的不同阶段分为三个部分：临床试验开始前、临床试验进行中以及临床试验结束后。总文件夹在临床试验开始之前就应建立并准备好不同类别的文件夹，如研究者文件夹、申办方文件夹。临床研究结束前监查员要应对所有文件夹进行最后一次监查，确认文件齐全并符合要求。

**A：ICH-GCP 已经进入了新的修订周期 R（3），这次修订主要内容是什么，都有哪些计划？**

B：2019 年 6 月，ICH 大会批准新议题：《E6（R3）：药物临床试验质量管理规范（GCP）》。同年 11 月，《E6（R3）概念文件》和《业务计划》获得 ICH 管理委员会批准，E6（R3）专家工作组（EWG）同时成立，启动对 ICH-GCP 的全面修订。

《E6（R3）概念文件》指出，计划通过此次修订，将 GCP 的原则应用于日益多样化的临床试验类型以及支持药品监管和相关医疗决策的数据中，并在任何适当的情况下促进临床试验的技术创新。E6（R3）最终将由总体原则、目标文件、附件 1（干预性临床试验）和附件 2（非传统干预性临床试验的附加考虑）构成。总体原则、目标文件以及附件 1 将取代现行版 E6（R2）。EWG 在此次修订过程中，希望加强多方面的参与，广泛听取意见。

**A：目前 R（2）面临哪些问题？**

B：在 ICH E6 最初起草后的 20 年里，临床试验愈加复杂，体现在试验设计、技术应用、收集的数据量以及中心检测单位或其他服务供应方的参与。ICH E6（R2）制定中已包括了多个补遗，以阐述新兴的电子数据使用与风险管理流程。然而，自 ICH E6（R2）制定以来，临床试验继续在试验设计和技术创新方面不断发展。E6（R3）的制定，被期望能聚焦于关键原则与目标，为各种不同的临床试验设计提供指导。E6（R2）引入了一个重点，即在临床试验的设计和实施中，使用基于风险与风险相称的方法。E6（R3）旨在进一步推进此概念，并鼓励有关各方应用此方法。

此外，在临床试验之外基于医疗健康目的而产生的数据，或使用创新性技术工具采集的数据，正在被探索用于支持药物监管和医疗健康决策，并在这方面发挥越来越重要的作用。然而，E6（R2）并不是完全被设计用于针对新兴技术、试验设计中的创新、数据来源的多样性、检测单位和服务提供方，或者针对在现有的临床试验环境中不断出现的复杂性。在缺少现代化指导原则的情况下，可参考 E6 中的现行规定，即使现行规定可能不完全适用于这些技术，或利益相关方可能无法采用现行的要求。在新科技中运用现行标准显然充满了挑战。因此，临床试验的设计和实施，特别包括研究中心、检测单位或服务提供方的活动和记录的保存，可能无法充分利用技术创新的全部优势，以及与受试者保护、数据完整性或其他公共卫生考虑有关的基于风险考虑的全部潜力。

关于 GCP 的具体要求请读者参考指南原文。

# *E7* 特殊人群的研究：老年医学

**A：对于一些特殊人群，特别是老年人来说，由于与普通人群代谢不同、经常出现合并用药的情况，所以在这个人群的用药需要特别注意。在 E7 指南中是如何定义老年人群的？**

B：老年人群的一般定义为大于等于 65 岁的人群，但 E7 中建议，临床试验应尽量包含更大年龄，比如 75 岁的患者，并且不要规定入组的年龄上限。更重要的是不应该排除伴随有其他疾病的患者，只有通过观察这些病人，才能观察到药物和疾病的相互作用。用药目标人群的年龄越大，越有必要在研究中包含高龄老年人，保证人群具有充分的代表性。

**A：哪些药物需要进行老年人群的临床试验？**

B：主要将纳入试验的药物分为四类：第一类是老年人应用的新药，比如该药治疗的是一种典型的老年病（如阿尔茨海默病）或该药的目标治疗人群中包含相当数量的老年病人（如高血压）；第二类是对于一些改良型新药，当需要考虑到老年人群常见情况时（如肝肾功能不全、心功能不全、伴随其他疾病等）；第三类是对于改良型新药，如果可能改变老年病人的安全性、有效性或耐受性时；第四类是对老年人有明显应用价值的药物新用法。

**A：对于这些药物，在临床试验中纳入老年人群的时间和数量有什么考虑？包括哪些研究内容？**

B：临床研发项目中的老年患者（包括接受合并用药和存在伴随疾病的患者）应具有适当的代表性，以充分表征老年人群用药的有效性和安全性，并且能够与非老年人群进行比较。一般来说需要在 III 期临床试验数据库中包含老年人，或依照申办者的意见在Ⅱ期临床试验中就纳入。

将参加临床试验人数划分为三类：第一类是药物治疗的目标人群不只是老年人时，至少需要100名老年患者进入试验以检测是否存在临床的重要差异。第二类对于用于治疗相对罕见疾病的药物，只需较少的老年患者。第三类是当治疗的疾病与年龄相关，则老年病人需要占受试人群的绝大多数。研究内容最重要的是药代动力学研究和药物相互作用研究，在某些情况下也需要进行药效学剂量效应研究。

# *E8*　临床研究的一般考虑

**A：E 部分的指导原则几乎都是关于临床试验的。为什么需要编写 E8 临床研究的一般考虑指导原则？**

B：E8 指南的目的是阐述在新药的个别临床研究或整体开发策略中，国际上普遍接受的原则与惯例。通过对基本原则、基本方法和相关术语达成的共识，也益于评价与接受国外临床研究数据。指南中概述了临床安全性和有效性的 ICH 文件，以便于使用者从中查阅与临床研究有关的指南。另外还分类提供了其他指南中出现的与临床研究有关的术语并指明了出处。

**A：根据 E8 要求，开展临床试验工作有什么基本原则？**

B：基本原则有三点。①临床对象的保护：在任何临床研究开始之前，其非临床研究或先前临床研究的结果必须足以证明，药物在所推荐的人体研究中有可接受的安全性。②科学地设计实施试验和分析结果：临床试验应根据合理的科学原则进行设计、操作、分析以达到预期目的，并出具适当的报告。药物临床研究的核心在于提出重要的问题并用适宜的研究设计和结果来回答这些问题。药物进行一系列研究的根本逻辑是：先前研究的结果应影响后续研究的计划。研究计划应经常随着研究结果而做适当的改变。③患者参与研究设计：在临床研究的设计、计划和实施过程中，接受患者和（或）患者组织的建议，有助于确保获取来自所有角度的信息。可以让患者对药物研发的所有阶段提出看法。让患者参与研究设计的早期阶段可能会增加其对研究的信任，益于招募患者和提高患者依从性。患者还可提供与病情共存的观点，这有助于确定对患者有意义的终点，有助于选择合适的人群和研究持续时间，及使用正确的对照。这最终支持研发更适合患者需求的药物。

**A：具体来讲，临床研究有哪些考虑？**

B：这里指导原则分为两大部分：一是药物研发计划方面的考虑；二是单项临床试验的考虑。在药物研发计划中，涉及四个方面：第一是非临床研究，需要考虑非临床研究与临床试验的衔接；二是研发阶段药物的质量，可以将生物等效性试验与制剂处方研发和剂量开发相联系，更有助于全面理解药物的特性；三是对临床药物开发的四个阶段（阶段Ⅰ～阶段Ⅳ）的考虑；最后一点考虑是包括药物代谢研究、药物间相互作用研究和特殊人群三方面的特殊考虑。

**A：可以详细地介绍一下临床药物开发的四个阶段吗？**

B：临床药物开发常被分为四个时间阶段，也就是常说的Ⅰ期临床到Ⅳ期临床。需要注意的是，临床试验的分类并不能仅仅根据时间阶段的概念，因为同一类试验可能会在几个阶段中开展。分期的概念仅是一种描述，而不是必需的模式。研究分期的概念并不意味着研究必须按照固定的顺序进行，因为对于某些药物来说，按照典型的顺序进行的研发计划是不适宜或者不必要的。以下内容是分别介绍四个阶段的开始时间、研究目的。

当研究的新药首次用于人体即表明Ⅰ期临床开始。Ⅰ期研究中最典型的研究是人体药理学研究。Ⅰ期研究通常是非治疗目的，可能在健康志愿者或某类患者中进行。具有潜在毒性的药物（如细胞毒性药物）通常选择患者作为研究对象。Ⅰ期研究可以是开放、自身对照的，也可以为了提高观察的有效性，采用随机和盲法。Ⅰ期研究通常涉及初始安全性和耐受性评估、药物动力学、药效学评价和药物活性的早期测定这几个方面。

当以探索药物治疗作用为首要目的时即可认为Ⅱ期临床研究开始。Ⅱ期中最典型研究是疗效探索。Ⅱ期研究的一个重要目标是为Ⅲ期临床确定给药剂量和给药方案。Ⅱ期临床的早期研究常采用剂量递增设计，以初步评价药物剂量－效应关系；后期研究采用平行剂量－效应设计，确定药物对可疑适应证的剂量－效应关系。

当以论证治疗受益作为研究的首要目的时即可认为Ⅲ期临床研究开始。

Ⅲ期中最典型研究是治疗作用确证。Ⅲ期研究目的在于为获得上市许可提供足够的证据，研究内容涉及剂量 – 效应关系的进一步探索，或对更广泛人群、疾病的不同阶段，或合并用药的用药研究。

药物获准上市后开始Ⅳ期临床。Ⅳ期中多形式研究是临床应用，研究不局限于以往对药物安全性、有效性和剂量界定的论证，并只涉及已批准的适应证。

**A：除上述讲解过的药物研发计划中的考虑外，在单项临床试验中还有哪些考虑？**

B：E8 指导原则中对单项临床试验的目的、设计、操作、分析和报告等五项内容给了详细的考虑要点。当一些特殊环境或特殊人群作为研发计划的一部分时，也需要特殊考虑。首先，研究目的应该清晰地陈述应选择合适的研究设计以获得需要的信息。研究设计包括平行对照、交叉、析因、剂量递增和固定的剂量 – 剂量效应，具体可参考 E4、E6、E9 和 E10 指南。在设计时，需要考虑试验对象的选择和数量、对照组的设置、研究变量的选择、减少偏倚的方法等。操作时，研究必须遵照设计方案，并符合 GCP。如果设计方案需要修改，必须提供研究方案附件以阐明修改的合理性。在分析时，应考虑对象分配方法、效应变量的评价方法、被检验的特定假设以及包括早期研究中断和违背计划书等一般问题在内的分析步骤，这部分可参考 E6 和 E9。报告的书写按 ICH 指南规定格式书写即可，可参考 E3 和 E6 指南。

**A：研究数据应可靠地包含进行、监测和分析研究所需的信息，那么研究数据的分类有哪些呢？**

B：研究数据可以大致分为两类：①专门为本研究生成的数据；②从本研究外部获得的数据。这两种类型之间的区别可能并不总是清晰的。例如：临床研究数据可以通过病例报告表、实验室检测和其他机制在预定的研究访问期间收集，同时也包括从现有医疗记录中获得的信息。在这种情况下，这两种数据源的数据构成了临床数据库。

A：以质量方法来设计研究需要清晰明确的研究目的、可行性高的研究设计、科学有效的研究假设，因此关键质量因素的确定至关重要。确定关键质量因素的有哪些好的方法？

B：首先形成支持开放式对话的文化，创造一种重视和激励批判性思维和对质量的开放式对话的文化，鼓励对确定何为特定研究或研发计划中的关键质量因素进行积极的对话，并在必要时研发确保质量的创新方法。其次关注对研究关键的活动，重点关注对患者而言研究结果的可靠性且有意义，以及对研究受试者的安全和伦理准则至关重要的活动。还可以鼓励利益相关者参与到研究设计，临床研究设计最好具有来自广泛的利益相关者的信息输入，包括患者和治疗医生。可通过成功结束的研究的直接参与人员（例如临床研究人员、研究协调员和其他中心工作人员以及患者/患者组织），了解将质量引入研究的过程，对问题提出有价值的见解。最后确认关键质量因素，以积累的经验和知识为基础，定期审查关键质量因素，以确定是否需要调整风险控制机制，因为一旦研究开始，可能会出现新的或未预测到的问题。

# *E9* 临床试验统计学指导原则

### A：能否阐述 ICH E9 文件订立初期的背景？

B：药品的有效性和安全性需要由临床试验来论证。临床试验需遵循 ICH 在 1996 年 5 月 1 日通过的 "临床试验管理规范（Good Clinical Practice，GCP）：联合指导原则"（ICH E6）。统计学在临床试验设计与分析中的作用要点在 ICH 指导中已阐明。由于统计学研究在临床试验中的不断发展，加以临床研究对药物注册及一般保健工作的重要作用，使得有关临床试验统计方面的简洁文件变得十分必要。该指导订立初期目的在于协调欧洲、日本和美国在进行药品上市申请的临床试验时所应用的统计学方法的原则。作为起点，该指导运用了医疗制品专卖委员会（Committee for Proprietary Medicinal Products，CPMP）在题为《医药制品申请上市许可的临床试验中的生物统计方法》（Biostatistical methodology in clinical trails in applications for marketing authorizations for medicinal products，1994 年 12 月）中的指导意见，并参照了日本健康与福利部的《临床研究中的统计分析指导》（1992 年 3 月），及美国食品药品管理局（Food and Drug Administration，FDA）的《新药申请中临床与统计部分的格式与内容指导》（1988 年 7 月）的有关内容。涉及统计学原理与方法的有关论题也包含在 ICH 的其他指导中。

### A：请阐述 E9 指导原则的适用范围。

B：E9 指导原则专门论述统计学原理，不涉及具体的统计步骤或方法。保证原则得到正确实施的具体步骤是申办者的职责。该指导原则对临床试验中的资料综合亦作了讨论，但不作为重点。有关数据处理及临床试验监察活动的原则及步骤已在 ICH 指导原则其他部分论述，此处不赘述。该指导原则主要用于临床试验后期，大多数是疗效的验证性试验。除有效性之外，验证性试验可以用安全性变量作为其主要变量（不良事件、临床实验室变量、心电图数据等），或以药效、药代动力学变量为主要变量（如验证生物等效性的试验）。其次，有些确定性的结果要从各个研究的资料中综合而得，本指导中有些原则可用于这类情况。最后，尽管早期的药物试验阶段本质上主要是探索性的临床试验，统计学原则也依旧与这类临床试验有关。因此，本文件的内容应尽可能用到临床试验的所有阶段。

**A：使用 E9 来指导临床试验的统计工作有什么样的预期目的和意义呢？**

B：在临床试验过程中使用 E9 的目的在于使偏倚最小、精度最高。本指导原则旨在为申办者所研究药物在整个临床发展阶段的临床试验中如何进行设计、实施、分析和评价提供指导，有助于在临床试验晚期阶段负责准备申请书或者评价有效性和安全性证据的科学工作者。

**A：能不能解释一下什么是偏倚？**

B：偏倚是指临床试验中任何与设计、执行、结果的分析与解释等有关的因素，导致治疗效应的估计值与真值偏离的系统性倾向。应尽可能完全地调查偏倚的可能来源，以便事先采取措施限制这些偏倚。由于偏倚常在不知不觉中发生，且难以直接测量，因而评价试验结果和主要结论的稳健性就显得尤为重要。稳健性是指关于总体结论对于数据、假设和数据分析方法的各种局限性的敏感性。稳健性意味着对不同假设条件下或者不同的分析方法进行的分析对所得治疗效应和试验的主要结论没有实质性的影响。统计学上对治疗效应、治疗间比较的不确定性统计度量的说明应包含偏倚对 $P$ 值、可信区间或统计推断的影响。

**A：E9 指导原则具体的框架是怎样的？**

B：E9 指导原则主要包括临床试验设计、实施和结果分析三个方面的知识。

**A：关于第一个方面，临床试验设计方面有哪些需要注意的问题？**

B：从临床试验整体设计看来，主要包括临床试验内容、范围及如何设计以减少偏倚等三个方面，在细节上还应关注临床试验所采取类型、多中心临床试验开展、类型比较、成组序贯设计、样本量选择等五个问题。

**A：在进行临床试验设计前，通常应有开发计划作为指导，能否简述开发计划有哪些要点？**

B：新药临床试验的主要目标是寻找药物是否存在既安全又有效的用法与用量，在此范围内，风险利益比是可接受的，同时还要确定可能由该药得到好处的特定对象及使用适应证。为满足这一总目标需要一个临床试验的流程，每一步均有特定的目标（参见 ICH E8）。这需要在临床研究计划中或一系列计划中阐明，这些计划中具有适当的决策点，并且需有灵活性，以便随认识的提高而对其进行修订。每一个上市申请均需清晰地描述其计划的主要内容，以及每次试验的作用。对整个试验所提供的证据的解释和评价包含了对每次试验提供的证据的综合。若能保证在每次试验中采用一些约定标准，如医学术语的标准化、主要测量的定义与时间表、处理偏离试验方案的方法等，将有助于对各次试验的综合。当多个试验中都论及同样的医学问题时，则统计学上的概括或后期综合分析（meta analysis）将提供更丰富的信息。可能的话，应预先在计划中加以考虑，使相应的试验得到明确定义，指明设计的共同特点。可能影响共同计划中的试验的其他主要统计学问题亦需在计划中陈述。在每一个为上市申请而做的临床试验中，所有有关设计、执行和拟采用的分析方法的主要细节等均应在试验开始前所写的试验方案中阐明。按照试验方案中各步骤执行的依从程度，以及对事先的计划进行主要分析，将有助于提高最终结果和试验结论的可信度。研究计划的制订及修改必须经负责人员的批准，包括试验统计学专业人员。参与研究的试验统计学专业人员要保证研究方案以及修订方案中清楚正确地覆盖所有相关的统计学问题，并使用恰当术语叙述。同时，正如在"临床试验管理规范的 ICH E6"中所指出的，所有与临床有关的统计工作的具体责任将由有相当资格且富有经验的统计学专业人员负责。试验统计学专业人员在与其他临床试验专家合作时，其作用和职责为确保用于药物开发的临床试验中统计学原理的恰当应用。因此，试验统计学专业人员应在这方面受过良好的培训，并具有丰富的经验以执行 E9 指导原则。

**A：在临床试验内容中，E9 指导原则中把临床试验分为探索性试验及验证性试验，这两类试验分别指的是什么呢？**

B：临床试验的主要目的是寻找药物合理用法用量、适用人群及适应证，通常需要制定合理的新药开发计划，包含目标以及具体的试验流程，一般以验证性试验及探索性试验进行。验证性试验，是指一种事先提出假设，并对其进行验证有对照的试验。通过验证性试验，可以为新药提供有效性及安全性的有力证据。在验证性试验中，根据试验的主要目的，提出并事先定义假设，在试验完成后进行检验。这类试验的关键点在于严格按照试验方案及标准操作进行临床试验；其次是试验设计的合理性及稳健性。验证性试验主要是对所提出的假设提供坚实的依据，因此坚持按试验方案及标准操作步骤进行试验尤为重要；一些不可避免的改变需要给予解释并提供书面材料，并检查由此所产生的影响。对每个这类试验方案的合理性，以及其他主要的统计方面如分析计划的主要特点等均需在试验方案中陈述。每个试验只能提出解决少量的问题。使用验证性试验为所提出的假设寻找有力的证据以说明所开发的药物对临床是有益的，那么验证性试验必须就提出的有关安全性及有效性的每一个关键性的临床问题给予充分的回答。另外，推论到目标患者人群的基础得以理解和解释很重要，这也会影响到所需的中心和试验的数目及类型。而提高验证性试验稳健性，通常基于一系列探索性试验等早期临床工作。最后，验证性试验的必要性及其设计几乎总是基于一系列探索性试验的早期临床工作。探索性研究通常有清晰和明确的目标，但与验证性研究相比，探索性试验的主要目的并不在于对预先提出的假设进行简单的检验。此外，探索性试验有时需要采用更为灵活以及可变的方法进行设计，以便根据逐渐积累的结果对试验进行适当的修改。因此，虽然这类试验所得出的结论证据有效性较低，但却能为后续验证性试验提供一定的科学依据。单个试验往往同时具有探索和验证两方面。例如，在大多数验证性试验中，常对资料进行探索性分析，作为解释并支持它们发现的基础，并为后续研究提出进一步的假设。试验方案中须明确区分探索和验证这两方面的内容。

A：临床试验针对的研究主体范围的前期设计有哪些需要注意的地方？

B：在药物开发的早期阶段，临床试验研究对象的选择在很大程度上受到主观影响，即希望最大可能地观察到期望的临床疗效，因此，研究对象往往是病人总体中很局限的、最容易显示疗效的一小部分。但在验证性试验阶段，试验对象须更具代表性。因此在这些试验中，在保持研究对象的同质性以便精确估计治疗效应的条件下，尽可能地放宽纳入和排除标准。由于地理位置、研究时间，以及特定的研究者和医疗单位的医疗实践等因素的影响，没有一个单一的临床试验能完全代表将来的使用者。尽管如此，我们应尽可能减少上述因素的影响，并在对试验结果的解释中加以讨论。

A：在临床试验设计时，变量设计是一个非常重要的考虑要点，变量类型都有哪些呢？

B：变量，也就是常说的终点，是检测及评价试验结果而设定的与临床表现相关的证据，选择不同的变量形式，将对试验假设及其结果产生一定的影响，所以应该根据不同的需要设定不同的变量形式，下面是 4 组不同的变量。①主要变量及次要变量。主要变量指能够就试验的主要目的提供与临床最有关的且最可信的证据的有效变量，通常主要变量只有一个。当需要使用多个主要变量时，每个变量应足以覆盖治疗的有效范围，但应有明确使用多个主要变量的证据。次要变量是与主要目的相关支持性的变量，或与次要目的相关的疗效变量。②单一变量及复合变量。单一变量是指仅使用单个检测数值对临床表现进行描述，单一变量有多种形式，其中，将客观变量和研究者对病人状态的改变情况结合起来并形成顺序分类等级尺度的变量，为全局评价变量。复合变量，是指在无法使用单一主要变量进行评价时，可应用预先确定的算法来结合或组合多个测定值，使其组合一个"复合的变量"。③间接变量，指在直接测定临床效果不可能或不实际时，提供效果间接测定的变量。④分类变量，是对连续变量进行分类后所得的变量。

**A：临床试验的设计应该尽可能地减少试验实施过程中的偏倚，提高稳健性。那么减少偏倚的方法有哪些？**

B：在临床试验中，避免偏倚的两个重要设计技巧是盲法和随机化，大多数这样的设计采用双盲法，对控制在临床试验的实施以及对结果解释时产生有意或无意的偏倚有帮助。同时，随机化为临床试验引入了一个仔细安排的随机要素。在后续的试验资料分析中，它提供了定量评价处理效应的统计基础，使各治疗组的预期因素、已知和未知的分布趋于相似。与盲法合用，随机化有助于避免在病例的选择和分组时因处理分配的可预测性而可能导致的偏倚。

**A：临床试验盲法设计基于哪些原则呢？**

B：临床试验过程中参与者有意或无意产生很多偏倚，例如出于对治疗的了解而对病例的搜集和安排、对病人的照顾、病人对治疗的态度、对终点的评价、对失访的处理、在分析中数据的剔除等，行为产生的影响在经过盲法处理后能一定程度上减少参与者的主观判断。其中，双盲试验是所有病人及所有参与治疗或临床评定的申办者及研究人员均不知道谁接受的是何种处理，包括挑选合格病人者、评价结局者或按照设计方案评价依从性者。这种盲法要持续整个试验实施过程，只有当数据整理到其质量能接受的水平时，方可对适当的人员揭盲。如确需要有不参与治疗和临床评价的人知道治疗编码（如生物分析学家，参与严重不良事件报告的审视员等），项目申办人必须制定适当的标准操作规程，以防治疗编码不适当地扩散。在单盲试验中，研究者或其成员知道采用的是何种治疗方式，但病人不知道，或者正相反。在开放性试验中，所有的人均知道采用的是何种治疗方式。当中以双盲设计为最优方法。需要试验中所采用的治疗方法在用药前或用药时无法从外观、味道等方面识别出来，且在整个试验均保持盲法。要做到双盲，会遇到很多困难：两种处理方法可能完全不同，如手术治疗和药物治疗；两种药物是两种不同的剂型，虽然用胶囊技术可使用两者无法分辨，但改变剂型可能会改变药代动力学或药效学的特性，因此需要建立剂型的生物等效性。两种药物每天的用法不同，在这些情况下要实现双盲法就要采用"双模拟"技术，即病人同时接受两套药物治疗方案，其中一套治疗方案为 A 药的有效版本而另一套方案则为 B 药的安慰剂版本。但是这一技术有时会使用药计划十分不寻常，以至于对病人的积极性和依从性产生负面影响。伦理上的困难也会干扰其应用，例如必须进行无用的手术操作。由于所采用的治疗出现了效果，可能使双盲遭到部分损害。在这种情况下，不让研究者和有关申办者知道某些检验结果（如某些临床实验室检验结果），可以使盲法得到改善。在非盲法试验中，唯一的或特别的治疗效果可能无法不让病人知道，则可考虑采用类似的方法以使偏倚达到最小。如果双盲不可行，则应考虑用单盲。然而在某些情况下，只有开放性试验才可行或符合伦理。单盲和非盲使试验更具灵活性，但特别重要的是，研究者知道下一个病人接受哪种处理，不应影响对下一个进入研究的病人的纳入，病人纳入最好在研究者知道随机化的治疗之前。对这些试验，应考虑用中心化的随机化方法，如用电话通知指定随机化的治疗方法。在这两种情况下，进行临床评判的医务人员不应参与治疗，而且在评判过程中始终处于盲态。在单盲或非盲试验中，应尽最大努力使偏倚来源达到最小，主要变量应尽可能地客观。均应在试验方案中说明采用不同程度盲法的理由以及通过其他方法使偏倚达到最小的步骤。例如，申办者应当有适当的标准操作步骤以保证在数据进行分析前的数据库清理过程中，适当地限制对治疗编码的接触。只有在病人的治疗医生认为，为了病人的治疗效果必须了解病人所接受的治疗时，才能对此病人揭盲。任何有意或无意地破盲都须在试验结束时报告并给予解释。揭盲的过程及时间亦需在报告中说明。

**A：关于临床试验的随机化，又有哪些要点呢？**

**B：**在临床试验中，我们根据试验性质和实际情况设计随机化方法，并采用随机化一览表记录对病人进行治疗的随机安排。虽然无限制条件的随机化是可接受的，但在区组随机地安排病人的方法更具优越性。这将有助于增加治疗组间的可比性，特别当病例的某些特征随时间而变化，如接纳病人策略的改变。它还更能保证各治疗组的样本量几乎相等。在交叉试验中，它提供了一个较高效率且更易于解释的平衡设计的方法。在确定区组的大小时需注意，每个区组应尽可能地小，以防不均衡；又要足够大，避免对区组序列末尾的可预测性。研究者及其他有关人员应对区组的大小保持盲态；用两种或以上的区组大小，每个区组的大小随机决定，可达到同样目的。在多中心试验中，应按中心组织随机化过程。提倡为每一个中心建立一张单独的随机表，也即按中心分层，或将某几个整的区组分到一个中心。一般，为了使各层趋于均衡，按照基线资料中的重要预后因素（如疾病的严重程度、年龄、性别等）进行分层，有时对促使层内的均衡安排也是很有价值的。很少需要多于两个或三个的分层因素，因为很难达到平衡且很麻烦。倘若试验的其余步骤可以调整以适应的话，应用动态分配的方法有利于在一些分层因素中达到平衡。随机化时被分层的因素在以后分析中应加以说明。下一个被随机化进入试验的病人总是按随机化分配计划（如果是分层随机化，则是相应的层）中的下一个数字接受相应的治疗。下一个病例所接受的数字及相应的治疗只应在确认该病例进入试验的随机化部分后才分配，使人容易预测的（如区组的长度等）随机化细节不应包含在试验方案中。随机化计划由申办者或一个独立的组织以确保整个试验按盲法进行的方式安全存档。在整个试验中，查阅随机化表必须考虑到在应急情况下对任何病例不得不揭盲的可能性。揭盲所采取的步骤、必要的文件、后续病例的治疗方法的评价均需在试验方案中写明。动态分配是另一种随机化方法，即病人接受何种治疗取决于当前各治疗组的平衡情况，在分层试验中，取决于病人所属的层内平衡情况。应当避免确定性的分配法，应对每一个治疗的安排列入适当的随机化成分。必须尽一切努力确保试验是双盲的。例如，治疗编码仅限于控制动态分配的中心试验办公室的有关人员才知道，一般通过电话告知。这也容许另外对入组标准进行考核和入组，这对有些多中心试验是有价值的。可采用一般的双盲试验，事先将药物包装并编号，但不必依次选用。最好选用一个合适的计算机算法，不让试验中心办公室的人知道治疗编码。如果考虑使用动态分配法，操作复杂性，以及潜在的对分析的影响必须仔细评价。

**A：关于临床试验的设计类型，能为读者介绍一下临床试验设计有哪些方法吗？**

B：常用的有四种临床试验设计。①平行组设计是最常见的验证性临床试验设计，按照剂量及对照的不同进行分组，然后将个体随机分配到其中的一组，每组分别施以不同的治疗方案。该试验原理简单，但分析结果时较为困难。②第二种是交叉设计，指按事先设计好的试验顺序，在各个时期对受试者逐一实施不同的治疗方案，以比较各治疗组间的差异。交叉设计是将自身比较和组间比较设计思路综合应用的一种设计方法，它可以控制个体间的差异，同时减少受试者的人数。但治疗阶段之间会有洗脱期，若洗脱期不足，药物可能产生延滞作用。③第三种是析因设计，指通过试验用药物剂量的不同组合，对两个或多个试验用药物进行评价，不仅可检验每个试验用药物各剂量间的差异，而且可以检验各试验用药物间是否存在交互作用，或探索两种药物不同剂量的适当组合。④第四种是成组序贯设计，指通过对整体试验进行连续的分段，且保证每段病例数相同、试验组及对照组病例数比例与总样本一致的情况下，对每一段的试验结果进行分析并决定是否继续试验的一种试验设计。成组序贯设计常用于下列两种情况：第一种，试验药与对照药的疗效相差比较大的情况，但病例数较为稀少且临床观察需要较长的时间。第二种，怀疑试验药物有较高的不良反应发生率，采用成组序贯设计可以较早的终止试验。

**A：由于临床试验具有不同的比较类型，如优效性试验、非劣效性试验、等效性试验等，这些临床试验比较类型都有哪些特点呢？**

B：优效性试验一般通过对照试验显示新药疗效优于安慰剂或阳性对照，因而为患者提供更具优势的治疗方案。对于严重疾病来说，如果已经有优效性试验证实存在很有效的治疗方案，而采用安慰剂对照，就有悖伦理。此时应考虑合乎科学地阳性对照。在某些情况下，所研究的产品与某治疗相比的目的并不是为了证实优效性，这时需要考虑进行等效性试验或非劣效性试验，主要的目的是显示两种或多种治疗结果在临床中无明显差异，或显示一种药物疗效在临床中不劣于另一种药物。生物等效性试验属等效性试验。有时进行临床等效性试验是为了其他法规上的理由。例如，非专利产品与市售产品相比，当混合物不被吸收，血液中无法检出时，需要验证二者临床等效性。还有一种是显示剂量–反应关系的试验设计，主要目的在于确定新药是否有效，同时估计适宜的最初剂量及最大剂量，并确定个别剂量调整的最优策略。为这些目的，需要有一组不同剂量，如果合适的话，包括安慰剂（零剂量）的观察资料。为此，参数估计应包括可信区间的构建，以及建立图形的方法将与统计检验同样重要。所用的假设检验方法必须适应剂量的自然顺序，或关于剂量–反应曲线形状（如单调性）的一些特殊问题。

**A：在阳性对照选择上，E9 指导原则提出了哪些原则？**

B：一个合适的阳性对照，应当是普遍应用的，其相应指征的效果已经由设计良好并且有很好资料的优效性试验所确定和定量，并明确其可以在认真设计的阳性对照试验中表现出相似的效果。为此，新的试验必须与前述有效性试验具有同样的重要设计特点（主要变量、阳性对照的剂量、合格标准等）。在这种试验中，阳性对照药清楚地显示了临床疗效，充分考虑与新试验有关的临床和统计实践的进展。

**A：临床试验的样本量是很多人都关心的话题，它既关系到统计结果的可信度，也关系到企业的成本，E9 指导原则中对于样本量的选择是怎样介绍的呢？**

B：临床试验中所需的样本量应足够大，以确保对所提出的问题给予可靠的回答。样本的大小通常以试验的主要指标来确定。同时应考虑试验设计类型、比较类型等。样本量的确定与以下因素有关，即设计的类型、主要指标的性质、临床上认为有意义的差值、检验统计量、检验假设、Ⅰ 类和 Ⅱ 类错误的概率等。Ⅰ 类错误为错误拒绝零假设的概率、Ⅱ 类错误为错误地不拒绝零假设的概率。在验证性试验中，样本量的确定主要依据已发表的资料或预试验的结果来估算。Ⅰ类错误的概率为 0.05，Ⅱ类错误概率应不大于 0.2。

**A：在临床试验的实施过程中有哪些需要注意的地方呢？**

B：应该注意临床试验监察、纳入标准及排除标准变更、入组率、样本量调整、期中分析及提早终止试验、独立资料监察委员会等六个方面。

**A：试验监察在临床试验中会起到哪些作用呢？**

B：在由制药企业发起的验证性临床试验中，有两种不同的监察方法。一种是监视整个试验的质量，另一种涉及揭盲及处理数据的比较，即期中分析。按照试验方案认真进行临床试验，对试验结果的可靠性有重要的影响，认真进行监察能够提早发现问题，可避免问题的发生及反复。

**A：为何在临床试验实施过程中需要变更纳入标准及排除标准呢？**

B：纳入标准与排除标准理应按照试验方案中的定义保持不变，但有时在周期较长的临床试验中，从期中分析或试验外不断获得的医学知识就有可能需要修改纳入标准及排除标准。此外，监察人员可能发现不满足纳入标准的病例或纳入标准过于严苛导致入组率偏低，这时需要对标准进行修改。注意，标准的修改不能破盲，同时所做的修改应在修正方案中写明。

**A：在临床试验的实施过程中，是否会对样本量进行调整？**

B：有可能进行调整。在周期较长的临床试验中，常会对原设计、样本量的计算中所基于的假设进行检查，尤其当试验假设建立在不确定的信息上时。如果对数据进行期中检查时，发现总反应方差、事件率或生存经历与期望不符，可以适当地修订原假设条件，重新计算样本量，并写入修订方案及临床研究的报告中。

**A：进行期中分析的原因是什么呢？实施过程中有没有什么需要注意的点？**

B：正式完成临床试验前，为比较治疗组间的有效性和安全性，可以开展期中分析。期中分析的次数、日程、安排、所采用的 α 消耗函数等应当事先制订计划并在试验方案中阐述。期中分析需要对相关数据及结果进行揭盲，因此进行期中分析的人员应不直接参与临床试验，分析结果必须保持盲态。

**A：在了解了临床试验实施后，对所获得的临床试验数据进行分析时有哪些需要注意的地方呢？**

B：主要包含预定的分析计划、分析集、缺失值与离群值、数据的变换、参数估计 / 可信区间 / 假设检验、Ⅰ 类错误、协变量及次级组校正，以及试验数据完整性等八个方面。统计分析计划是比方案中描述的主要分析特征更具技术性和细节的文件，在进行临床试验设计时，最终数据分析统计方法的主要特征需在试验方案的统计分析部分加以说明。

**A：请逐一为读者介绍这几个方面，首先常用的统计分析集都有哪些呢？**

B：根据意向性分析的基本原则，主要分析应包括所有随机化的受试者。即需要完整地随访所有随机化对象的研究结果，但实际操作中往往难以达到。因此，常采用全分析集进行分析。全分析集，指的是尽可能接近符合意向性分析原则的理想病例集，由所有随机化的病人中以最少及最合理的方法剔除受试者后得出。受试者的符合方案集，亦称为可评价病例样本。它是全分析集的一个子集，这些受试者对方案更具依从性。在进行验证性试验的药物有效性评价时，宜同时用全分析集和符合方案集进行统计分析。当以上两种数据集的分析结论一致时，可以增强试验结果的可信度；不一致时，应对其差异进行清楚地讨论及解释。

**A：对于缺失值及离群值，有哪些常见的处理方法呢？**

B：缺失值是临床试验中一个潜在的偏倚来源，因此，必须尽一切努力完成试验中所有有关搜集资料和数据管理的各项要求。遗憾的是，尚无一个通用的针对缺失值的方法可供推荐。离群值问题的处理，应当从统计学，尤其是医学专业两个方面进行判断。

**A：在进行参数估计、可信区间以及假设检验时有哪些需要注意的地方呢？**

B：参数估计、可信区间和假设检验是对主要指标及次要指标进行评价和估计的必要手段。临床试验方案中，应当说明要检验的假设和待估计的治疗效果、统计分析方法以及所涉及的统计模型。治疗效果的估计应同时给出可信区间，并说明估计方法。假设检验应明确说明所采用的是单侧还是双侧检验，如果采用单侧检验，应说明理由。

**A：评价药物有效性的主要指标除了药物作用以外，常常还有其他因素的影响，在分析临床试验结果的时候，是否会设置协变量以及次级组分析呢？**

B：很有必要，例如年龄、性别、地域等差异可能影响临床试验的精度，故对协变量及次级组进行校正是临床试验不可缺少的一个部分，亦需要在临床试验方案中予以阐述。在试验前应认真识别可能对主要指标有重要影响的协变量以及如何进行分析以提高估计的精度，补偿治疗组间由于协变量不均衡所产生的影响。作为特殊的次级组，不同治疗中心受试者因素在统计学中可作为协变量处理。在多中心临床试验中，如果中心间的治疗效果是齐性的，则在模型中常规地包含交互作用项将会降低主效应检验的效能。因此对主要指标的分析如采用一个考虑到中心间差异的统计模型来研究治疗的主效应时，不应包含中心与治疗的交互作用项。如中心间治疗效应是非齐性的，则对其的解释将很复杂。

A：临床试验结束后，将会收集到大量的临床数据，而临床数据的可信程度是依靠它的完整性以及分析过程的准确性，如何保证这两点呢？

B：需要保证用于数据处理、数据输入、储存、核实、改错、检索和统计学处理中的方法和软件的质量和正确性。而提高数据处理质量及分析结果的可信性，则要基于完善的、有效的标准操作规程。用于数据管理和统计分析的计算机软件必须可靠，并提供恰当的软件检验过程文件。

A：临床试验中，安全性以及耐受性评价是非常重要的一个方面。在进行安全性及耐受性评价时，选择变量有哪些参考呢？

B：可以参考与之密切相关的药物不良反应知识、非临床试验或早期临床试验的信息、该药物的药效学及药代动力学特性、服药方式、所研究的病人类型以及试验的持续周期等。

A：如何确定用于安全性及耐受性评价的病例集呢？

B：评价总的安全性与耐受性时，汇总的病例集中的患者需至少服用过一次被研究的药物。从这些病例中收集的安全性及耐受性变量应尽可能地全面，包括不良反应类型、严重程度、发生及持续的时间。另外，在特定的次级人群，如女性、老年人、危重病人，或接受了辅助药物治疗的人中可能需要进行附加的安全性及耐受性评价。

A：对安全性及耐受性数据进行分析时，有哪些统计学上的考虑？

B：在大多数的试验中，对安全性与耐受性的评价常采用描述性统计分析对数据进行分析，必要时辅以置信区间以利于说明。对治疗组间及病例间的不良反应用图形来说明会更有价值。建议实验室资料进行定量及定性分析，计算高于或低于某一阈值的病例数。如用假设检验，则在进行多重比较时需进行统计上的修正以控制 I 类错误，但通常更关注 II 类错误的大小。对非劣效性或等效性进行评价时，因可以清楚地展示发生频数较低而造成的不精确性，所以应用置信区间比假设检验更为适合。

A：在临床试验结束后，将要给出临床试验的统计分析报告，报告中主要包含哪些内容呢？

B：首先要简单描述临床试验的目的、研究设计、随机化、盲法以及盲态审核过程、主要指标和次要指标的定义、统计分析集的规定等。其次对统计分析报告中涉及的统计模型，应准确并完整地予以描述，例如选用的统计分析软件、统计描述的内容、对检验水准的规定，以及进行假设检验和建立可信区间的统计学方法。统计分析结论应使用精确的统计学术语予以描述。最后，应按照统计分析计划书设计的格式详细地给出统计分析结果。

## 参考文献

[1] ICH.E9 Statistical Principles for Clinical Trials [EB/OL]. https：//www.ich. org/page/efficacy-guidelines，1998-2-5.

[2] 国家药品监督管理局药品审评中心. E9：临床试验的统计学原则 [EB/OL]. http：//www. cde. org. cn/ichWeb/guideIch/toGuideIch/3/0，1998-2-5.

# *E10*　临床试验中对照组的选择和相关问题

**A：在设计临床试验时，选择对照组一直是一个关键性的问题。请介绍一下设置对照组的目的？**

B：设置对照组的目的是将受试药物给病人带来的结果（症状、体征或其他病状的改变）与其他因素，如疾病的自然进展、观察者或者病人的期望、其他治疗措施等造成的结果区分开来。通过对照组的结果可以了解到，假如没有接受受试药物，病人会发生什么情况（或者接受另外一种已知有效药物，病人会发生什么情况）。E10 指导原则描述了临床试验中为证明治疗有效性选择对照组的一般原则，并讨论了对照试验设计和实施中的一些问题。

**A：请介绍一下 E10 指导原则的结构？**

B：E10 指导原则首先描述了选择对照组的目的和为证明有效性通常采用的对照类型，之后探讨了各种对照试验的关键设计和问题阐述，包括：减少偏倚的能力；与之应用有关的伦理学和实践问题；在某些情况下所得到推论的效力和质量；在出现伦理、操作性等问题时对研究设计的修改；还有总体优点和缺点等。

**A：临床试验中的对照组都有哪些类别？**

B：可以根据所接受治疗的类型和选择设置对照组的方法这两个特性对临床试验中的对照组进行分类。E10 指导原则中将对照组分为 5 类：第一类是安慰剂平行对照；第二类是无治疗平行对照；第三类是剂量 – 效应平行对照；第四类是阳性平行对照；第五类是外部对照（包括历史对照）。前四类为平行对照，是指对照组与试验组从同一人群中挑选并同时进行治疗。通常将受试者随机分配到各组，以接受上述不同类型的对照治疗而分类。外部对照归为第五类，仅在特殊情况下使用。

**A：在临床试验中是怎么选择对照组的？**

B：首先应该区分临床试验的目的，临床试验有两个目的：一是评价一种治疗方式的有效性、安全性；二是评价两种治疗方式的相对有效性、安全性、获益－风险关系和实用性。其次需根据临床试验过程中的人群特征、数量以及不同的疾病类型等问题综合考量后确定试验中对照组的类型。上面阐述的五类对照中，每一类都有各自适用的情况，但没有一种可以适用于所有的情况。所以为了满足研究的严谨性，试验中选用两类及以上对照组的情况越来越普遍。

**A：能进一步介绍一下在临床试验的目的中提到的一种治疗的有效性、安全性及两种治疗的相对有效、安全性？**

B：可以从三个方面考虑：一是有效性证据，采用任何对照类型的研究，都可以通过显示受试药优于对照药的方式来证明受试药的疗效；二是相对有效性和安全性，临床试验的重点是一种治疗与另一种治疗的比较，而不是试验药物本身的有效性。这种试验可以提供评价相对获益或风险所需的重要信息，所以并不需要证明其优于活性对照药物，有时甚至都不需要证明其非劣效。例如，一种有效性较差的治疗可能在安全性方面有优势，因而被认为是有价值的。三是比较的公平性，对于获取相对有效性和安全性资料的比较性试验，必须公平。试验设计中一定要注意可能会偏向性地有利于其中一个治疗组的因素，包括剂量、病人人群的选择以及终点的选择和时间的确定。

**A：如何确定一个试验的设计是否能够区分有效治疗，和低效或无效治疗？**

B：对于临床试验治疗能力的辨别，主要是看检测灵敏度。检测灵敏度是指临床试验区分有效治疗与低效或无效治疗的能力。但是对于旨在表明治疗之间差异的试验，即优效性试验与非劣效性试验来说，其潜在意义是不一样的。

非劣效性灵敏度可以根据药效灵敏度的历史性证据和试验良好的实施两个因素推导出来。在进行试验前，应当评估药效灵敏度的历史性证据，即在该研究的治疗领域里，使用某些阳性对照和良好的试验设计能够可靠地显示有效性。最理想的情况是，准备用作阳性对照的药物已经被有力地证实优于安慰剂。非劣效性试验的实施主要包含四个关键步骤：一是确定存在药效灵敏度的历史性证据；二是设计试验；三是选择界值，确定一个可接受的非劣界值，并考虑历史性的数据和相关的临床和统计学因素；四是严格按照历史试验的证据开展新的试验。

优效性灵敏度可以通过三臂试验来评估，它是用来评估敏感度的非常有效的方法。三臂试验同时包括安慰剂对照和一个已知的阳性对照，该方法既可以通过阳性对照与安慰剂的比较得到检验的灵敏度，还可以同时将试验药物分别与安慰剂和阳性对照比较，以检测有效性。

### A：各种对照组分别有什么特点？

B：依照上面对照组类型的介绍顺序，首先介绍安慰剂平行对照：安慰剂平行对照设计，一般采用双盲试验和随机化法，且设立一个安慰剂对照组，控制除试验药物药理作用之外的所有对真实和表观病程的潜在影响，最后根据试验组与安慰剂组之间结果的差异来评价在该试验条件下所研究药物的有效性。

在尚无有效治疗的情况下检验一种新的治疗方式时，新治疗方式与安慰剂的对比研究通常并无伦理方面的问题。但是当被研究的疾病已有有效的治疗时，采用安慰剂对照可能会出现伦理学、可接受性的问题。必须注意，采用安慰剂对照或无治疗对照并不意味着病人完全不接受任何治疗。例如，在肿瘤研究中，如果没有被批准的治疗药物，在安慰剂组以及试验药物组的病人都会接受必要的姑息治疗，例如镇痛剂，以及更好的支持护理等。

### A：采用安慰剂对照的优缺点分别是什么？

B：安慰剂对照又称"假药对照"，是仅给予安慰剂的对照。所谓安慰剂是外形、颜色、大小均与试药相近，但不含任何有效成分的制剂。使用安慰剂主要是解决试验新药时疾病自愈和安慰剂效应问题，排除试药以外因素的干扰。它常与盲法结合使用，便于保密。安慰剂对照只在所研究疾病尚无有效药物治疗或使用安慰剂后对病情、临床经过、预后影响较小时使用。安慰剂对照的优点有：①能可靠地证明药物的疗效；②可以保证检测的"绝对"有效性和安全性；③高效率、所需样本量小；④能将受试者和研究者期望值的影响降到最低，也就是最大限度地减少受试者和研究者的偏倚。其缺点有：①伦理方面存在问题；②病人和医师存在顾虑；③普适性差；④缺少疗效比较资料等。

**A：安慰剂对照的特点已经了解了，那么其他三种平行对照试验与安慰剂对照有什么不同？**

B：第二类无治疗平行对照与安慰剂平行对照的优缺点基本一致，主要区别是无治疗对照不可能采用完全的盲法。

第三类剂量 – 效应平行对照的优点是：可以设或不设安慰剂对照组，可以确定剂量和有效性与不良反应之间的关系，同时证明药物的有效性。但其缺点也非常明显：在剂量 – 效应研究中，各剂量组之间经常缺乏差异；当各剂量组间两两比较无显著差异时，可能也无法确定哪个剂量是真正有效的；且如果没有安慰剂组为有效性提供清楚证明，这种研究就是没有任何结果的试验。

第四类阳性平行对照是最常用的对照方法，其优点在于信息含量高；伦理学阐述清晰。缺点为其样本量过大，即使方法灵敏度可靠，阳性对照研究仍不能直接评价绝对作用的大小，难以定量描述安全性结果。

**A：外部对照或称为历史对照有什么特点？**

B：外部对照试验是指对照组的病人与受试组不在同一随机试验中，即不平行。因此，对照组与治疗组可能不完全来自同一人群。对照组是先前所观察且有完善记录的患者群，可以是在另一机构同期观察的一组人群。

当一种药物预期用于治疗尚无令人满意治疗方法的严重疾病，尤其是根据理论基础、动物数据或早期人体用药经验，该新药被认为非常有前途时，此时不愿意设立不接受新治疗的平行对照组进行对比研究是可以理解的。

**A：外部对照的优缺点分别是什么？**

B：优点是所有病人都能够接受有前途药物的治疗，这样可使研究对病患和医生有更强的吸引力。并且由于所有病人都暴露于试验药物，使得试验设计具有潜在的高效性，这对一些罕见疾病尤其重要。然而，虽在外部对照试验中通常采用单治疗组，但对外部对照组结果的估计通常会保守，可能会导致需要比安慰剂对照研究大的样本量。由于治疗组和对照组间的差异可能确定，也可能无法测定，需要特别小心（如采用一个更加严格的显著性区间），结果通常有利于治疗组。

缺点是这种试验不能采用盲法设计，因此存在由病人、观测人员和分析人员引起的偏倚，因而很难确立治疗组与对照组之间的可比性，需要认识到这种研究统计显著性的检测可信度不如随机试验高。

# *E11* 用于儿科人群的医学产品的临床研究

**A：在说明书上明确规定用于儿科人群的医学产品的数量是非常有限的，请介绍一下用于儿科人群医学产品临床研究的 E11 指导原则？**

B：E11 指导原则概述了儿科药品研发中的关键问题，以及如何安全、有效并且符合伦理地在儿科人群中开展医学产品研究，此外还确保为儿科患者提供的药物都已经过评价确认适用。药物在儿科患者中有效的前提是不危害到参加研究的儿科患者健康。已经确认安全有效的药物使用时，需要及时更新不同年龄段儿科人群正确的用药信息。E11 指导原则编制的目的是鼓励和促进国际儿科医学产品的研发。目前化学结构的优化和儿科研究设计的进展有利于儿科药物研发。具体涵盖以下几个方面：①当开始一种药物的儿科项目时的考虑；②在药物开发期间开始儿科研究的时间；③研究类型［药动学、药动学/药效学（PK/PD）、疗效、安全性］；④年龄类别；⑤儿科临床研究伦理学。

**A：药物的儿科研究应该在什么时候进行最合适？**

B：由于儿科制剂开发难度大、耗时长，所以在医学产品研发中应该尽早考虑这些剂型的开发。在临床研发期间，儿科研究的时间选择取决于医学产品本身、所治疗疾病的类型、安全性考虑以及可选择的其他治疗的有效性和安全性。

E11 指导原则主要从三方面介绍：①主要或专门用于儿科人群的医学产品，除了初始的安全性和耐受性数据通常在成人中获得外，整个医学产品研发项目将在儿科人群中进行。②计划用于治疗可发生于成人和儿童，且目前尚没有或仅有有限治疗方法的危重疾病的医学产品，应在获得初始安全性数据和潜在获益的合理证据后尽早在儿科人群中进行医学产品的研发。③计划用于治疗其他疾病/症状的医学产品，当医学产品将用于治疗儿科患者中不危重的疾病时，研究可以在临床研发的后期阶段开始。且如果存在安全性问题，研究甚至可以在获得充分的治疗成人的医学产品上市后资料才进行。这些医学产品在儿科人群中的试验通常要到临床Ⅱ期或Ⅲ期才能开始。

A：药物的儿科研究都包括哪些方面？

B：E11 指导原则中主要介绍了以下四种研究类型。①药动学研究：通常用于支持制剂的研发，测定不同年龄组的药动学参数以支持剂量推荐。儿科制剂和成人口服制剂的生物利用度比较通常在成人中进行。儿科人群的药动学研究一般应在患有此病的患者中进行，虽然这可能比正常志愿者的研究具有更高的受试者间变异性，但数据将更好地反映临床应用。②有效性研究：讨论了有效性从成人研究外推至儿科患者或者由年长儿科患者外推至年幼儿科患者的可能性。另外 ICH E6、E9 和 E10 中详细说明的研究设计、统计学考虑以及对照组选择的原则通常也应用于儿科有效性研究。③安全性研究：主要用于寻找医学产品在儿科患者中的新适应证，或者疾病进程和治疗结果在成人和儿科患者中产生的差异。ICH E2 和 E6 中描述的不良事件报告的要求也适用于儿科安全性研究。意外的药物暴露将提供获得安全性和药动学信息的机会，并且能最大程度了解与剂量有关的不良反应。④上市后信息：在药物获准上市时儿科研究数据通常很有限，因此上市后监管非常重要。

A：按照发育阶段来看，不同发育阶段的婴儿、婴幼儿、幼儿等在器官发育、药物代谢等方面有许多不同。E11 指导原则中是否对儿科人群进行细分？

B：从某种程度上来看，儿科人群按年龄划分的方法是任意的。将儿科人群分为太多的年龄组会增加不必要的所需患者的数量。在较长期的研究中，儿科患者可能会从一个年龄组转变到另一个年龄组，研究设计和统计学计划中需要预先考虑到某一特定年龄类别中患者数量的改变。E11 指导原则中列举了一种分类方法，即考虑到不同年龄组间在发育问题方面（如躯体、认知

E

E11 用于儿科人群的医学产品的临床研究

和社会心理上）可能存在相当的交叉，将年龄按照整天、整月、周岁划分为五类。

（1）第一类　早产新生儿，这类研究是一种特殊的挑战，因为这类人群的病理生理学以及对治疗的反应非常独特。另外对早产儿的划分标准也并非均一，如一个妊娠25周体重500g的新生儿与一个妊娠30周体重1500g的新生儿，这两个新生儿是存在很大差异的。研究应考虑到：①年龄与体重的匹配度；②较低的血含量；③指定护理中心极少的人群基数以及不同护理中心提供的服务差异；④对结果的评估难度。

（2）第二类　0~27天的足月新生儿，生理学和药理学原则上与新生儿基本一致，由于体内水和脂肪含量不同，以及具有较高的体表面积，新生儿的药物分布体积可能与年长儿科患者有所不同。需要注意的是：此时的新生儿血脑屏障仍未完全成熟，药物和内源性物质（如胆红素）可能进入中枢神经系统并产生毒性。

（3）第三类　28天~23个月的婴幼儿，这一时期的婴幼儿中枢神经系统快速成熟，免疫系统快速发育，并且整个身体生长迅速，肝脏和肾脏的清除途径继续快速成熟，此时药物通过口服吸收更为可靠。

（4）第四类　2~11周岁的儿童，在这一时期的儿童体内药物清除的大多数途径（肝脏和肾脏）已经成熟，并且常常大于成人清除药物的能力。

（5）第五类　12至16~18周岁的青少年，这是一个性成熟的阶段，药物可能干扰性激素的作用并妨碍发育。在某些研究中，妊娠测试、性活力评价以及使用避孕药是必要的。

**A：对于儿科研究和老年人研究方面存在一个非常重要的问题，二者都属于弱势群体，因此需要使用特殊的方法保护他们的权利，使其免受不适当的风险。E11指导原则中从哪些方面来确保儿科研究的开展符合伦理要求？**

B：E11指导原则的最后一项研究内容为：儿科人群的伦理学考虑。儿科研究与老年医学在这方面的考虑基本一致，主要讨论了五个方面：①研究机构审评委员会/独立伦理委员会，其作用和职责（见ICH E6）对保护研究者有关键作用；②研究对象的招募，以非诱骗胁迫的方式进行招募，能代表本地区人口统计学特征以及所研究疾病的个体都必须纳入研究，除非有不得参与研究的正当理由。③知情同意，儿科研究受试者依赖于对他们的父母／法定监护人来承担他们是否参与临床研究的责任，即需要从法定监护人处得到完全知情同意。应该以儿科受试者能够理解的语言和措辞向他们全面提供研究的相关信息。能够从较不脆弱的、同意的人群中获得的信息不应从较脆弱的人群或无法提供个人同意的人群中获得。④风险最小化，要求研究执行人员受过适当的培训，并且有丰富的儿科人群研究经验，其中包括评价和处理潜在的儿科不良事件。在设计研究时，应尽量减少参与者的数量和程序，以符合良好的研究设计。应当建立风险管理机制，以确保在发现意外危险时能够迅速终止研究。⑤痛苦最小化，重复的有创性检查步骤可能令人痛苦和害怕，为了使由研究引起的不适感减至最小，期望由擅长治疗低龄患者的研究者设计和实施研究。

**A：自 ICH E11 指导原则在 2000 年首次发布以来，儿科药物的研发已经发生很大变化，但仍面临着挑战和机遇。有时因种种伦理学考量和可行性问题很难获得儿科人群数据，从而导致研究中止甚至失败。2017 年 8 月最新发布的 E11（R1）是否解决了这一问题？**

B：E11（R1）是 E11 的补充，其中将儿科研究结构化和一体化整合进药物研发计划中，优化儿科药物研发方法来解决儿科研发存在的问题，强调将儿科药物研发计划整合在药物的总体研发计划中。如果儿科研究计划都要在成人研究有结论后才开始制定的话，可能会错过很多对儿科药物研发有意义的数据。在 E11（R1）中优化儿科药物研发的其他方法主要包括：整合并利用已有知识的建模模拟（M&S），以及利用其他群体（成人或儿科亚组）信息的外推法。

建模模拟可有助于量化已知信息，帮助确定儿科临床研究的设计和给药策略。建模模拟方法可避免不必要的儿科研究，确保从数量最少的儿科患者中获得合适的数据。建模模拟可以利用所有已知的相关知识源构建定量数学模型，它在儿科药物研发中主要用于临床试验模拟、剂量选择、设计优化等。

另外"儿科外推法"是指一种提供药物在儿科人群中安全性、有效性证据的方法，其前提是假设儿科人群和参照（成人或其他儿科）群体的疾病进程和药物的预期治疗反应足够相似。外推过程就是评估儿科人群和参照群体之间支持疾病和治疗反应相似假设的多种因素，包括发病机制、疾病诊断和分类标准等。

**A：在改善疗效和降低给药错误风险方面上，E11（R1）中有哪些针对儿科制剂补充考虑的要点？**

B：为了安全、正确地使用儿科药物，E11 中已提及的儿科适宜制剂开发的考虑要点仍然适用。E11（R1）中补充了儿科制剂还应考虑的四项要点。①用法用量：药物在使用时需要一种以上的制剂形式或规格，这样才能覆盖目标儿科人群范围。采用标识清晰的给药装置以及使用有容量刻度的装置来确保儿科用药剂量，降低给药错误的风险。②辅料：其使用可能导致儿童出现成人所没有出现（或者程度不同）的不良反应。在进行辅料选择时，应关注原料药吸收情况以及生物利用度带来的潜在影响。③可口性和可接受性：儿科口服药物必须可口才能保证患儿剂量的接受性和给药方案的依从性。应尽可能降低或消除原料药不良气味和口感的影响，并考虑添加儿童喜欢的调味剂。④新生儿用制剂的要求：对新生儿来说，应该避免肌肉给药制剂，因为会引起疼痛、过度渗透风险和无法预测的药物吸收等情况。另外，环境（例如温度、光线）和给药装置（例如肠饲管）等都有可能影响给药和生物利用度。

## 参考文献

[1] U.S. Department of Health and Human Services Food and Drug Administration Center. Guidance for Industry E11 Clinical Investigation of Medicinal Products in the Pediatric Population [S]. 2000.

# *E12* 抗高血压新药临床评价原则

A：高血压作为一类慢性病，长期服用抗高血压药物是目前对其最有效的治疗手段。E12 指导原则从几个方面给出了抗高血压药物的评价原则。首先评价抗高血压新药有效性有什么基本原则呢？

B：基本原则是评价抗高血压药物对收缩压和舒张压的作用。过去大多数药物研究的首要终点是舒张压，而如今由于认识到收缩压升高在疾病危害及临床治疗方面的意义，所以明确评价药物时需要考虑对舒张压和收缩压二者的作用。

A：E12 指导原则中对于受试者选择有什么基本的要求呢？

B：首先要确定临床受试者的入组标准。参与抗高血压新药研究的患者应包括各种程度的原发性高血压患者，应尽量纳入同时患有收缩期高血压和舒张期高血压的轻中度高血压患者及其他重度的高血压患者。罹患伴随疾病的患者（如糖尿病和冠心病）在没有同时服用其他药物干预研究（如：心衰患者的标准治疗需服用一种或几种药物且能产生与研究药物相似的影响血压药理作用的药物）的前提下，也应被纳入研究。通常情况下，除非是极短期的试验，患有高血压所引起的继发性靶器官损伤者不能入选安慰剂对照试验组，但这些患者可入选阳性药对照试验组。与研究相关的人口统计学子集，包括不同性别、种族、年龄等人口子集，特别年老体弱的患者（大于 75 岁）也应入选。通常相同的研究应采用全部的人口子集，而不是仅在子集中进行研究，这使得在相同的环境下进行亚组的比较更容易。但是严重程度的亚组研究除外，因为疾病的严重程度不同，所采用的试验设计不同。另外还应关注药物对特殊人群的影响，如对具有继发性高血压、单纯收缩期高血压、妊娠期高血压和儿童高血压患者进行分别的研究。

**A：在抗高血压新药疗效评价的临床试验设计过程中，应该考虑哪些要素来保证疗效评价的准确性呢？**

B：主要从疗效研究设计、药效动力学研究、量效关系以及与标准治疗效果的比较等四个方面出发，其中疗效研究设计最为关键。

**A：疗效研究设计有哪些要点？**

B：首先是试验变量的选择，评价抗高血压疗效的首要终点是给药间隔末期的血压与未给药基础血压的绝对变化值同对照组绝对变化值之间的比较。其次，是根据不同需要，设计不同的对照试验。指导原则中给出了四种推荐的试验设计方法，包括单一固定剂量设计、非固定调整剂量设计、固定调整剂量设计，以及固定剂量的量效关系设计。对照组可采用安慰剂对照或阳性对照。具体的例子大家可以参考指导原则的附录。

**A：除了疗效研究设计外，其他三个方面又有什么需要考虑的呢？**

B：在药效动力学研究中，需要评价其对血流动力学、肾脏及神经内分泌的影响。这些试验通常使用安慰剂对照。在量效关系与研究中，采取包括安慰剂在内的至少四个剂量分组，并采用随机、平行、固定剂量的设计来研究。另外，由于各地区法规及医疗实践不同，新药的试验设计应根据具体的条件进行标准治疗对比设计。主要的设计思路是采取安慰剂、阳性对照药和试验药三者同时进行比较。对于短期研究，试验设计可同时进行安慰剂、阳性对照药和试验药的研究，它不仅能支持试验药有效性，还能与标准治疗进行疗效比较。如果试验药疗效相对比较弱，可通过判断是由于研究人群、其他的试验因素（如试验药和阳性对照药与安慰剂相比作用均很弱）、还是药物本身（与安慰剂相比，阳性对照药的作用比试验药的作用明显强）导致了试验结果。对于长期对照研究，由于不可能同时采用安慰剂对照，因此应考虑采用疗效研究设计的方法以证明试验的敏感性。同时，这类临床试验也对药品安全性进行了研究。

**A：对新药安全性研究有哪些具体的要求呢？**

B：根据 ICH E1 建议，对于长期用药，通常 1500 名（其中，300~600 名患者观察 6 个月，100 名患者观察 1 年）患者的数据量足够。但是也正如该指导原则所言，若准备使用抗高血压药物的无症状性高血压人群大量、长期用药，则该样本量太少。

除了常用安全性评价指标外，还应特别关注血压的过度下降、站立式低血压及反弹现象。对于特殊药物及其观察，还应研究其对心脏节律、心脏传导、冠脉切血、心血管疾病危险因子（如血脂、血糖）以及靶器官损伤等产生的作用。

**A：由于抗高血压治疗常需联合用药，在评价抗高血压新药有效性及安全性的临床试验中可通过哪些方式获得联合用药的临床信息？**

B：联合用药的信息可通过正规的析因研究，或在长期或短期的临床研究中联合用药来获得。但不同地区可能对联合用药的临床研究有不同要求。对使用其他药物未能很好控制血压的患者，可通过加载研究提供添加试验药物之后的疗效信息。此外，使用试验药时，通过添加其他药物来达到治疗目的也有价值。

**A：对于固定复方抗高血压新药的临床试验设计，了解其有效性及安全性有哪些方法？**

B：了解固定复方药物的安全性及有效性有两种方法：一是析因研究，即在短期的随机对照试验中，将安慰剂、单个剂量或多个剂量的试验药物和另一个药，进行单独给药或联合用药研究。此试验常可用于说明联合用药的作用强于任何一种药物单独使用。析因量效关系研究可对每种药物（如试验药和另一种药）的多个剂量之间，以及每种药物之间的联合应用进行比较，从而对固定组合的最佳剂量提供更有益的信息。这个设计可揭示试验药和另一个药单独给药之间的量效关系，也可揭示试验药与另一个药不同剂量之间组合的量效关系，从而明确单独用药的效果和一个或多个复方组合的效果。二是对单药无反应人群的研究，通常观察复方药物对两个单药均无反应的患者的作用来了解复方药物的安全性和有效性。在某些情况下，监管部门可能只要求患者对其中的一个成分不敏感。

## 参考文献

［1］ICH.E12 Principles for Clinical Evaluation of New Antihypertensive Drugs ［EB/OL］. https：//www.ich.org/page/efficacy-guidelines，2000-3-2.

［2］国家药品监督管理局药品审评中心. E12A：抗高血压新药临床评价原则 ［EB/OL］. http：//www.cde.org.cn/ichWeb/guideIch/toGuideIch/3/0，2000-3-2.

# *E14* 非抗心律失常药物致 Q-T/Q-Tc 间期延长及潜在致心律失常作用的临床评价

A：一些非抗心律失常药物具有使心脏复极化延迟的不良作用，该作用表现为在体表心电图上可检测到的 QT 间期延长，E14 指导原则对非抗心律失常药物致 QT/QTc 间期延长及潜在致心律失常作用提供了临床评价指导。首先什么是 QT/QTc 间期？这个间期延长意味着什么？

B：QT 间期是指心室去极化和复极化的时程，即 QRS 波群的起点经 T 波再恢复到基线时终点的时程。由于 QT 间期与心率成反比，因此需要通过公式将测得的 QT 间期校正为非心率依赖性 QTc 间期，并根据不同的研究需要，分别选择 QT 或者 QTc 间期进行表征。心脏复极化延迟将产生特殊的心脏电生理环境，这种环境下极易发生心律失常，最常见的是引发尖端扭转型室性心动过速，即 TdP，易演变成心室纤颤甚至猝死。

A：为什么需要对非抗心律失常药物致 QT/QTc 间期延长以及潜在致心律失常作用进行临床评价呢？

B：大多数引发 TdP 的药物都可以明显引起 QT/QTc 间期的延长，因此 QT/QTc 间期延长的程度被看作是一个致心律失常危险性的相对生物标记，因此新药在上市前进行的充分安全性评价应包括其对 QT/QTc 间期影响的特点的详细描述。在指导原则中，从临床试验实施规范及心电图分析、与 QT/QTc 间期延长相关的不良事件、新药监管及风险管理等几个方面对这类临床试验都提出了合理的建议。

A：在该类临床试验设计中，有哪些要点呢？

B：首先是确定试验的纳入标准及中止标准，然后进行 QT/QTc 间期的全面研究设计，最后根据试验结果进行后续的操作。

A：这类试验的纳入标准和排除标准是怎么样的呢，要如何保证受试者的安全性呢？

B：药物对心脏复极化作用的临床和非临床数据会影响受试者的选择。建议采取以下排除标准：第一，QT/QTc 间期明显延长，如 > 450ms 的情况；第二，存在导致 TdP 的其他危险因素，如心力衰竭、低钾血症、遗传性长 QT 综合征；第三，同时应用导致 QT/QTc 间期延长的药物的。如果试验药物在治疗过程中出现 QT/QTc 间期明显延长，尤其在一次以上心电图出现 QT/QTc 间期明显延长时，应考虑中止临床试验。

A：何谓 QT/QTc 间期的全面研究设计？

B：QT/QTc 全面研究设计旨在通过测量 QT/QTc 间期延长的情况，明确该药物对心脏复极化是否有药理学阈值。试验应选择健康的志愿者，确定药物对靶患者人群在 QT/QTc 间期的作用将在药物研发的后续阶段进行更深入的研究。QT/QTc 全面研究应具有合理及良好的可控性，并考虑到控制潜在偏倚的影响，包括采用随机、盲法及安慰剂对照等方法，以及进行交叉与平行组试验设计。

A：男性和女性基线 QTc 间期之间存在公认差异。在指导原则的前几个版本内已提及上述信息。但是在 E14 中，建议不区分性别地将异常值分类为 > 450、> 480 和 > 500ms，是基于什么考虑呢？

B：450、480 和 500ms 分类是 E14 指导原则所列界值，意指申办者可使用这些界值分类异常值。之前为男性和女性规定的"正常"QTc 值，可能因男女性别不同而有数值差异。但是本节未纳入最终文件中，此类考虑极大程度上与间期长短无关。因为全面 QT/QTc 研究的设计目的是检查药物延长 QTc

间期的倾向，所以上述界值适用于在男性或女性健康志愿者中开展的研究。

**A：全面 QT 研究是否应招募两种性别，研究是否有足够把握分别为男性和女性受试者得出结论？**

B：一般而言，青春期后男性心率校正的 QT 间期，低于青春期前男性或女性。女性 QT 间期一般低于男性，所以接受固定剂量药物给药后其暴露量通常较高。并且若药物能延长 QT 间期，则预计在女性中因暴露量较高而导致延长幅度更大，这并未解决对 QT 延长药物的应答是否有性别差异以及多长时间出现一次性别差异的问题。全面 QT 研究主要用于健康人群中的临床药理学研究，传统的主要目的是确定药物对 QT 间期的影响。在按各种因素（例如年龄、共病和性别）划分的亚人群中，任何基线人口统计学特征都不太可能导致 QT 对药物的应答有无法通过暴露量说明的较大差异。

鼓励但不强制在全面 QT 研究中纳入男性和女性受试者，若有证据或理论机制表明存在性别差异，则按性别分别分析浓度应答关系将有助于研究药物对 QT/QTc 间期的影响。但是，全面 QT 研究的初步分析应有足够的把握，且能在合并人群中开展。如果初级分析结果为阴性且无其他证据表明存在性别差异，则可不按照性别进行性别亚组分析。

**A：E14 指导原则重点强调了分析灵敏度的重要性，并推荐使用阳性对照。为验收结果为阴性的全面 QT/QTc 研究，应在研究中确立分析灵敏度，用已知会延长 QT 间期的阳性对照确立分析灵敏度。我们该如何评估全面 QT/QTc 研究中阳性对照的充分性呢？**

B：研究中使用阳性对照检验研究的分析灵敏度，即检出 QT 间期延长约 5ms 的能力。如果研究能通过阳性对照检出此类 QT 间期延长，则在试验药物的该样本量下延长时间未达到监管部门规定的关注阈值，证明试验药物实际上不会延长 QT 间期。需要两个条件以确保此类分析的灵敏度。

（1）阳性对照应能显示出统计学意义地延长 QTc，即单侧检验 95% 置信区间的下限必须大于 0ms。这表明试验有能力检出 QTc 延长，该结论对得出试验药物阴性结果具有临床意义的结论而言至关重要。

（2）如果确实存在约 5ms 延长，则研究应能检出该影响。因此，阳性对照致 QT 间期延长的效果就有特殊意义，可以选用能延长 QT 间期 5ms 以上（即单侧检验 95% 置信区间的下限＞5ms）的阳性对照。但是，如果阳性对照的效果太强，则研究检出 5ms QT 间期延长的能力将会受到质疑。也可以使用能使 QT 间期延长近 5ms 的阳性对照（与安慰剂之间的最大平均值差异的点估计值近似 5ms，单侧检验的 95% 置信区间下限＞0）。使用效应较小的阳性对照时，极其重要的是能合理地精确估计药物的正常效果。无论使用哪一种类型的阳性对照，其效应应合理地近似其正常效应。若存在表明 QTc 间期延长被低估的数据可能会使分析灵敏度受到质疑，从而危及全面 QT/QTc 研究结果的可解释性。

**A：对于盲法设计的全面 QT/QTc 间期研究中阳性对照有什么要求呢？**

B：双盲阳性对照并不是以盲法进行心电图评价的关键，研究经过周密设计，以确保进行特定研究操作的一致性，即意味着药物组及阳性对照组使用同一方案给予试验药物和安慰剂、采集血样和收集心电图数据，但某些特例容许差异，例如阳性治疗和其他治疗组的持续时间。如果阳性对照设盲，惯用方法为双模拟技术和胶囊封装。

**A：在临床试验中心电图的测量时间选择上，有哪些需要注意的地方？**

B：在 QT/QTc 间期的全面研究中，应参考有效地与药物药效学特征相关的信息来确定心电图数据收集的时间和试验的设计方案。研究应能了解在整个给药间隔内药物对 QT/QTc 间期的作用特点，由于血药浓度峰值并不总是与药物对 QT/QTc 间期的峰值作用相一致，因此应关注在出现血药峰值浓度的时间点附近的心电图数据。

**A：应该如何解读试验所得的心电图结果呢？**

B：首先需要对心电波形进行形态分析。对于 QT/QTc 间期数据，应进行集中趋势分析和分类分析，建立药物暴露与 QT/QTc 间期变化间的关系。指导原则中给出了具体的分析方法和 QT/QTc 间期的校正公式，可以参考原文进行学习。

**A：当试验得到阳性或阴性结果之后，后续应该如何处理呢？**

B：如果研究结果为阴性，那么这个结果足以支撑药物研发后续阶段的评价。如果研究结果为阳性，应在随后的临床试验中进行额外的评价。需要全面描述药物对目标患者人群 QT/QTc 间期的影响，尤其应关注与剂量和浓度相关的影响。研究中应选择暴露于足够剂量范围的患者以及一些具有可能导致 TdP 发生的其他危险因素的患者。这也有助于收集到试验中出现的有关不良反应方面的信息。

**A：在试验中应该关注哪类不良事件？**

B：尽管药物导致 QT/QTc 间期延长通常是没有症状的，但是服用试验药物的患者中某些不良事件发生率的增加可能预示着药物潜在致心律失常的作用。这些不良事件的发生率应在治疗组和对照组间进行比较，包括 TdP、猝死、室性心动过速、心室纤颤和心室扑动、癫痫发作等。

**A：对于在试验中出现阳性结果的药物，应该如何进行评价以及风险管理呢？**

B：如果药物对 QT/QTc 间期有明确的延长作用，无论是否检测到心律失常，该药物都不会被批准上市，尤其对现有治疗方案无明显优势的情况下。如果不能对一个具有潜在 QT/QTc 间期延长特征的药物进行充分的临床评价，那么该药物可能会被延迟上市或者被拒绝上市。对于非抗心律失常的药物，其风险利益评价的结果主要受到 QT/QTc 间期延长作用的大小、药物的总体利益以及风险管理选择的功用和可行性的影响。

**A：对于已上市药物的风险管理呢？**

B：对于已经批准的可导致 QT/QTc 间期延长的药物来说，风险管理的策略旨在最大限度地降低与药物有关的心律失常的发生率，而做到这一点需要加强对于医护人员及病人的教育。

## 参考文献

[1] ICH.E14 The Clinical Evaluation of QT/QTc Interval Prolongation Proarrhythmic Potential for Non-antiarrhythmic Drugs［EB/OL］. https：//www.ich.org/page/efficacy-guidelines，2005-5-12.

[2] ICH.E14（R3）Questions & Answers：The Clinical Evaluation of QT/QTc Interval Prolongation Proarrhythmic Potential for Non-antiarrhythmic Drugs［EB/OL］. https：//www.ich.org/page/efficacy-guidelines，2015-12-10.

[3] 国家药品监督管理局药品审评中心. E14：非抗心律失常药物 QT/QTc 间期延长及致心律失常潜力的临床评价［EB/OL］. http：//www.cde.org.cn/ichWeb/guideIch/toGuideIch/3/0，2005-5-12.

[4] 国家药品监督管理局药品审评中心. E14 实施工作组问答部分（R3）［EB/OL］. http：//www.cde.org.cn/ichWeb/guideIch/toGuideIch/3/0，2015-12-10.

# *E15* 基因生物标志物、药物基因组学和遗传药理学的定义、基因组数据和样本编码分类

**A：** 这个指导原则主要是对涉及基因组学和遗传学一些名词概念的解释。ICH 颁布这个指导原则的目的是什么？

**B：** 这个指导原则的日的是为了确保 ICH 所有成员国都采用统一的名词术语。ICH 的每个成员国都发布了药物基因组学和药物遗传学方面专门的指导原则，如果常用术语的定义不统一，难免会造成管理文件和指导原则之间术语使用的冲突，或者导致管理机构、伦理委员会和申办企业之间术语的解释不一致。因此对药物基因组学和药物遗传学的一些名词概念进行统一非常重要，这有利于协调药物管理，推动药物基因组学和药物遗传学能更好地运用到全球药物研发和行政审批程序中去。

**A：** 在指导原则中这几个名词是怎么定义的？

**B：** 在这个指导原则中，最主要的是对基因生物标志物的定义。基因生物标志物是理解药物基因组学和药物遗传学的关键，因此首先介绍这个概念。同时指导原则还提供了一些附加信息，这有助于大家理解定义所涵盖内容。指导原则中给出的基因生物标志物的定义如下，基因生物标志物具有可测量的 DNA 或 RNA 特征，是正常生物过程、病理过程以及其他干预反应应答的一种标志。

**A：从这个定义来看，基因生物标志物和我们了解的生物标志物有什么区别？**

B：生物标志物涵盖的范围比基因生物标志物涵盖的范围要广，它涵盖了基因的和非基因的标志物，所以基因生物标志物包含于生物标志物中。基因生物标志物的定义中指出它具有 DNA 或 RNA 的特征，是正常生物过程、病理过程和（或）对治疗或其他干预的反应性的一种标志。这表明它的本质是一段 DNA 或者 RNA 序列，其特征是可测量的，可以用于检测基因表达、基因功能和基因调控。例如，我们可以通过检测病人样本里某个特殊的 DNA 序列丰度来判断病人是否可能患有某种疾病，从而进行疾病诊断，而这段特殊的 DNA 序列就是基因生物标志物。而生物标志物是生物体受到严重损害之前，在不同生物学水平（分子、细胞、个体等）上因受环境污染物影响而异常化的信号指标。它可以对严重毒性伤害提供早期警报。这种信号指标多样，比如可以是细胞分子结构和功能的变化、某一生化代谢过程的变化或生成异常的代谢产物或其含量、某一生理活动或某一生理活性物质的异常表现、个体表现出的异常现象、种群或群落的异常变化或者生态系统的异常变化。

**A：基因生物标志物具有 DNA 或 RNA 的特征，那 DNA 都有哪些特征？**

B：DNA 的特征包括但不限于以下几方面。

（1）单核苷酸多态性（SNPs） SNPs 指在基因组水平上由单个核苷酸的碱基发生变异（置换、缺失或插入）所引起的 DNA 序列多态性，主要具备以下四个特点。①数目巨大：SNP 是人类可遗传变异中最常见的一种，在人类基因组中广泛存在，平均每 500~1000 个碱基对中就有 1 个，估计其总数可达 300 万个甚至更多；②二等位基因性：在任何人群中都可估计其等位基因频率。同时使 SNP 分析易于自动化、规模化，用基因芯片直接分析序列变异；③分布不均：SNP 的分布在非基因编码区多于基因编码区，也即非转录区要多于转录区，大多数为非编码序列 SNP。尽管编码序列 SNP 较少，但其在疾病发病和发展中起重要作用，因而更受关注；④新的遗传标记：一般认为 SNP 与点突变的区别在于 SNP 出现频率高于 1%。SNP 是人类基因组中密度最大的遗传标记，发生频率较高，被认为是继微卫星之后的新一代遗传学标记。1998 年被选为绘制人类基因组图谱新的遗传标记。在医学遗传学、药物遗传学、疾病遗传学、疾病诊断学以及人类进化等研究领域都有着很高的研究价值和应用前景。

（2）短重复序列的多态性　真核细胞基因组中存在着大量重复序列，其中短重复序列具有高度变异性和高度多态性，是基因组作图中不可缺少的一类分子标记。

真核细胞基因组中存在着大量重复序列，在人基因组中，重复序列占人基因组长度的 50% 以上。根据重复序列的重复频率不同，可分为高度重复序列、中等重复序列和单拷贝序列，其中高度重复序列的碱基组成和浮力密度不同于主体 DNA，在氯化铯密度梯度离心时会形成独立于主体 DNA 沉降带的卫星 DNA 沉降带，按其结构特点以及重复序列的重复频率分为卫星 DNA、小卫星 DNA 和微卫星 DNA。

①卫星 DNA：以相对恒定的短序列为重复单位首尾相接，成串排列，其重复单位一般长 2~10bp，主要集中于异染色质区，尤其是着丝粒和端粒附近，在人基因组序列中占 5%~6%。科学研究表明，卫星 DNA 可用于 DNA 指纹图谱分析、生物个体多态性分析等。

②小卫星 DNA：一般由 15bp 左右的串联重复序列组成，串联重复 20~50 次，是信息量很大的一种遗传标记，可用于印记杂交和聚合酶链反应检测。小卫星 DNA 重复序列的拷贝数在群内差异大，但具有核心序列 GCTGGGCAGApuG，个体特异性极强，可用于 DNA 指纹图谱分析。

③微卫星 DNA：又称短串联重复序列、简单重复序列，重复单位长度多为 2~6bp，串联重复 4~50 次。微卫星 DNA 在生物个体之间具有高度变异性和高度多态性，是基因组作图中不可缺少的一类分子标记。同时微卫星 DNA 在染色体 DNA 中分布广、密度高，被选为人类基因组计划的第二代遗传标记，可用于 PCR 检测。

（3）单倍型　单倍型又称单体型，是指同一染色体上一组特定的 SNP、等位基因、限制位点等遗传标记的组合紧密连锁，通常整体遗传给子代，极少因发生重组而分离。单倍型可以作为人类族群或族群内某个个体的遗传标记、致病基因的定位标记。对于某种单倍型而言，只需几个位点作为其标签，便可鉴定该单倍型。

（4）DNA 修饰　DNA 合成后，通过一系列化学加工使其结构发生某些改变。如 DNA 的甲基化。DNA 甲基化是 DNA 最古老的修饰方式之一，是细胞分化时最常见的 DNA 复制后调控方式之一，在维持染色体结构、雌性 X 染色质失活、印记基因失活、转录调控和肿瘤发生发展等方面起着关键作用。通常 DNA 甲基化导致基因沉默，例如雌性哺乳动物失活的 X 染色质高度甲基化，一些肿瘤中存在抑癌基因如 p16、p15 转录失活即与启动子区高度甲基化有关。去甲基化导致基因激活，如一些激素激活基因、致癌物激活原癌基因，其机制可能就是使 DNA 去甲基化。因此，DNA 甲基化水平与基因转录效率呈负相关，即甲基化水平高的基因转录效率低，甲基化水平低的基因转录效率高。甲基化改变 DNA 构象，导致染色质结构改变；甲基化影响 DNA 与蛋白质的相互作用，从而影响转录因子与调控元件的识别与结合；甲基化甚至将增强子改造成沉默子，抑制激活蛋白结合，促进阻遏蛋白结合；异染色质 DNA 甲基化水平高，甲基化 DNA 募集 DNA 结合蛋白，后者进一步募集组蛋白去乙酰化酶、组蛋白甲基化酶来修饰染色质，使其异染色质化。

（5）存在单个核苷酸缺失或插入，导致基因突变，使细胞的基因型发生稳定的、可遗传的变化　这种变化有时会导致基因产物功能的改变或缺失，从而导致细胞转化或死亡。DNA 序列中发生一个碱基对或一小段核苷酸序列的缺失或插入位点位于编码区内，使得该位点下游的遗传密码全部发生改变，从而导致基因突变。这种突变属于静态突变，会有错义突变、终止突变、同义突变等多种可能的结果。

（6）拷贝数量变异　基因组中一些 DNA 的拷贝数在体细胞和生殖细胞的分裂过程中发生改变，也称为动态突变。动态突变会产生以下效应：一是各种细胞中的同一微卫星 DNA 的拷贝数不均一；二是拷贝数与健康相关，拷贝数过高会导致某种疾病，且与疾病严重程度呈正相关；三是发病年龄逐代提前，临床表现逐代加重。

（7）DNA 重组　是指 DNA 分子内或分子间发生遗传信息的重新整合，

包括基因组内大片段 DNA 易位、基因组间大片段 DNA 传递甚至基因组整合。DNA 重组的方式复杂多样，其中包括位点特异性重组。位点特异性重组是发生在两个重组位点之间的交换，是由一组辅助蛋白协助重组酶催化进行的。重组位点由交换区和其两侧的反向重复序列，即重组酶识别位点组成。位点特异性重组可发生在一个 DNA 分子内，也可以发生在分子之间。重组位点的交换区具有方向性，所以重组位点具有方向性。当位点特异性重组发生在两个 DNA 之间且其中一个为共价闭合环状 DNA 时，重组的结果是 DNA 插入，并且插入后在两端形成同向重复序列。如果 DNA 分子中一个片段的两端存在同向重组位点，则 DNA 分子可通过重组使该片段缺失，并且缺失片段成环，这跟插入重组是一个相反的过程。如果 DNA 分子中一个片段的两端存在反向重组位点，则 DNA 分子可通过重组使该片段倒位。位点特异性重组发生于基因表达调控、胚胎发育过程中的程序性基因重排、一些病毒 DNA 和质粒在复制周期中的整合和解离、免疫球蛋白基因的重排等过程。

### A：RNA 都有哪些特征？

B：RNA 的特征包括但不限于以下几方面。

（1）RNA 是由核糖核苷酸经磷酸二酯键缩合而成的单链分子。一个核糖核苷酸分子由磷酸、核糖和碱基构成。RNA 的碱基主要有 4 种，即腺嘌呤（A）、鸟嘌呤（G）、胞嘧啶（C）、尿嘧啶（U），其中 U 取代了 DNA 中的 T。由于单链可以发生自身回折，使得一些可配对的碱基进行配对，在腺嘌呤与尿嘧啶之间形成 2 个氢键，鸟嘌呤与胞嘧啶之间形成 3 个氢键，构成了局部双螺旋区域，即臂或茎，而不能配对的碱基则形成单链的环状突起。大多数核苷酸会参与双螺旋的形成，因此 RNA 分子可以形成多环多臂的二级结构。

（2）RNA 根据结构功能的不同，RNA 主要分为三类，即信使 RNA（mRNA）、转运 RNA（tRNA）和核糖体 RNA（rRNA）。mRNA 是以 DNA 的一条链为模板，以碱基互补配对原则转录形成的一条单链，其转录而成的 mRNA 是蛋白质合成模板，实现遗传信息在蛋白质上的表达，是遗传信息向表型转化过程中的桥梁；tRNA 是 mRNA 上遗传密码的识别者和氨基酸的转运者，它携带与三联体密码子对应的氨基酸残基与正在进行翻译的 mRNA 结合；rRNA 是组成核糖体的部分，而核糖体是蛋白质合成的场所，将各个氨基酸残基通过肽键连接成肽链进而构成蛋白质分子。

（3）RNA 转录后加工。真核基因转录的直接产物是各种 RNA 前体，仍是初级转录产物，需经过加工才能成为有功能的成熟 RNA 分子。加工修饰包括 RNA 链的裂解、5'端和 3'端的切除和特殊结构的形成、剪接以及碱基修饰和糖苷键改变等过程。转录后需通过剪接反应去除非编码区使编码区成为连续序列。mRNA 的原始转录产物是分子量极大的前体，它们在核内加工形成分子大小不等的中间物，成为核内不均一 RNA，其中只有小部分可转变为成熟 mRNA。

（4）MicroRNA（miRNA）是一类由内源基因编码的长度约为 22 个核苷酸的非编码单链 RNA 分子，它们在动植物中参与转录后基因表达调控。每个 miRNA 可以有多个靶基因，而几个 miRNA 也可以调节同一个基因。这种复杂的调节网络既可以通过一个 miRNA 来调控多个基因的表达，也可以通过几个 miRNA 的组合来精细调控某个基因的表达。miRNA 不仅在基因位置上保守，序列上也呈现出高度的同源性，这与其功能的重要性有着密切的关系。随着对 miRNA 作用机制以及和疾病之间关系的进一步深入研究，将使人们对于高等真核生物基因表达调控的网络理解提高到一个新的水平，使 miRNA 可能成为疾病诊断的新的生物学标记，给人类疾病的治疗提供一种新的手段。

**A：E15 指导原则给出的两组概念，除了前面基因生物标志物的定义，另一组概念药物基因组学和药物遗传学如何定义？**

B：药物基因组学是药物反应相关的 DNA 和 RNA 特征的变异性研究。而药物遗传学是药物基因组学的分支，它是药物反应相关的 DNA 序列的变异性研究。药物基因组学是药物遗传学与基因组学的结合学科，在基因组水平上研究不同个体和群体的遗传因素差异对药物反应的影响，探讨个体化治疗和以特殊群体为对象的药物开发。尽管饮食、环境、生活方式、健康状况等会影响药效，但遗传因素是决定个体化治疗的关键。药物基因组学研究药物作用相关基因，包括药物作用靶点、药物代谢酶和药物转运载体、药物副作用相关基因的多态性，研究其对基因表达的影响，从而阐明药物发挥疗效和产生不良反应的作用机制，最终实现药物设计与应用个体化，即根据个体遗传特征设计特异性药物，实施个体化治疗。

**A：药物基因组学和药物遗传学的研究需要使用生物学样本来获取数据，在 E15 指导原则中，对于基因组数据和样本编码有什么分类？**

B：基因组数据和样本编码通常分为四类：标识类、编码类、匿名类和佚名类。指导原则中给出了一个汇总表（表 E-1），能清楚地看到它们之间的区别。

表 E-1　基因组数据和样本编码的分类

| 样本编码分类 | | 连接受试者个人识别信息和基因标志物数据 | 追溯到受试者本人（可能的操作，包括应受试者要求撤除样本或返回个人基因组结果） | 执行临床监测、受试者随访或添加新数据的能力 | 受试者机密性和个人隐私保护的程度 |
|---|---|---|---|---|---|
| 标识类 | | 是（直接）允许受试者被识别 | 是 | 是 | 相当于普通医疗保密和隐私保护 |
| 编码类 | 单一 | 是（间接）允许受试者被识别（通过单一、特异性编码键） | 是 | 是 | 临床研究标准 |
| | 双重 | 是（非常间接）允许受试者被识别（通过 2 个特异性编码键） | 是 | 是 | 比单一编码提供过多的个人隐私和机密保护 |
| 匿名类 | | 否由于编码键被删除故无法对受试者进行再识别 | 否 | 否 | 由于编码键被删除，基因组数据和样本无法追溯到受试者 |
| 佚名类 | | 否不收集识别信息、不使用编码键无法对受试者进行再识别 | 否 | 否 | 基因组数据和样本不能与受试者联系 |

标识类数据和样本含有个人识别信息进行标记，如姓名或识别号，所以样本及其相关数据可直接追溯到受试者本人，从而可以根据受试者的要求撤除样本或归还个人结果。使用标识类数据和样本可进行临床监察、受试者随访或添加新的受试者信息，但不适合用于药物开发中的临床试验。编码类数

据和样本也有特定代码的标记，但不含有任何个人识别信息。由于样本及相关数据能通过编码键间接追溯到受试者，因此也可用于临床监察、受试者随访或添加新的受试者信息。编码类数据分单一编码和双重编码，它们的私密性略有区别。匿名类数据是样本最初接受编码标记，但随后完全删除受试者识别信息的数据，数据和样本将不能再追溯到受试者本人。匿名的目的是阻止受试者再识别，可以为编码数据和样本提供更多的保密性和个人隐私保护。佚名类数据和样本最初收集起就不进行个人识别标记，通常仅用于临床数据的获取。

## 参考文献

［1］唐炳华. 分子生物学［M］. 北京：中国中医药出版社，2017.

［2］杨建雄. 分子生物学.［M］. 第 2 版. 北京：科学出版社，2015.

［3］张玉彬. 生物化学与分子生物学［M］. 北京：人民卫生出版社，2015.

［4］国家药品监督管理局药品审评中心. E15：基因组生物标志物、药物基因组学、遗传药理学、基因组数据和样本编码分类的定义［EB/OL］. http：//www.cde.org.cn/ichWeb/guideIch/toGuideIch/3/0，2007-11-1.

# *E16* 药物或生物制品开发相关的生物标志物：验证申请的背景资料、结构和格式

**A：什么是生物标志物的验证？**

B：生物标志物的验证是生物标志物的一种资格认定。验证是指在所陈述的使用范围内，依据生物标记物的评估结果来充分反映生物过程、反应或事件，并支持生物标记物在药物或生物制品的研发过程中的使用，包括从发现到批准后阶段。它验证两个方面的内容，一是评估其准确性、特异性、范围等方面，二是将被验证的标志物与临床特征、结果相联系。目前最常用的确定生物标志物的方法是"既成事实"人口统计学分析法，但这个方法存在一定缺陷，效率较低。比较理想的状态是在临床前研究阶段对生物标志物的有效性进行验证，并提供生物标志物的特异性、灵敏度等信息，找出最有可能成为生物标志物的候选分子，进入下一步的确认阶段。

**A：E16 指导原则是依据各个地区先前提交的一些含有生物标志物数据的申请经验而制定的，ICH 制定这个指导原则的目的是什么？**

B：生物标志物的使用能够使药物或者生物制品更为安全和有效，也有利于指导剂量选择并提高风险获益比。对生物标志物数据的申请制定统一的格式能够使得跨区域之间的审评和评估交流更为简化和方便。生物标志物验证申请既可以独立提交，也可以作为药品上市申请的一部分，比如 BLA 生物制品申请和 NDA 新药申请。提出这个指导原则的目的，是为生物标志物验证申请提供一个统一的结构，从而使得不同区域的申请可以达到统一，并促进申办者与监管机构以及监管机构之间的交流讨论。

**A：E16 指导原则用于生物标记物验证申请的适用范围是什么？**

B：本指导原则的范围是关于药物或生物制品开发相关（包括转化医学方法药代动力学、药效学、有效性和安全性等方面）的临床和非临床基因组生物标记物的验证申请的背景资料、结构和格式。验证申请中可以包括用作分类标记的单个基因组生物标记物或多个基因组生物标记物的数据和声明。虽然本指导原则中没有明确涵盖非基因组生物标记物，但是本原则适用于各类生物标记物（例如基因组学、蛋白质组学、显像）以及与药物或生物制品开发相关的其他验证背景资料。亦适用于组合生物标记物的验证申请，例如基因组和非基因组生物标记物。本指导原则中也涵盖了与改善当前生物标记物评估的新分析方法验证相关的数据申请。

**A：这里生物标志物验证申请的结构是怎么样的？**

B：根据背景情况的不同，生物标志物验证数据的格式可能略有差别。因此，只能针对生物标志物验证申请的数据格式提供一般指导原则。生物标志物验证申请的整体结构是 CTD 格式，包含模块 1 至模块 5。关于 CTD 格式更详细的情况可参见 ICH M4 和其他相关指导原则。有一点需要注意的是，如果一个生物标志物已被某个监管机构认可，那么在递交新药申请、生物制品许可申请或上市许可申请时，不用将认证范围内的生物标志物数据再次提交给监管机构进行验证。

**A：生物标志物验证申请结构与 CTD 格式有很多相通之处，它每个模块主要包含什么内容？**

B：①模块 1 是区域行政信息，包含具体每个地区的文件。②模块 2 包括概述和摘要，这里主要涉及对生物标志物验证的概述。在适用的情况下，要包括分析检定数据、非临床生物标志物数据和临床生物标志物数据的整体摘要。③模块 3 是质量报告，在适用的情况下，应包括生物标志物验证研究中所用研究药物的结构、生产和质量特性。④模块 4 是非临床报告，包括分析检定开发报告、分析检定验证报告、体外的非临床研究报告和体内的非临床研究报告。⑤模块 5 是临床报告，包含分析检定开发报告、分析检定验证报告、临床药理学研究报告、临床有效性和安全性研究报告。

**A：指导原则中主要对模块 2 部分概述摘要做了详细说明，模块二都包含哪些内容？**

B：第二部分的摘要包括生物标志物验证的概述，在适用的情况下，还包括数据摘要。申请中应包含生物标志物概况，讨论并解释所提交数据的优势和局限性。生物标志物验证的概述这一部分，包括简介、应用背景、方法与结果摘要、结论这四个方面的内容。

**A：模块二的简介部分有什么注意事项？**

B：简介应该尽量简洁。可以包括疾病或实验设置的说明，生物标志物的定义，和将生物标志物用于药物或生物制品开发的原理。尤其是应该包含对生物标志物主要特征的概述，比如它的优势和局限性、与现有相关标准方法的比较、是否有相关物种或人群方面的信息、该生物标志物是否为单一或复合生物标志物以及可以支持其应用的研究目的和设计（如前瞻性 – 回顾性研究设计，研究对照物和样本量）。简介这部分中还应该针对提交的生物标志物的应用背景进行简要说明，但不用太详细，因为具体的信息会在下一个部分应用背景中进行说明。

**A：模块二的应用背景部分应从哪些方面进行介绍？**

B：生物标志物的应用背景应包括三个部分：一般领域、生物标志物的具体应用、定义生物标志物应用条件和应用背景的关键参数。生物标记物验证应有利于药物或生物制品的开发，或者药物或生物制品的应用，并且可以改善现有的生物标记物，或者其安全性或有效性终点的评估。①一般领域：它包括非临床药理学与毒理学，临床药理学，临床安全性和有效性等方面的背景介绍。②生物标志物的具体应用：例如可以在设置入组或排除标准、试验强化或分层时协助对患者或临床试验受试者的选择；可以评估或预测疾病状态；能够评估药物的作用机制，包括药理作用模式的机制、疗效机制、毒性 /

不良反应机制等；可以用于剂量优化，基于设定程序的剂量决策，确定可能的剂量范围；可以监测药物安全性和有效性的反应等；可以预测药物的有效性，使其有效性最大化；可以预测药物的毒性或不良反应，使其毒性或不良反应最小化。③应用背景的关键参数：这个需针对不同的例子，比如可以是疾病的诊断和表型、测定标准、物种、人口统计、环境因素等。

**A：应用背景部分是否有具体的例子？**

B：（1）例一　从非临床安全性的角度。在毒理学研究中，肾损伤分子和丛生蛋白的信使 RNA 水平可以作为基因组生物标记物，用于药物或生物技术诱导大鼠急性肾小管毒性研究，则生物标记物验证申请的应用背景包括，一般领域（非临床安全性和毒理学）；特殊生物标记物的应用（在动物模型中评估毒性机制和剂量优化）；应用背景的关键参数（药物或生物技术特定产品应用—无；测定标准—mRNA；相关组织或生理 / 病理过程—肾脏；物种—褐鼠）。

（2）例二　从临床药理学的角度。由于 CYP2C9 的遗传多态性产生弱代谢物和强代谢物表型，药物 A 的暴露量会有差异。在 CYP2C9 弱代谢物表型患者中，由于代谢清除率降低，所以患者 / 临床试验受试者中的药物 A 血浆水平升高，则生物标记物验证申请的应用背景包括，一般领域（临床药理学和安全性）；特殊生物标记物的应用（患者 / 临床试验受试者的选择，个体患者的剂量优化，以及预测不良反应 / 风险最小化）；应用背景的关键参数（应用于特定药物或生物制品—药物 A；测定标准—基因分型；物种—人类；人口统计—人群特异性等位基因频率）。

（3）例三　从临床安全性的角度。HLA-B*1502 等位基因与中国汉族人接受药物 B 后发生 Stevens-Johnson 综合征的风险升高相关，则生物标记物验证申请的应用背景包括，一般领域（临床安全性）；特殊生物标记物的应用（患者筛选，预测安全性和不良反应 / 毒性的机制）；应用背景的关键参数（药物或特定的生物制品应用—药物 B；测定标准—基因分型；物种—人类；人口统计—中国人汉族）。

**A：模块二的方法与结果摘要部分有什么注意事项？**

B：这部分应针对各个研究的研究方法和结果提供高质量水平的摘要，可以适当使用表格和图表进行表达。同时提出并讨论生物标志物验证计划和研究结果的优势和局限性，分析该背景下应用此生物标志物的益处，并说明研究结果为何能够支持生物标志物在此背景条件下的应用。其中还应包括关于数据来源的重要观察结果、发现的不足、与提交背景关系的简要说明，以及未来申请中将如何描述等。

**A：模块二的结论部分包含哪些内容？**

B：结论部分应该包含这些内容：以相关研究结果为基础，提供对使用的生物标志物预期获益的评估，包括解释生物标志物的性能如何支持其在预期条件下的应用；同时说明生物标志物验证研究中遇到的问题，解释如何对其进行评估和解决；最后指出尚未解决的问题，或者适当的说明解决这些问题的计划。

**A：模块二既包括了四个方面的概述，还包括数据摘要，数据摘要应提供哪些内容？**

B：模块二除了包括生物标志物验证的概述，在适用的情况下，还包括数据摘要。数据摘要中应给出关于分析方面或者其他方面的信息，非临床或临床研究的详细信息，也包括生物标志物验证研究的综合分析和个体研究提要。E16 指导原则建议，最好在正文中使用图表，不要重复列举其他部分已经完全说明的材料，但可以在研究报告和其他文件中对已有的详细内容使用交叉索引。

**A：数据摘要具体应怎么分析？**

B：一是说明并解释关于生物标记物验证的整体方法，包括研究设计的方法和相关内容，技术和生物复制，统计分析（假设声明、终点和样本量选择的理由）。说明在生物标记物验证中选择该人群样本进行研究的理由，并讨论该选择的局限性，例如种族或疾病状态相关的限制。二是包含确定样本适用性的标准，例如类型、数量或样本年龄，DNA 产量等。三是描述测定的分析功能特性，例如对于体外测定、准确度、精密度和其他标准参数等，包括适用于样本处理、贮存和质量要求的任何特殊建议。四是描述可以支持生物标记物的非临床或临床应用的结果，例如与表型 / 结果的回顾性 / 前瞻性关系。

**A：生物标记物验证申请的非临床研究报告和临床研究报告有哪些注意事项？**

B：在这些部分中应提供关于生物标记物验证的完整研究报告，并按照监管机构要求提供原始数据，其中也可以包含符合《药物临床试验质量管理规范》的信息。适当情况下，研究报告时可以遵循相关的 ICH 指导原则进行准备。在该部分研究报告中，应根据所测量的生物标记物的特征以及使用的方法确定数据的适当格式。此外，无论研究的生物标记物种类如何，或者使用了何种技术，都应明确说明人群样本选定的原理，例如物种、年龄、性别，以及与研究表型相关的其他变量。

**A：用于生成生物标记物验证数据的研究报告中应明确说明关键变量，包括哪些例子？**

B：例如参与生物标记物研究的患者 / 临床试验受试者的数量和分类，可评估生物标记物数据；或者基于与非临床或临床终点数据的回顾性或前瞻性关系，所使用的生物标记物检测的性能特征，这些报告中应包括方法和研究设计的说明，以及任何功能研究的实施结果；或者可能会影响测定的有效性并有助于结果解释的变量，如使用的硬件或平台，选定技术目前在国际上承认的标准，可能会影响结果解释的临床变量（例如食物、运动、测量计划等）；或者原始数据分析中使用的方法和软件等。

**A：对于基因组生物标记物，还可能包括其他哪些关键参数？**

B：还可能包括确定样品质量的标准（样本的年龄、DNA 产量等）；用于确定基因表达和 DNA 序列或其他结构特征的方法，包括 DNA 碱基修饰（遗传外标记，5–甲基胞嘧啶等）；假设选择了该方法，用于选择候选基因的标准（根据表达谱数据，按照位置、功能候补等）；应说明所有基因组生物标记物的分析结果按照当前国际上公认的标准进行描述。

A：支持生物标记物验证申请的其他文件可以在第四或第五部分中补充，其中包括第二、四、五部分相关的参考材料，此类参考材料可包括哪些内容？

B：可包括同行评审期刊中发表的文章；由学术或商业机构、患者组织等发布的关于生物标记物有效性的专家声明，并由医疗监管委员会对这种有效性提供指南；由监管机构发布的评估报告或其他有关文件；生产商提供的市售生物标记物检测的技术说明等。

## 参考文献

［1］国家药品监督管理局药品审评中心. E16. 药物或生物制品开发相关的生物标志物：资格认定申请的背景资料、结构和格式［EB/OL］. http：//www.cde.org.cn/ichWeb/guideIch/toGuideIch/3/0，2010–8–20.

# *E17* 多区域临床试验计划与设计一般原则

A：在药品研发全球化的时代，不同区域和国家监管机构已经能够接受多区域临床试验数据，也就是 MRCT，作为支持药物或医药产品批准上市的主要证据来源。E17 指导原则包含哪些信息呢？

B：E17 指导原则旨在说明 MRCT 设计的一般原则，并阐述研发计划以及验证性 MRCT 设计特有的问题，目的是提高 MRCT 在全球监管递交中的可接受度，从而使新药能够及早在世界各地上市。

A：实施 MRCT 对于药品研发有哪些意义呢？

B：首先，在针对罕见病或需要庞大受试者的新药研发过程中，MRCT 成为一种在合理时间内招募到足够受试者的有效方法。其次，MRCT 可用于参考一种治疗对不同人群的适用性。基于不同区域的数据，可在单个方案中进一步的对确认或怀疑影响药物反应的内在和外在因素进行评价，并进行全球经验共享，从而尽可能减少不必要的重复研究。最后，MRCT 还可以增加向不同区域的多个监管机构同步递交上市许可申请的可能性，从而使新药能够及早在世界各地上市。

A：在 MRCT 设计的过程中，有哪些原则呢？

B：主要有七条基本原则：①在药物研发项目中策略性地采用 MRCT，并按照本指导原则合理设计并执行。选择 MRCT 前应仔细考虑区域差异影响研究结果可解释性的可能性。②应提前识别对药物研发项目有重要影响的内在和外在因素。在验证性 MRCT 设计前，可在探索阶段考察这些因素的潜在影响。同时还应在验证性试验期间收集关于上述因素的信息，用于评价其对治疗效应的影响。③ MRCT 是在假设治疗效应对整个目标人群，特别是纳入试验区域的人群均适用这个基础上进行设计的，区域样本量的策略性分配需要对该假设在多大程度上成立进行评价。④基于已知的区域相似性，预先设定合并区域或亚群可有助于区域样本量的灵活分配，便于评价治疗效应在各区域的一致性，并支持监管决策。⑤应计划一个用于假设检验和整体治疗效应估计的主要分析方法，以便所有相关监管机构可以接受。应计划一种结构化的探索，以考察处理效应在各区域和亚群间的一致性。⑥鉴于不同的区域实践，确保在所有区域按照 ICH E6 要求进行高质量的研究设计以及实施，密切关注试验设计、研究者培训以及试验监查的质量。⑦鼓励申办者在 MRCT 计划阶段与监管机构进行有效沟通，从而获得不同监管区域对全球研究计划的认可。

A：在 MRCT 的设计过程中，有哪些需要注意的地方呢？

B：主要有区域差异、受试者选择、剂量确定、试验终点选择、样本量计划、数据收集及处理、统计分析、对照选择、合并用药等九个方面。

A：请为读者分别介绍这九个方面，首先区域差异方面有哪些考虑？

B：在设计前期，应仔细考虑区域差异性，其能被内在和外在因素解释的程度以及影响研究结果的可能性，以确定 MRCT 可以在药物研发策略中发挥的作用。可主要考虑以下四点：①不同区域的疾病定义、诊断方法以及对某些终点的理解可能会不同。可通过精确定义纳入及排除标准以及研究步骤来减少这些差异。②各区域的医疗实践及治疗方案可能存在影响试验结果及其解释的差异。故在各区域启动试验前，应采用标准化的方案并对研究者和研究工作人员进行标准化培训。③饮食、环境、文化、社会经济因素、医疗可获得性均可能影响试验的结果。④内在因素可能影响受试者对不同药物的反应。例如，药物代谢和受体敏感性的遗传多态性，体重和年龄影响的药代动力学 – 药效动力学特征和药物有效性和安全性。

A：在受试者选择方面有哪些考虑要点呢？

B：在 MRCT 中，慎重考虑受试者的选择能尽可能减少导致区域差异的潜在因素来源。为统一受试者选择标准，应实施一致的疾病分类、诊断标准、风险人群定义，例如使用包含疾病定义的相关指导原则。当受试者的选择需要诊断工具时应明确说明，特别是基于主观标准选择受试者时，各区域应采用相同方法。即便如此，症状报告可能因地而异，而且可能导致纳入研究的受试者类型存在差异。在计划阶段应考虑这些方面，以便落实培训要求和采用其他策略，尽可能减轻其影响。当采用已验证的成像仪器和生物标志测定等推荐工具选择受试者时，这些工具应在所有区域均适用或可用，且成像方法以及样本采集、处理和贮藏的方法应按照要求在各区域做出明确规定并进行标准化。最后，应在 MRCT 方案中列出清晰且同时被各区域监管机构接受的纳入及排除标准。

A：在 MRCT 实施中的剂量选择方面，又有哪些具体的要求呢？

B：可以在 MRCT 设计的早期研发中识别可能影响剂量选择的区域差异，可以通过合理的 PK 和 PK-PD 研究，包括群体 PK 方法或基于模型的方法作为剂量选择策略，这有助于识别不同人群中药物反应的重要影响因素，并为进一步的剂量 - 反应关系研究设定合适的剂量范围提供帮助。剂量 - 反应关系研究应涵盖较宽的剂量范围，而且通常需要纳入计划加入确证性 MRCT 的人群。但如果预期 PK-PD 以及剂量 - 反应关系中不存在预期的重要区域差异，则不必从所有计划纳入确证性 MRCT 的区域获得受试者的 PK-PD 或剂量 - 反应关系数据。剂量选择策略的可接受性应事先与相关监管部门进行讨论。如果预期存在实质性差异，则可能需要进一步研究。其中可包括在某一特定种族人群或更广泛人群中的 PK-PD 或剂量 - 反应关系研究，这有助于进一步评估内在和外在因素对剂量 - 反应关系的影响。基于上述研究数据的确证性 MRCT 中的给药方案原则上在所有参与的种族人群中均应相同。但是，如果早期试验数据显示某个种族人群的剂量 - 反应或暴露 - 反应关系存在明显差异，可以采用不同的给药方案，但前提是该给药方案预期在可接受安全范围内获得相似疗效，并且在研究方案中经过科学论证。建议慎重计划采用不同剂量的评价策略，应具体情况具体分析并在分析计划中详细描述。

**A：一般情况下如何了解种族因素对 PK 和 PK–PD 试验的影响呢？**

B：可以利用从多个区域的单区域试验或单个区域的多种族试验中获得的试验数据分析药物种族因素在 PK 和 PK–PD 试验结果中的影响。此外，也可以考虑进行早期的 MRCT。在早期研究中，鼓励收集入选受试者的遗传数据，例如药物代谢酶的基因型等，以考察遗传因素对 PK 和 PD 的影响。此类早期数据可在决定未来研究的给药方式时提供有用信息，其中特定基因型的受试者可能会被视为一个亚群。

**A：关于试验终点的选择，MRCT 设计中有哪些特殊要求？**

B：MRCT 设计中可以使用主要终点和次要终点相结合的模式，以保证试验结果判断的准确性。主要终点应与目标人群相关。在 MRCT 中，所有区域均应考虑此相关性，以及这些区域的各种药物、疾病和人群特征。一个理想的临床试验终点应具有临床相关性，在长期医疗实践中被视为疾病关键指标并且对检测到预期治疗效应具有足够的敏感性和特异性。对于 MRCT，有效性或安全性的主要终点均应满足上述标准并且为所有相关监管部门所接受，以确保对 MRCT 结果的解释能够在各区域和各监管部门间保持一致。如果经过充分论证的科学或监管原因仍无法达成一致，应在方案中建立终点指标的相关章节以满足监管部门的相应要求。在此情况下，由于不同监管部门是基于不同主要终点进行监管批准，因此在做相应的监管决策时无需进行多重性调整。

采用 MRCT 可能需要进一步考虑主要终点的定义，死亡率或其他直接可测定的结果等终点无需解释，但其他终点可能需要进行精准和统一的定义，例如无进展生存期。在 MRCT 中，应特别注意在各区域可能产生不同理解或测量的终点指标，例如住院治疗、心理测量量表、生活质量评估及疼痛量表等。为保证能够恰当解读此类量表，在 MRCT 开始前应对量表进行验证，并论证其对所有相关区域的适用性。MRCT 的主要终点应在参与区域已有使用经验。

当一个终点指标的既往采用经验仅存在于参与 MRCT 的一个或部分区域时，采用该终点作为主要终点需要就证据基础与监管部门进行讨论并达成一致。同时，在即将开展的试验中可增加关于一致认可的终点指标的临床相关性信息。除终点指标选择与定义外，还应就主要终点的评价时间和评价方法与监管部门达成一致。

**A：关于次要终点的要求呢？**

B：MRCT 试验应尽可能使用统一的次要终点，以维持试验的可操作性并提高试验实施质量。但是在部分情况下，个别监管机构可能提出与其关注点和经验相关的不同的次要终点，那么所有次要终点均应在方案中进行描述，包括仅针对某一特定区域利益相关者选择的次要终点。在 MRCT 的计划阶段，尽可能精确地描述试验药在次要终点上的特定优势，以减少对多个终点进行多重性调整的需要（及影响），从而提高成功证明预期效果的概率。

**A：在 MRCT 设计中，样本量计划及区域样本量分配等问题又有哪些要点呢？**

B：首先是总样本量。通常，MRCT 的主要目的是评价 MRCT 所有区域所有受试者的平均治疗效应。总样本量的确定是为了确保可达成主要目的。ICH E9 中针对临床试验样本量的确定提出的一般原则同样适用于 MRCT，但以下两种额外的因素在 MRCT 中尤其重要：一是与试验中所有区域均具有临床相关性的治疗效应大小；二是基于各区域合并数据的主要指标的预期变异度。上述因素可导致 MRCT 样本量较一个单区域试验有所增加。其增加程度将取决于特定疾病和药物作用机制，以及各区域内在和外在因素及其对药物反应的潜在影响。

区域分配应具有科学基础（而不是任意目标），应支持一致性评价，还应提供支持监管机构决策所需的信息。区域样本量分配应考虑各区域疾病的患病情况，各区域规模和预期入组率，已知或假设影响治疗效应的内在和外在因素，各区域上述因素的发生率，以及认为影响入组率的其他操作层面的考虑。目前尚无公认的或最佳样本量分配的方法，但是 MRCT 应计划包括一项对各区域治疗效应的一致性评价。

A：可以为读者举几个区域样本量分配的例子吗？

B：当前常用的五种样本量分配方式如下。①按比例分配：根据区域规模和疾病患病率，各区域按比例分配受试者。②平均分配：各区域分配相同数量的受试者。③效应保留：基于保留整体治疗效应的某个特定比例，将受试者分配到一个或多个区域。④区域显著性分配：分配足量受试者以达到各区域内的显著结果。⑤固定最小数量：对某区域分配固定最小数量的受试者。

A：在对照的选择方面，MRCT 设计中又有哪些需要注意的地方呢？

B：对照组的选择应考虑到现有的标准疗法、支持试验设计的充分性证据，以及伦理方面。处于 MRCT 设计的复杂性，对照组的选择还应考虑到阳性对照在各地区具有相同的用法及用量。为确保阳性对照质量一致，建议所有参与区域采用同一来源的阳性对照以及最全面的产品信息，同时还应注意试验中合并用药的问题。但由于医疗实践差异，如果预期不会对试验结果产生实质性影响，则可以接受上述的差异。

A：在临床试验的过程中，各个参与区域会不断产生各类数据，面对如此庞大的数据量，应该如何管理并进行分析呢？

B：在各参与区域中，有效性和安全性信息的收集与处理方法应标准化。若出现严重不良事件或参与 MRCT 试验的区域过多，则应考虑使用中心独立数据监查委员会。在数据统计及分析方面，ICH E9 为计划和实施随机临床试验的统计分析提供了一般性的统计学原则。出于 MRCT 设计复杂性的考虑，还要考虑各地监管机构的意见，以及各区域内外部差异、疗效估计、亚群一致性观察以及试验质量等因素。

# 参考文献

［1］ICH.E17 General Principles for Planning and Design of Multi-regional Clinical Trials ［EB/OL］. https：//www.ich.org/page/efficacy-guidelines，2017-11-16.

［2］国家药品监督管理局药品审评中心. E17：多区域临床试验计划与设计的一般原则［EB/OL］. http：//www.cde.org.cn/ichWeb/guideIch/toGuideIch/3/0，2017-11-16.

# *E18*  基因组采样和基因组数据管理

A：E18 指导原则是 ICH 从 2014 年起新制定的，旨在为临床实验中基因组数据和基因样品的处理提供统一的标准。ICH 是在什么背景下提出这个指导原则的？

B：目前，随着基因试验研究的增加，基因组数据也变得越来越重要，尤其是基因组学的研究可以用于药物研发的各个阶段，评价基因组与药物疗效的相关性、理解疾病机制或药物药理学。鉴别导致药物疗效差异的基因组生物标记物对于优化患者治疗、设计更为有效的研究以及拟定药物说明书标签具有重要意义。另外，基因组数据的生成和解释，无论是在临床试验期间还是药物开发项目进程中，均有助于更好地理解药理学和病理学机制，有利于鉴别出新的药物靶点。ICH 鼓励在药品整个生命周期内收集基因组样本。但是，如果临床试验中缺乏基因组采样和数据管理统一的指导原则，会使得申办方和研究者很难通过一致的方式，来采集基因组样本和开展基因组研究。

A：指导原则通过促进临床试验各方之间的互动，来鼓励基因组学研究。ICH 发布这份指导原则有什么预期目标？

B：这份指导原则有三个预期目标，主要目标是为临床研究中基因组采样和基因组数据管理，提供一个协调性原则。通过使一些关键因素变得通俗易懂，能更好被大家所理解来促进基因组研究的开展。其次是增强研究人员的法律意识，在研究过程中能够更加慎重地考虑受试者隐私、数据生成保护、知情同意、结果公开等问题，落实保护受试者、知情同意的权益，严格按照当地法律政策要求进行试验，并保证研究结果的公开透明。最后，这份指导原则旨在建立利益相关者的互动关系，增强包括药物研发者、临床试验研究者和管理者之间的相互联系，鼓励在临床研究中开展基因组研究。

**A：该指导原则的适用范围是什么？**

B：该指导原则的范围与干预性和非干预性临床研究中的基因组采样和基因组数据管理有关，主要阐述了基因组样本和数据的使用，包括预先规定和非预先规定的使用，着重点是在知情同意范畴内采集、处理、运输、储存和处置基因组样本或数据的一般性原则。再进一步根据情况对技术层面进行讨论，了解基因组采样和数据生成领域快速演变的技术进步。

本指导原则未包括与生物样本库法规或伦理学方面相关的详细指导原则，有关隐私和数据保护相关问题同样如此。然而，本指导原则中的原理适用于任何采用人源材料开展的基因组研究。本指导原则中推荐的是一般性原则，应根据管辖国与从事基因组研究相关的法律、法规和政策做进一步解释。

**A：在基因组研究中有什么一般原则？**

B：随着科技进步以及对基因组影响的了解不断加深，为最大限度地收集基因组数据提供了可能性。因此，在临床研究的各个阶段和试验中，建议采集基因组样本。而且，基因组研究的质量取决于全面系统的样本收集和分析，理论上来说要从全部的受试者中收集数据，以最大范围地涵盖研究对象。此外，维护样本完整性至关重要，这会对基因组学研究结果产生重大影响。这些样本的质量和数量及检测技术，将会决定基因组数据的可靠性。建立基因组样本处理的标准操作规程，可促进来自不同分析平台的数据整合，同时有助于做出临床决策。

**A：基因组采样这一部分包括样本的采集和处理，以及样本的运输和保存。其中样本的采集和处理主要涵盖哪些内容？**

B：当制定样本采集和处理程序以确保样本适用于基因组试验时，应考虑到多个分析前变量。如果参加临床试验的中心采用不同样本采集和处理程序，则后续试验的性能会随研究中心不同而有所差异。这可能影响数据的可判读性和可合并性，并且可能导致出现不可靠的结果。参加研究的所有中心的人员均应接受适当培训以了解如何遵循标准化程序。根据适当的生物安全性规范、受试者隐私法规和知情同意，采集样品并贴标。样本采集和处理程序应从样品类型、采集时间、保存条件、稳定性和分解、体积和组成、影响基因组样本质量和数量的参数、干扰来源等方面加以考虑。

### A：样本的类型和采集时间具体如何加以考量？

B：样品采集的核酸可以从多种临床样品类型中提取，例如全血、组织、唾液、骨髓穿刺液、尿液、粪便等。也可以从一些新型组织中获取衍生型核酸，例如循环肿瘤细胞。待采集的样品类型应与预期用途相匹配。例如，一些类型的样品可用于 DNA 和 RNA 研究，而一些样品由于缺乏分析物稳定性，可能不适用于 RNA 分析。在儿童受试者中，血液或其他组织的数量有限，因此可考虑非侵入性的样本采集来代替，如唾液、干血斑或皮肤碎屑等。对于某些类型的样本如血液、肌肉活检，应注意无菌收集。当使用可能带有宿主外 DNA 和 RNA 污染风险的生物材料时，应谨慎操作。

当制定样本采集策略时，应结合临床研究目的来考量受试者之间和受试者自身的变异性。例如昼夜变化或给予的治疗会影响基因表达，在选择采样时间点时应予以考虑。表观遗传学如 DNA 甲基化也可能随着时间的推移而改变，例如受试者年龄。尽管胚系 DNA 的序列相对稳定且不会随时间而变化，从肿瘤 DNA 和 RNA 中获取的信息可能受样本采集来源、方法或样本采集时间的影响，对此也应加以考虑。

### A：样本的保存条件、稳定性和分解方面具体如何加以考量？

B：对于样本的保存条件，采集容器是否需要添加剂、稳定剂或防腐剂等将取决于目标核酸、样品类型、所需样本量或体积以及潜在分析法和技术。例如，血液或骨髓穿刺液样本应采集至含抗凝血剂或指定核酸类型适用的添加剂的试管中。组织样本可以在液氮中速冻或放置在适当的防腐剂中。通常对组织进行固定以便长期保存，组织固定时应仔细考量固定剂的类型、固定时间、湿度、氧合和温度，以及与下游核酸提取方法的相容性等参数。建议在临床研究样本采集前评价固定剂和添加剂对拟测定分析物以及所开展的试验类型的影响。另外，样品组织类别和体积会影响最佳固定时间，也应纳入考虑范畴。初次固定后的样本处理方法也可能影响样品的完整性。

关于样品稳定性和分解，受 pH、缺氧、存在核酸内切酶或其他组织特异性参数的影响，可能发生核酸碎裂以及明显的基因表达变化，应采取适当的处理措施来防止在样本采集和处理过程中发生核酸分解和基因组谱的改变。另外，从样本采集至冷冻、固定或处理的时间以及保存时间应根据实际需要进行优化。所采用的参数应记录在样本采集和处理指南、培训材料和样本报告中。建议对储存和处理条件进行监测。例如监测温度的可能变化，并记录以确保样本间的一致性。

### A：样本的体积和组成、影响基因组样本质量和数量的参数、干扰来源等具体如何加以考量？

B：液体样本的采集体积是一个需要审慎考量的问题。应考量满足特定用途所需的最少组织或细胞含量的体积以降低受试者的负担。最优组织量取决于组织的细胞性以及特定细胞类型在整个样品中的相对比例。在可获取的组织量有限的情况下，可以考虑采集其他生物样本。由于肿瘤组织可能表现出分子异质性并且肿瘤活检通常包含部分正常组织，所以在基因组分析之前对样本进行有记录的病理学评价极为重要。在采集成对样本时，需要额外考量对比问题。例如肿瘤相对于正常组织的治疗前和治疗后样本，或产前样品相对于产后母体样品，需考量匹配的样本、细胞类型。

在其他众多因素中，来源样品的质量会影响提取的核酸质量和产量。样品类型的不同特征和成分会影响核酸的回收率，当选择核酸提取方法时，应考虑这些因素。如果 DNA 和 RNA 均从相同样品中提取，应判定提取能否最好同时进行或组织样品是否应在采集时分份。由于 RNA 相对于 DNA 的不稳定性所致，当分离 RNA 时需要采取额外预防措施，例如使用不含 RNA 酶的仪器和试剂。在提取核酸前反复冷冻和解冻样品会影响基因组样本的完整性，应当尽量避免或者另外进行评价。为确定提取的目标核酸的质量和数量对于待开展计划的下游基因组试验是否充分，应采用适当的质量控制方法。

另外，潜在干扰和污染来源可能影响基因组试验的性能，这些包括内源性和外源性物质。鉴别样品类型中正常存在的内源性物质以及会干扰特定试验方法的外源性物质至关重要。同时应在检测方法开发中阐明潜在干扰因素对该方法性能的影响。

### A：样本运输和保存有哪些需要注意的？

B：运输和保存条件会随样本类型和目标核酸而变化。在样本运输和保存过程中，不应该将样本暴露于会影响其稳定性的环境下。样本运输条件应在样本运输前确立。为确保样品在可接受的条件下运输，应记录运输和接收日期以及接收时样品的近似温度。如果可能，样本应在样本类型和兴趣分析物适用的指定保存温度下运输。应记录相对于指定运输参数的偏离。而样本保存方面，样品或提取的核酸的保存条件应适用于指定的基因组试验用途。建议将样本和提取的核酸分成多个小份保存，以防止反复冷冻和解冻，以及潜在污染。在不同的地方保存备份样本以避免全部同时丢失。样本保存需要物质基础设施以及稳健的实验室信息和数据管理系统，强烈建议将样本保存在配有适当备用电系统和灾难应急计划的物质基础设施中。最为重要的是在任何时候均应明确样本的责任方，并且记录保管链。样本保存不应长于知情同意文件中描述的允许总保存时间。另外，应建立操作规程，以确保当受试者撤回同意时或在声明的保存期结束时正确销毁样本。

### A：基因组数据管理的部分有哪些基本原则？

B：基因组数据管理包括基因组数据的生成、处理和保存。基因组数据可以由多种不同的技术平台和方法产生。受试者的广泛基因组图分析在技术上是可行的，并且生成的数据可以保存并重复使用。重要的是根据基因组数据的指定用途来选择适当的平台和方法。因此需要了解数据生成过程中是使用研发中的方法还是经过验证的方法。当基因组数据将被用于临床决策时，应根据当地的法规和政策，考虑进行适当水平的检测方法验证。对于基因组研究，对所有分析阶段的处理和分析工作流程，应进行详细记录，其详细程度如同对上游样本采集和处理的记录要求一样。申办方应确保标准地使用样品和基因组数据，基因组数据的使用应遵守方案及每一个地区或国家的知情同意流程。

关于基因组数据的处理和保存：重要的是理解不同类型的基因组数据是如何生成、处理、分析和保存的。一般来讲，1 台仪器会生成 1 个或更多个原始数据文件，随后进行处理并转化为可与临床或生物学数据整合的格式。除了最后处理的数据集之外，建议保留可以维持原始数据完整特征的数据文件夹。这些可能在工作流程中记录的原始素材，或者衍生出来用于分析的数据，都可以用来还原原始数据。基因组数据文件应存储在可长期保存的安全介质中。另外，应有链接将基因组数据与其他临床数据相联系以允许现在或未来使用（根据情况）。

**A：临床研究中，基因组数据的使用还涉及受试者的隐私和保密的问题。ICH 对此是如何建议的？**

B：显然，基因组样本和数据的处理操作应以保护受试者隐私的方式进行。对于基因组数据，编码方法以及安全性和访问程序均有助于保密。在样本采集、运输、分析和保存的每一步中，应执行以编码计划和访问限制为蓝本的适当安全性措施并适当考虑每个辖区的数据保护和保密法规和政策。ICH E15 指导原则中描述了多种基因组样本和数据编码方式，为降低复杂性和错误概率，基因组样本和数据通常采用单一编码，但是应与地区法规法律保持一致。使用基因组样本和数据可能涉及反复的访问。这种访问可以在申办方，或申办方监督下的合作者，或外部研究人员中进行。应制定政策和程序，采用基于风险分级的基因组样本和数据访问方法，以确保对所有基因组样本和数据设置严格的访问权限。此外，应充分遵守不同国家和地区关于与第三方共享个体水平数据，包括公共数据库的法律法规。

**A：根据 ICH E6，获取知情同意是 GCP 的一部分。如何落实保障受试者在知情同意方面的权益？**

B：基因组研究应依照当地法规在知情同意的范围内开展，这包括采集和保存基因组样本和数据。知情同意应当用简单的语言来描述采集的生物材料的种类和数量、采集程序和返回基因组数据的位置。对于年幼受试者、严重痴呆受试者，应特别考虑仅在征得受试者法定代表人或监护人同意后才能入组研究。取得知情同意是开展基因组研究的前提，最关键的就是要遵守和尊重当地的法规和政策。

# *E19* 安全性数据收集

**A：此指导原则的目的是什么？**

B：本指导原则旨在为在某些后期批准前或批准后研究中收集安全数据的优化方法提供国际协调的指导。当某一药物的安全性特征得到充分描述时，使用选择性方法优化安全数据收集可以提高临床研究的效率，同时减少研究参与者的负担。采用国际统一的方法选择性收集 39 项安全数据，可促进全球参与临床研究。

**A：简述此指导原则包括几种数据类型。**

B：①可适当限制或停止收集的安全数据类型［较轻的不良事件、常规实验室检测、关于伴随用药的信息、体格检查（包括生命体征、心电图）］；②在所有情况下一般应收集的安全数据类型（死亡、严重不良事件、用量过度等）；③基线数据。

**A：简述进行选择性安全数据收集的条件。**

B：①该药物已获得监管当局对正在调查的适应证的营销授权；②获得批准后的安全数据和结果；③在以前进行的研究中使用的剂量、给药方案、剂型、给药途径和治疗时间与拟议研究中计划使用的药物相当；④以前进行的研究的患者人群是计划研究中受试者的代表，包括人口统计学特征、潜在的医疗条件、伴随的药物和其他重要因素［如细胞色素 P450 酶（CYP）代谢产物状态］；⑤以前进行的（或正在进行的，如果适用的话）有助于整个安全数据库的研究的信息，如接触药物的次数、治疗时间；⑥在以前的研究中安全性的一致性；⑦以往研究的特点，如研究设计、学习行为、安全监察 / 安全数据收集是否足够、协议的可用性、统计分析计划，和（或）访问数据；⑧所研究药物的作用机制；⑨同一药理学类别中已批准药物的安全性。

**A：使用选择性安全数据收集时应该注意些什么？**

B：应该认识到，非严重不良事件对药物的获益－风险状况的贡献可能会因使用的指示和患者的特征［例如年龄和（或）心血管风险因素］而有所不同。在接受患者群体的可比性和选择性安全数据收集的适用性时，应考虑这些因素。例如，即使一种药物的安全性在患有晚期疾病的患者群体中得到充分体现，也应该在患有较轻疾病的患者群体中收集全面的安全性数据，以确保在病情较轻的人群中利大于弊。

**A：安全数据收集如何实施？**

B：（1）本研究中所有患者的选择性安全数据收集都应记录。例如严重不良事件、特别关注的不良事件，和（或）死亡。相反，"一般原则"中列出的参数不必记录。例如非严重不良事件、常规实验室值、伴随药物、体检数据、生命体征，和（或）心电图。

（2）针对特定人群的综合安全数据收集，以及针对其他患者的选择性安全数据收集（综合安全数据是为特定的患者群体收集的，其中附加信息在此情况下被认为是重要的，而选择性安全数据是为除此情况外的其他患者收集的）。

（3）在有代表性的人群中收集全面的安全数据，并有选择性地收集其他患者的安全数据（在这种情况下，如大型临床结果研究，计划登记的患者人数可能远远超过充分评估非严重不良事件所需的人数）。

（4）为研究的开始部分收集全面的安全数据，然后有选择性地收集数据。

# M

## Multidisciplinary
## 多学科

这部分是跨领域的主题，不完全符合质量、安全性和有效性类别的其中之一。它包括 ICH 医学术语（MedDRA），通用技术文件（CTD）和监管信息传输电子标准（ESTRI）的发展等。M 部分已发布的指导原则包括 M1~M10（其中 M5 已于 2013 年并入 E2B，M6 于 2011 年中止开发）。目前待发布的指导原则有 M11：电子临床研究方案的协调结构。

# *M1* 监管活动医学词典

## 一、引入

M1 英文名叫 Medical Dictionary for Regulatory Activities，简称 MedDRA，中文译名为监管活动医学词典，或国际医学用语词典。它是在 ICH 主持下编写的，供政府药事管理部门与生物制药工业管理新药上市前后的临床研究各阶段的标准术语集。目前更新频率为半年一次（每年的 3 月和 9 月），共 11 种语言版本。MedDRA 的更新由用户提出请求，例如增加 MedDRA 中还没有的医学概念等，然后由国际医学专家研究不同国家的语言情况和医学背景并达成一致后，决定是否将这些术语添加到 MedDRA，并映射到相应的组群。M1 是 ICH 五个二级指导原则之一，对于药物临床试验、不良反应监测以及药物警戒工作十分重要。

## 二、MedDRA 的历史

在 20 世纪 90 年代之前，生物医药领域一直都没有国际认可的用于生物制药监管的医学术语集。在欧洲，大多数机构使用《世卫组织不良反应术语集》（WHO-ART）并配合《国际疾病分类编码第九版》（ICD-9）。而美国使用《美国 FDA 不良反应术语集》（COSTART）并配合《国际疾病分类编码第九版的临床修正》（ICD-9-CM）；日本是自行编制了适用于本国的术语集——《日本不良反应术语集》（J-ART）以及《医疗信息系统》（Japan）（MEDIS）。除此之外，许多机构还根据自身需要修订了这些术语集。既定的术语集在数据输入水平上缺乏特异性，提供的数据检索选项有限（例如：层级很少或者仅通过一个轴来检索数据）并且不能有效地解决综合征的问题。有充足资源的组织为了部分或完全解决这些缺陷，开发了它们自己的"内部"术语集。

多个术语集的使用引起了许多问题。在产品生命周期的不同阶段使用不同的术语集使数据的检索和分析变得更复杂，还平添了不同的术语集间数据转换的工作。这些数据转换工作很可能会引起时间延误、损失以及数据出入。对于跨国制药公司而言，问题就更突出了，因为他们要同时使用多个术语集才能满足不同药事管理机构的不同数据提交要求。多个术语集的使用也影响着制药公司和临床试验机构之间的沟通交流。

在这个背景下，ICH 建立了 M1 专家工作组，旨在使国际医学术语集标准化，以便于药事管理机构的交流。1997 年 7 月，ICH 正式把这个术语集命名为 MedDRA。1998 年 5 月成立了 ICH MedDRA 管理委员会。1998 年 11 月，成立 MedDRA 维护和支持服务组织（MSSO），作为 ICH 的受托人。

三、组织机构

ICH 大会建立了一个完整的管理结构来培育和保护 MedDRA 的完整性。包括 MedDRA 管理委员会、维护和支持服务组织 MSSO、日本管理委员会、日本维护组织 JMO、蓝丝带专家组、专家工作组、SMQ 咨询工作组、用户组等。

MedDRA 管理委员会由 ICH 大会任命，全面负责 MedDRA 的指导。管委会成员由 ICH 成员机构的代表组成。WHO 是 MedDRA 管理委员会的观察员。国际制药商协会联合会（IFPMA）是管理委员会的非投票成员，并担任管理委员会主席。

MedDRA 术语集的维护由 MSSO 执行，ICH 通过公开竞标的方式任命了 MSSO。可以说 MSSO 是 MedDRA 的存储库、维护者、开发者和分发者，但需要注意的是，MedDRA 术语的所有权属于 MedDRA 管理委员会，而不是 MSSO。MSSO 的工作人员包括：医生、培训师、质量保证人员、IT 人员、项目管理人员等。

由于日本语言的特殊性，ICH 大会单独成立了日本管理委员会和日本维护组织，负责维护和分发 MedDRA 的日语版本，并促进日本地区的标准化使用。

MedDRA 专家工作组与 ICH 专家工作组类似，专家工作组能够在 MSSO

遇到困难的变更请求和其他有疑问的维护事项时，向 MSSO 提供有益的反馈；蓝丝带专家组是来自行业和监管机构的 MedDRA 专家的论坛，代表用户讨论并提出有关 MedDRA 问题的建议；SMQ 咨询工作组全称标准化 MedDRA 查询咨询工作组，咨询工作组就 SMQ 的开发和维护相关的事宜向 MedDRA 管理委员会提供建议。在后文会详细介绍 SMQ 的知识。

### 四、MedDRA 的应用

MedDRA 主要应用于临床试验和药物警戒工作。MedDRA 使得各种临床数据的编码、报告与分析方法标准化。比如，个例安全报告 ICSR 中要用 MedDRA 术语描述病人的病史、不良反应，在临床研究报告、上市申请注册资料等方面，都需要用 MedDRA 编码数据。

在监管机构层面，MedDRA 也有着广泛的应用。FDA 虽然没有强制使用 MedDRA，但 MedDRA 已经成为 FDA 实际使用的编码标准；而在日本、欧盟和加拿大，已经要求在电子提交中使用 MedDRA 术语，而且 MedDRA 是欧盟药物警戒数据库和加拿大药物警戒数据库的标准编码术语；在中国，2018 年 1 月 25 日发布的《总局关于适用国际人用药品注册技术协调会二级指导原则的公告（2018 年第 10 号）》提到，自 2018 年 5 月 1 日起，药物临床研究期间报告严重且非预期的药品不良反应适用 MedDRA。

### 五、MedDRA 术语集的范围和映射

MedDRA 术语集适用于除动物毒理外的针对人类使用的所有药品开发阶段。MedDRA 包含与这些产品相关的媒体、健康相关的以及监管概念。术语集还覆盖健康影响和设备故障（如 PT 装置相关感染和 PT 装置故障）。此外，术语集还支持至少在一个地区受到监管的其他种类的产品（如食品或化妆品）。MedDRA 约含 80000 个术语，每个术语均有唯一的 8 位阿拉伯数字代码，MedDRA 术语共包含五个层次：低位语（LLT）、优选术语（PT）、高位语（HLT）、高位组语（HLGT）以及系统器官分类（SOC）。MedDRA 术语集每半年更新一次。MedDRA 术语包括以下类别：体征、症状、疾病、诊断、适应证、各类检查的名称和定性结果、外科与内科的处置、医学史、社会史以及

家族史等。例如：增加、减少、正常、异常、存在、缺失、阳性和阴性、用药错误与产品质量术语、各种手术及医疗操作、病史／家族史／社会史、药物遗传学、药物毒理学等。MedDRA 不包含的术语有：药品名称、仪器／设备／诊断产品名称；人口统计学术语（包括患者性别、年龄、种族和宗教），指代全体而非患者个人的限定词，如常见、罕见；检查的定量结果；表示频度的描述词，以及表示严重程度的描述词等。

除了 MedDRA 以外，国际上最为常用的术语集是《世界卫生组织不良反应术语集》WHOART，自从 1969 年由 WHO 发布，40 多年以来 WHOART 一直是不良反应术语合理编码的基础。包括中国在内，国内的不良反应监测曾经也一直使用 WHOART。但由于词汇量少、中文版更新缓慢、临床的习惯用语和俗语无法正确编码等问题，WHOART 的应用十分受限。

WHO 与 MSSO 建立了合作，将 WHOART 术语与 MedDRA 术语建立了映射桥梁，将每个 WHOART 术语均对应到了一个 MedDRA 术语，但由于 WHOART 术语集词汇量远小于 MedDRA，因此这个映射是单向的，不支持 MedDRA 术语向 WHOART 术语的转换。映射桥梁是免费提供给 WHOART 和 MedDRA 用户使用的。

### 六、MedDRA 的特点

第一个特点是多语言性：因为 MedDRA 对于促进全球临床信息和监管信息的交流具有重要作用，除了英语为基本语言之外，它还被翻译成中文、捷克语、荷兰语、法语、德语、匈牙利语、意大利语、日语、葡萄牙语和西班牙语。所有 MedDRA 术语都分配有唯一的 8 位数字编码，每种 MedDRA 术语的翻译版本都具有相同的编码。

第二个特点是 MedDRA 具有逻辑性非常强的层级结构。MedDRA 术语有五个级别，从具体到抽象。在最具体的层面，称为"低位语"（LLT），有超过 70000 个术语。LLT 反映了在实践中报告的观察结果的原始信息。用户可以直接在 LLT 级别选择 MedDRA 术语。比低位语高一级的是"首选语"（PT），它是一个症状、体征、疾病诊断、适应证、检查等单一医学概念。每个 LLT 仅链接到一个 PT。而每个 PT 下面具有至少一个 LLT，一个 PT 的 LLT 包括 PT

本身、它的同义词和词汇变体（例如缩写、不同的词序）。根据解剖学、病理学、生理学、病因学或功能，将相关的 PT 组合成"高位语"（HLT）。在 HLT 之上又组成"高位组语"（HLGT）。最后，HLGT 根据病因学，发病部位或医疗目的被分组为"系统器官分类"（SOC），系统器官分类共有 27 个。

　　第三个特点是多轴性。即一个术语可以出现在多个 SOC 中。每个 PT 都分配了一个主要层级结构（主 SOC），在某些情况下还分配了辅助层次结构（次 SOC）。例如，流感这个疾病按照发病位置来分，属于呼吸道疾病，而流感本身也是一种感染性疾病，所以给 PT 流感分配了主 SOC 为感染和侵染类疾病，次 SOC 为呼吸系统、胸和纵隔疾病。MedDRA 用户可以根据自己的研究兴趣使用主 SOC 或次 SOC 生成报告。MedDRA 多轴性示例如图 M-1 所示。

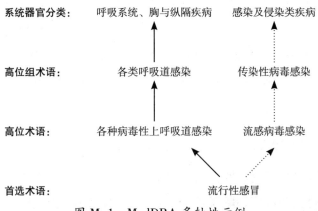

图 M-1　MedDRA 多轴性示例

　　第四个特点是支持电子通讯。MedDRA 是 ICH 的电子通用技术文档（eCTD）和 E2B 个例安全报告电子报告不可缺少的一部分。比如 MedDRA 在 CTD 模块 5 中用于以标准化的方式汇总不良事件数据；在个例安全报告 ICSR 中使用 MedDRA 编码病史信息、不良反应、检查名称和诊断等。

　　最后 MedDRA 是在不断更新的。MedDRA 允许用户提交"变更请求（CR）"来建议添加新术语、更改现有术语或改进 MedDRA 结构。MedDRA 用户每月最多可申请 100 个 CR。每年 MedDRA 更新两次版本，3 月更新 ×.0 版，在这一版会更新所有简单和复杂的变更，9 月更新 ×.1 版，只更新简单的变更，只包括对 MedDRA 的 LLT 和 PT 级别的更改。比如 2018 年 3 月 MedDRA 更新了 21.0 版，2018 年 9 月 MedDRA 更新了 21.1 版。

### 七、MedDRA 术语层级

在介绍术语层级之前，先了解一下 MedDRA 编码。MedDRA 中的每个术语都有一个唯一的非表达性编码。"非表达"在此处表示这些编码本身不包含任何信息。这些编码按字母顺序分配，从 10000001 开始。当新术语添加到术语表中会分配到下一个编码，之前使用过的编码通常情况下不能被新术语再次使用，但在已有术语被重新命名的情况下可以使用原编码。

大家知道 MedDRA 术语包括五个层级，从低到高依次为低位语 LLT、首选语 PT、高位语 HLT、高位组语 HLGT 和系统器官分类 SOC。

低位语 LLT 是术语集的最低层级。每个 LLT 仅对应一个 PT。那么 LLT 与其对应的 PT 有以下这几种关系：①同义词：为 PT 同一概念的不同表达（如：PT 关节炎以及其下级 LLT 关节炎症）。②异体词：同一表达的不同词形。这些包括全称和缩略词，以及正反词序（例如：PT 获得性免疫缺陷综合征以及其下级 LLT 艾滋病、PT 舌活检以及其下级 LLT 舌活组织检查）。③准同义词：如 PT 外耳炎及其下级 LLT 双侧外耳炎。④子概念：如 PT 挫伤对应的 LLT 脸部瘀伤、LLT 腿部瘀伤。⑤等同 LLT：与 PT 对应的 LLT 中，有一个是与 PT 完全相同的，便于数据录入。在这种情况下，同一术语出现于 LLT 和 PT 两个层级，MedDRA 编码相同。LLT 都带有"现行"或"非现行"的状态标签。"非现行"的标签用于标记那些词义含糊、不明确、过于简略、过时或拼写有误的术语。这些"非现行"术语的保留，用于保存历史数据，便于检索和分析。

首选语 PT 是对某种症状、体征、疾病、诊断、适应证、检查、外科和内科操作、疾病史、社会史或家族史等单一医学概念进行表达的专用术语。PT 必须定义明确，无歧义，特异性和描述性强且符合国际标准。一个 PT 至少有一个 LLT 与之对应，且对应的 LLT 数量不限。一个 PT 至少与一个 SOC 相对应，但每个 PT 都只对应一个主 SOC。主 SOC 的设定能防止在对全部 SOC 进行逐个搜索时，由于 PT 的多轴性而出现的重复计数。如果大家想了解主 SOC

的确定原则，请查阅 MedDRA 网站。目前 PT 总数为 24289 个。

高位语 HLT 是 PT 的上级术语。高位语属于概括性术语，通过解剖学、病理学、生理学、病因学或功能等特点与下级 PT 关联。下面阐述几个 HLT 的例子：HLT 支气管痉挛和阻塞、HLT 各种纵隔疾病、HLT 各种肺水肿以及 HLT 上呼吸道肿瘤。HLT 旨在用于数据检索和表达；它们是一个组合层级，而非编码层级。HLT 隶属于上级的 HLGT。一个 HLT 须通过 HLGT 至少与一个 SOC 对应。但它仅可通过一种途径（如：仅与 SOC 的一个 HLGT 对应）与某个 SOC 对应。与某个 HLGT 对应的所有 HLT 均会出现在与该 HLGT 对应的每个 SOC 中。目前 HLT 总数为 1737 个。

高位组语 HLGT 是 HLT 的上级术语。高位语和高位组语属于概括性术语，通过解剖学、病理学、生理学、病因学或功能等特点与上下级相关联。例如：HLGT 血管性高血压疾病对应 HLT 门静脉高压类、HLT 各种肺动脉高压、HLT 各种肾性高血压等。HLT 从属于 SOC，一个 HLGT 至少与一个 SOC 和 HLT 相连，且连接的 SOC 数量不限。目前 HLGT 总数为 337 个。

SOC 是最高层级，为数据检索提供最广泛的概念。系统器官分类按以下标准分组：①病因学（如：SOC 感染和侵扰）；②临床表现（如：SOC 胃肠道疾病）；③目的（如：SOC 的手术和医疗操作）。以上分类中的例外情况为：SOC 社会环境包含个人资料，而非副作用情况，提供相关因素的群集，有助于深入了解对所报告事件有影响的个人问题。每个 SOC 向下至少与一个 HLGT 直接对应，所对应的 HLGT 数量不限。MedDRA 的第一届专家工作组认为，由于 MedDRA 本身有多个语言版本，所以没有标准的 SOC 字母顺序。由此 MedDRA 专家工作组对 SOC 制定了国际顺序，以便在任何语言下 27 个 SOC 都保持一致。目前 SOC 总数为 27 个。

## 八、MedDRA 术语采用的规则

在大多数情况下每个规则都是正确的，但许多规则都会有例外。其中每个规则中都只列举出了一部分例外情况，因为把所有的例外情况都列举出来是不大现实的。MedDRA 是医学术语，不是分类学，因此在医学上必须平衡、务实、反映实际的医学实践，并考虑到不同文化如何来解释特定的术语。

（1）拼写　术语拼写始终遵循道兰式图解医学词典（第 30 版），道兰式在线和标准医学文献的所有医学术语。包括在其中的非医疗术语请遵循 Merriam-Webster 英语词典。英国拼写在 PT 水平及以上使用。在 LLT 级别，包括同一术语的英国拼写和美国拼写（例如：PT Diarrhoea 下的 LLT Diarrhea 和 LLT Diarrhea）。继承的术语中有拼写错误的被标记为非现行术语。

（2）缩写　一般来说，缩写不包括在 LLT 以上的级别。这条规则的例外是：当包含完整的术语时，短语非常长（超过 100 个字符）或者当术语具有一个公认的缩写。例如：NEC（not elsewhere classified）这个缩写仅限于 HLT、HLGT 层级。缩略语在标准的缩略语教科书中表现出多种解释，但在术语中一个缩略语只能表示一种意思。

（3）大小写　大多数术语用小写字母表示，大写字母仅用于每个术语的首字母，但专有名称（如：PT Non Hodgkin 淋巴瘤）以及微生物分类学名称和缩写除外。术语、字典和词典传统上使用小写字母和大写字母的混合来表示术语。但是，各组织性关于如何在数据库中编写术语案例具有完全的自主性。如果需要，可以完全使用大写项。

（4）语序　一般来说，PT、HLT、HLGT 和 SOC 水平使用自然语言语序，这意味着这个词的表达方式按照惯用的表达方式（例如：PT Myocardial infarction，而不是"PT Infarction myocardial"）。例外情况是，当反转 PT 中的单词有助于将类似的术语分组，以便在 SOC 层次结构中按字母显示（例如：For example：PT Meningitis aseptic，PT Meningitis chemical，PT Meningitis eosinophilic，and PT Meningitis toxoplasmal.）。

（5）数值　一些 MedDRA – LLT 包含与某些临床参数相关的数值（例如未明确说明的 LLT 胎儿生长迟缓，为 1500~1749g）；通常，这些术语是从其他术语中合并而来的，并且由于不符合 MedDRA 规则而被标记为非现行时，还排除了与实验室参数相关的数值（例如血清钠 141mEq / L）。当 LLT 和 PT 是名称的一部分或概念固有的数字时（例如 PT5－α－还原酶缺陷），可以将数字合并到 LLT 和 PT 中。

（6）加重条件的把握　表达"加重"概念的大多数术语（例如 LLT 过敏加重）是从其他术语继承而来的。修改后的术语审查结果是，一些类似的概念在 MedDRA 版本 9.1 中添加。然而，在未来，只有当它们显示出医学意义时 MSSO 才会增加其中包含"加重""恶化/恶化的过去时态/恶化的进行时态"或"加重"的新术语。

（7）无特别说明以及未在其他地方分类　包括"NOS"在内的术语（无特别说明）是药物监管事务中使用的医学术语的常见特征。在 MedDRA 中，"NOS"术语仅在 LLT 级别上存在，并表示没有可用的其他特定信息的概念（例如在不良事件编码期间）。带有"NOS"的条款反映非特定术语，并且只能参考该术语中指定的其他术语进行解释。在整个术语中，所指定的概念不是恒定不变的（例如它可能与急性与慢性疾病，身体部位或感染性生物有关）。对于编码，用户应使用最具体的可用术语（如 LLT Cluster headaches 与 LLT Headache NOS）。在 MedDRA 的指导下从 MedDRA 6.1 版开始，管理委员会不接受其他"NOS"术语。此外，以前在 PT 级别上存在的所有"NOS"术语在术语中均已降级为 LLT 级别。类似地，"NEC"（未在其他地方分类）是一种标准缩写，用于表示不易适应的各种术语的分组进入其他等级特定 SOC 中的分类。"NEC"标记仅与 HLT 和 HLGT 用于分组。例如，HLT 膀胱疾病 NEC 包括多种 PT，包括 PT 膀胱狭窄，PT 膀胱肉芽肿和 PT 膀胱毛细血管扩张。以前在 PT 级别存在的所有"NEC"术语均已降级为 LLT 级别，并标记为非现行。

（8）具体性别术语　通常，MedDRA 不包括针对性别的术语，因为传统上将患者性别视为数据库变量。但是，对于某些情况，例如患者的性别使某些乳腺癌和生殖道疾病在临床上概念不同（如：PT 乳腺癌有所不同，PT Breast cancer male 以及 PT Breast cancer female），通常，还有一个相应的性别中立术语（PT 乳腺癌，PT Breast cancer）。

（9）不同层级的命名传统　首先 HLT 和 HLGT 水平级别术语通常是复数形式，因为它们是医学概念的分组（例如，HLT 恶性肝胆肿瘤）。一般来说，PT 和 LLT 级别的术语是单数形式，因为它们不是医学概念的分组；其次，"良性"和"恶性"一词应放在 SOC（肿瘤良性、恶性）和未指定的文本字符串的末尾（包括囊肿和息肉），然后把这个组合词放在文本开头。通常，在 SOC 先天性、家族性和遗传性疾病中，"先天性"一词放在文本字符串的末尾，而在其他 SOC 中，"先天性"一词放在该术语的开头。"先天性"一词被用来描述出生时的任何情况，无论是遗传的还是在子宫中发生的。

（10）紊乱、疾病和干扰　在 MedDRA 中，"干扰"的概念从属于"疾病"，而"疾病"从属于"紊乱"。HLT、HLGT 和 SOC 水平通常使用"疾病"，因为它更多是一个笼统的术语（例如 HLGT 胆囊疾病）。作为例外，有时在 HLT 级别使用"疾病"，这是表达该概念的最常见方式，例如 HLT 帕金森病。"帕金森病"是最常用的说法，而不是"帕金森紊乱"。

## 九、MedDRA 术语选择

用户在使用 MedDRA 时，需要为观察结果的原始信息选择一个特定的 MedDRA 术语。为了促进术语选择的准确和一致性。ICH 发布了 MedDRA 术语选择：考虑要点文件。文件中关于 MedDRA 术语选择的一般原则如下。

（1）源数据质量　原始报告信息的质量直接影响数据输出的质量。对于歧义、混淆或难以理解的数据，应该进行澄清。

（2）具有良好的质量保证体系。

（3）不要改动 MedDRA 术语　MedDRA 是一个标准术语集，有预先界定的术语层级结构，不应更改。用户不得对 MedDRA 进行临时的结构改动，包括变更主 SOC 分配，这样做会有损该标准的完整性。

（4）应选择最准确地反映原始报告信息的 MedDRA 低位语（LLT）。某些 MedDRA LLT 的特异性程度可能对术语选择带来一定难度。

例如：

| 报告的信息 | 选择的 LLT | 备注 |
| --- | --- | --- |
| 脸上有脓肿 | 面部脓肿 | 与不太具体的 LLT 脓肿相比，LLT 面部脓肿更准确地反映了报告的概念 |

新版 MedDRA 提供更具体的 LLT。可以在《MedDRA 入门指南》（附录 B "MedDRA 概念描述"）中查看对许多 MedDRA 术语 / 概念的解读和使用说明，附录 B 也可在 MedDR A 网页浏览器中查看。

（5）只选择现行低位语　进行术语选择时不应使用非现行 LLT。

（6）及时请求变更　如果在术语选择时发现了 MedDRA 术语的问题，及时向 MSSO 提交变更请求。

（7）在术语选择时使用医学判断　如果无法找到精确匹配的术语，应该运用医学判断选择一个能充分体现该医学概念的现有 MedDRA 术语。

（8）可选择多条术语　当一个特定的医学概念无法由单个的 MedDRA 术语表示，可考虑通过变更请求新增一个术语。在等待新术语的同时，可适当选择一个以上的 MedDRA LLT 代表报告的信息。

（9）查看层级结构　当考虑选择一个 LLT，检查 LLT 上面的层级结构，以确保其位置准确反映了报告的术语的含义。

（10）编码所有报告信息，且不要添加信息　编码报告的每个 AR/AE，无论其因果关联如何。此外，按照需要或要求编码用药错误不适当、产品质量问题、病史、器械相关事件、社会史、各类检查和适应证。如果报告有诊断及其特征性体征和症状，首选方案是仅为诊断选择术语，选择术语时，报告的任何信息都不应从术语选择过程中排除。同样，如果仅报告了体征或症状，不要选择对应的诊断术语，导致添加信息。

例如：

| 报告的信息 | 选择的 LLT | 备注 |
|---|---|---|
| 腹痛、血清淀粉酶增加、血清脂肪酶升高 | 腹痛 | 选择诊断术语 LLT "胰腺炎" 时的做法 |
| | 血清淀粉酶增加 | |
| | 血清脂肪酶升高 | |

考虑要点文件给出了许多具体情况下的术语选择，在这里不详细展开，举几个简单的例子：①当报告中同时含有症状体征和明确诊断结果时，仅需选择诊断术语。比如报告过敏反应、皮疹、呼吸困难，仅需选择 LLT 过敏性反应。②如果同时报告了两条信息，一条信息比另一条更具体，则根据更具体的信息选择术语。比如报告房颤导致了心律失常，选择 LLT 房颤。③当报告矛盾信息时，可选择"异常"类术语。比如报告高血钾症，血清钾为 1.6，由于 1.6 低于正常值，所以和高血钾症产生了矛盾，此时可选择 LLT 血清钾异常，来避免记录这种矛盾。如果大家对术语选择感兴趣，可以在 MedDRA

网站或 CDE 网站下载学习术语选择考虑要点文件。

### 十、MedDRA 数据检索与呈现——标准 MedDRA 查询

为了验证数据检索选项怎样影响数据输出的准确度与一致性，ICH 发布了 MedDRA 数据检索与展示：考虑要点文件。

实施数据检索是为了临床试验数据的总结和分析、药物警戒、医学信息问题以及许多其他目的。基于预期用途不同，检索策略、方法可能有所不同。MedDRA 的一般检索方法包括标准 MedDRA 查询 SMQ，基于次 SOC 的检索，基于分类术语 HLT 和 HLGT 的检索，基于 SMQ 的 MedDRA 修改查询，和定制查询五种。在其中应用最为广泛的是 SMQ，所以接下来就详细介绍 SMQ 的知识。

当需要在数据库中进行检索时，需要先设定检索目标，制定检索策略。如果这个数据库是使用 MedDRA 编码的，那么检索时就需要挑选目标相关的 PT 组成检索术语表。SMQ 是已经编制好的可被储存和反复使用的检索策略，它包含了针对某一检索目标的所有相关 PT 集合。每个 SMQ 的课题查询基本都包含两个部分，狭义搜索和广义搜索。在检索时，往往涉及以下两种情况：一种是用户需要找出极有可能代表所关注状况的案例（也就是"狭义"范围），另一种是用户希望找出所有可能的案例，包括某些在仔细检查后证实无关或关系不大的案例（也就是"广义"范围）。狭义搜索是由狭义词组成，狭义词的特异性高，检索的案例准确性高；广义搜索的范围既包括狭义词，又包括广义词。因此广义搜索覆盖性大，检索的敏感性高，但由于广义词特异性低，检索的假阳性高。

以 SMQ 乳酸中毒为例，狭义词主要由诊断类词汇组成，广义词基本由症状、体征、检验结果类词汇组成。因而广义词可以帮助检索哪些没有诊断，只有症状、体征或检验结果的潜在案例。这就是为什么狭义搜索准确性高，而广义搜索敏感度高的原因。

有些 SMQ 中还设计了逻辑算法和术语权重。用户可以对搜索术语进行算法组合。算法搜索方法比狭义搜索产生的敏感度高，比广义搜索产生的专一性强。例如，SMQ 系统性红斑狼疮，它的术语分为 9 类，A 类是狭义搜索术

语，B 到 I 类是广义范围术语。对每个广义范围类别分配了一个从 1 到 3 的权重。搜索时，可以关注案例是一条带有某个 A 类狭义范围术语的记录，或是一条包含各种广义搜索类别术语且这些类别的权重总和大于 6 的记录。

为了实现上面所提到的数据编码和检索查询等功能，MedDRA 提供了三个工具，MedDRA 桌面浏览器（MDB）；MedDRA 网页版浏览器（WBB）；MedDRA 版本分析工具（MVAT）。具体的使用方法，可以在 MedDRA 网站查询使用教程。

### 十一、目前各国政府对 MedDRA 的使用要求

（1）美国　目前美国 FDA 提倡使用 MedDRA 编码个体病例安全性报告的不良事件。FDA 不良事件报告系统（Adverse Event Reporting System，AERS）使用 MedDRA。

（2）欧盟　从 2003 年 1 月起，要求所有电子提交的严重不良事件报告中使用 MedDRA 编码。

（3）日本　对于电子提交的个体病例安全性报告，日本从 2000 年 4 月起要求使用日语版 MedDRA；从 2003 年 10 月起必须以 E2B 格式电子提交安全性报告；2004 年 4 月起，在定期的传染病报告与安全报告中要使用日语版 MedDRA。

（4）中国　中国在 2018 年 1 月 25 日发布的《总局关于适用国际人用药品注册技术协调会二级指导原则的公告（2018 年第 10 号）》提到，自 2018 年 5 月 1 日起，药物临床研究期间报告严重且非预期的药品不良反应适用 MedDRA。紧接着，中国药品监管机构加入 ICH 后发布文件明确：自 2022 年 7 月 1 日起报告上市后药品不良反应适用 M1。

### 十二、MedDRA 的订购与培训

最后，我们简单介绍如何订购 MedDRA。MedDRA 管理委员会向监管机构、非营利性组织、直接面向患者的护理提供者、教育机构免费提供术语。其余商业用户，包括个人、盈利性组织、医药企业、软件研发企业等通过年度订阅付费的方式来分担 MedDRA 支出。

但对于一些小型商业组织，MedDRA 还是保留了一些特殊许可。根据 ICH MedDRA 管理委员会的政策，非商业用户和收入较低且 IT 资源有限的小型商业组织允许在代理软件中以不可下载的方式免费使用 MedDRA。

## 参考文献

［1］黎勇．不良事件编码及 MedDRA 简介［N］．中国医药报，2019-09-10（007）.

［2］马丹华，刘红亮，王丹，等．ICH 二级指导原则 M1 适用性研究 - 国家药品不良反应术语集映射可行性［J］．中国药物警戒，2019，16（6）：329-332.

［3］卜擎燕，熊宁宁，邹建东，等．ICH 国际医学用语词典（MedDRA）：药事管理的标准医学术语集［J］．中国临床药理学与治疗学，2007，012（005）：586-590.

［4］MedDRA.Introductory Guide MedDRA Version23.0［EB/OL］.（2020.03.31）［2020.05.22］https：//www.meddra.org/sites/default/files/guidance/file/intguide_23_0_english.pdf

# *M2* 监管信息电子传输标准（ESTRI）

**A：信息数据的传输完整性一直是制药行业关注的焦点问题。请简单介绍一下 ICH M2 指导原则的主要内容。**

B：建立统一的电子信息传输标准有利于制药企业与监管机构之间、监管机构与监管机构之间的信息传输。《监管信息电子传输标准》（ESTRI）正是为了确保医药企业向监管机构提交医药产品信息的有效性和信息传输的安全性，确保各个监管部门之间信息和数据交换的完整性，并依靠电子通信的方式达到以上目的而建立的一套统一的技术标准。围绕上述目标，ESTRI 主要包括以下三方面的内容：①电子文件传输的标准格式；②确保电子文件的安全性与完整性的途径；③对象标识符（OID）和通用唯一标识符（UUID）的应用。

**A：电子信息的传输需要以网关作为入口，通过网关才能传输到预定的目标。因此，监管部门可通过网关实现对电子信息、数据的监管。ICH 对 ESTRI 网关有哪些要求？**

B：网关是一个网络连接到另一个网络的"关口"，在传输层上以实现网络互连，是最复杂的网络互联设备，仅用于两个高层协议不同的网络互连。在使用不同的通信协议、数据格式或语言，甚至体系结构完全不同的两种系统之间，网关是一个翻译器。适宜的网关配置是目前监管电子信息传输唯一可行的解决方案。ESTRI 网关是一个数据交换门户，支持基于同一套标准的监管信息通信，可使监管部门和行业能够进行电子化监管信息的交换和共享。2015 年 6 月 M2 专家组成员对 ESTRI 网关作了如下规定：在每个 ICH 地区，监管部门将设置至少一个 ESTRI 网关，用于与行业和其他监管部门进行通信，该网关包括一套核心标准和支持该标准所需的全部功能。在某些可采用多种标准的情况下，监管部门应尽量覆盖所有建议的标准，并尽可能保持与其他 ICH 地区的兼容性。总结起来，就是所有的通信方，无论其内部系统使用怎样的技术架构，都应该可以从内部数据库中提取相应信息，建立监管信息通信，并且充分保证将信息完整且安全地发送给接收者。

**A：设置 ESTRI 网关是进行电子信息传输的基础，下一步即是电子信息的传输，电子文件传输的标准格式是什么？**

B：电子文件的标准格式是 ICH M2 指导原则的重点内容。在介绍电子文件的标准格式之前，先引入"数据交换格式"这个概念。在日常生活中，人与人之间的交流是建立在彼此都能听得懂的语言上，同理，计算机之间也需要一种彼此都能听得懂的"语言"。我们把这种可以在计算机之间进行数据交换的语言称为"数据交换格式"。"数据交换格式"通过文本以特定的形式来描述数据。一般来说，我们在传输数据时通常会使用三种数据格式：Java Script Object Notation（JSON）、Extensible Markup Language（XML）以及 Yet Another Markup Language（YAML）。在这里只介绍第二种交换语言，也就是 XML 语言。XML 是一种用于标记电子文件使其具有结构性的标记语言。XML 的格式包括：声明、根标签、子元素、属性四种。使用 XML 能够读取、交换、共享数据、循环遍历和存储文档。M2 规定使用 XML（ISO/IEC 29500）作为电子文件传输的标准交换格式。《文件标准格式》中定义了一组文件格式标准，该标准描述了各种监管文件类型（例如叙述文本、数据、图像、音频、数字视频）所要求和期望的功能。其中，有 PDF、PDF/A、DOCX 格式的文档。除此之外，M2 还给出了单独的建议文件，这部分内容可查阅 M2 指导原则的文件包。

**A：XML 的编码词汇是没有预定义的，要如何对编写的 XML 文件进行统一管理？**

B：这里就要引入"通用编码（Genericode）"这一概念。通用编码是对于统计特性未知的信源所进行的有效编码。编码列表包括编码值和标签，是信息技术系统的重要组成部分。M2 专家组建议根据通用编码标准枚举编码列表，用来规范 XML 受控词汇的标准格式，系统通过识别编码列表进而实现对电子文件进行交换、记录和管理。

**A：在了解了电子文件传输的标准格式之后，下一步就是如何确保电子文件传输的安全性。ESTRI 在确保电子文件的安全性上有哪些规定？**

B：由于电子文件的完整性是建立在电子文件安全传输的基础上，因此，安全性是电子文件传输的首要问题。实现传输的安全性必须满足以下 4 个条件。①使用电子数据转换（EDI）作为传输媒介：EDI 是电子文件传输双方（可以是监管部门与监管部门之间，也可以是监管部门与制药企业之间）以一种标准文件格式进行系统与系统之间的电子文件转换的形式。使用 EDI 能够有效降低传输成本、减少传输失误、加强传输双方的联系。②提供经过认证的、可追溯的、不可否认的电子签名。③使用地区适用的加密要求。④实施密钥管理和信息交换跟踪，建立合作伙伴档案 / 协议设施。M2 专家组推荐使用 EDIINT AS2（Applicability Statement 2）作为电子文件传输协议。AS2 是一种电子数据交换规范，其提供一套共同的约定解决身份验证、消息完整性和数据保密性及隐私等安全隐患，并且允许直接的交易伙伴之间点对点的数据传输。AS2 协议的工作原理是可以通过使用加密和数字签名传输数据，并且使用 MDN（消息处置通知）确保数据在互联网上能够安全可靠地传输。而 AS1 和 AS3 传输协议均不完全具备上述特点。

**A：近年来，数据完整性一直是行业内探讨的热点话题，ESTRI 对于确保电子文件的完整性采取了哪些措施？请举例说明这些措施。**

B：电子文件传输的最终目的是确保接收者能够准确无误地收到发送者想要发送的信息。ESTRI 建议采用"校验和"来确保文件的完整性。"校验和（Checksum）"是在数据处理和数据通信领域中，用于校验目的的一组数据项的和的属性，是由任意数字数据块计算的固定大小的数据。数据的完整性可以随时通过重新计算"校验和"并将其与存储"校验和"进行比较来检查。若两个"校验和"不匹配，基本可以确定数据被更改了。因此，ESTRI 规定电子文件在提交时应包括所传输的每个独立文件的"校验和"。举例说明：为了计算检验和，首先把检验和字段置为 0。然后，对有效数据范围内中每个 16 位进行二进制反码求和，结果存在检验和字段中，如果数据长度为奇数则补一字节 0。当收到数据后，同样对有效数据范围中每个 16 位数进行二进制反码的求和。由于接收方在计算过程中包含了发送方存在首部中的检验和，因此，如果首部在传输过程中没有发生任何差错，那么接收方计算的结果应该为全 0 或全 1。如果结果不是全 0 或全 1，那么则表示数据错误。校验和的算法有很多，M2 推荐使用消息摘要算法第五版（MD5）作为校验和的计算方法。需要注意的是，MD5 于 2005 年已被我国密码学家破解，2015 年 6 月，ICH 建议未来发布的实施指南和规范采用国际通用的安全哈希算法 SHA–256 计算校验和，以获得更高的安全性。但目前采用 MD5 校验的数据传递仍然是可接受的。

### A：请介绍一下 OID 和 UUID 在 M2 中的应用？

B：ICH E2B 个例安全性报告电子传输和 ICH M8 电子通用技术文档融入了 OID 的编码集和命名空间。OID 的引入使得现实世界中的任意对象（Object），都能有其唯一的标识。该标识遵循树结构的创建法则，利用机构与机构之间的附属关系，构造出多级结构的命名空间。OID 的好处是可以通过库查找，并且可以被任何人访问和引用。相比于 OID，UUID 也是用来标识对象的方法，但是 UUID 代表的含义是用户自己定义的，不依赖与中央控制来识别对象。因此 UUID 通常不易被人解读，仅用于机器对比。UUID 的好处是它不需要任何中央支持或维护（例如 OID 的注册过程），并且可以立即创建和使用。在 ICH E2B 中，使用 UUID 标识的地方只有 2 处。同时，借助 XML 格式的文档，ICH 编码列表的名称能够支持多种语言，这使得实施指南中的 OID 与实际编码间的关系清晰明确。

# *M3* 支持药物进行临床试验和上市的非临床安全性研究

A：药物非临床安全性评价的目的是全面系统地探索发现药物的潜在毒副作用，是药物临床研究和患者使用全面风险控制的重要保障，贯穿在人临床研究开始前、临床期间及上市后。那么，批准药物上市所需的非临床安全性试验一般包括哪些内容？

B：批准药物上市所需的非临床安全性试验通常包括安全药理学试验、一般毒性试验、药代动力学和非临床药代动力学试验、生殖毒性试验和遗传毒性试验，因存在致癌性担忧的特殊原因或临床上拟长期应用的药物还需进行致癌性试验。根据具体情况具体分析原因，还应进行其他的非临床试验，以评估光毒性、免疫毒性、幼年动物毒性和依赖性。

考虑到开发药物的适应证可能属于目前尚缺少有效治疗手段的危及生命或严重疾病，如晚期癌症、耐药性 HIV 感染、先天性酶缺乏疾病等，可以根据具体情况开展毒理学评价和临床试验，以优化和加速药物开发。

A：非临床安全性评价的目的是什么？

B：非临床安全性评价的目的一般包括阐明毒性反应及其靶器官、剂量依赖性、毒性与药物暴露的关系，以及潜在可逆性（当可行时）。这些信息可用于估算人体试验的安全起始剂量和剂量范围、选择潜在不良反应的临床监测指标。

A：在一般毒性试验中，高剂量如何选择呢？

B：通常，当毒理学试验的剂量达到最大耐受量（MTD）时，可以充分阐明具有潜在临床相关性的毒性反应。但不是每个试验都必须证明达到 MTD。其他同样适当的限定剂量还包括达到较大暴露倍数的剂量、暴露饱和剂量或最大可行剂量（MFD）。这些限定剂量可以避免在动物中使用无益于预测临床安全性的剂量。除以下情况外，1000mg/（kg·d）作为啮齿类和非啮齿类动物急性、亚急性、慢性毒性试验的限定剂量都是合适的。在个别情况下，1000mg/（kg·d）的平均暴露量达不到临床暴露量的 10 倍，而临床剂量超过 1g/d，毒性试验应以暴露量达到临床暴露量的 10 倍、2000mg/（kg·d）、MFD 三者中的最低者作为高剂量。在极个别情况下，2000mg/（kg·d）产生的暴露量可能低于临床暴露量，此时可以考虑采用更高的 MFD 作为高剂量。在任何种属中进行的急性和重复给药毒性试验，通常都可以接受将暴露量达到临床全身暴露 50 倍的剂量作为最高剂量（图 M-2）。

A：是否需要进行人体代谢物的非临床试验？

B：只有在观察到人体代谢物的暴露量超过药物相关总暴露量的 10%，且在人体中的水平显著高于毒性试验中的最大暴露量时，才需要进行该人体代谢物的非临床，以支持Ⅲ期临床试验。对于每日给药量小于 10mg 的药物，当药物有关物质所占比例较大时，可能需要对该有关物质进行试验。对于一些没有毒性担忧的代谢物（例如大多数谷胱甘肽结合物），则不需要进行试验。对于确实有安全担忧理由的代谢物（例如人体特有的代谢物），应根据具体情况具体分析的原则考虑进行非临床特性描述。

A：支持临床试验的重复给药毒性试验的期限与支持上市的重复给药毒性期限有何不同？是否有推荐？

B：与临床试验相比，在实际临床使用中风险人群的样本量更大，且控制相对较少，因此更长期限的非临床试验是有价值的（表 M-1）。值得注意的是，表 M-2 推荐的药物用法在 2 周和 3 个月之间，但大量的临床经验显示病人可能超出推荐用法而广泛和长期用药（如焦虑、季节性变应性鼻炎、疼痛），此时重复给药毒性试验的期限与用药超过 3 个月的推荐期限相当可能更为适宜。

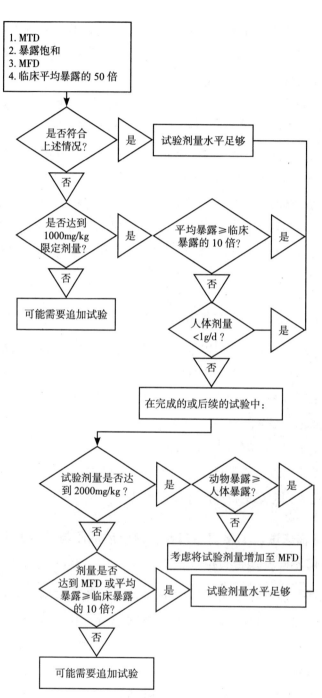

图 M-2　一般毒性试验高剂量选择的推荐方法

#### 表 M-1　支持临床试验的重复给药毒性试验的推荐期限

| 临床试验最长期限 | 支持临床试验的重复给药毒性试验的推荐的最短期限 | |
| --- | --- | --- |
| | 啮齿类动物 | 非啮齿类动物 |
| ≤ 2 周 | 2 周 | 2 周 |
| 2~6 个月 | 同临床试验 | 同临床试验 |
| >6 个月 | 6 个月 | 9 个月 |

#### 表 M-2　支持上市的重复给药毒性试验的推荐期限

| 临床拟用期限 | 啮齿类动物 | 非啮齿类动物 |
| --- | --- | --- |
| ≤ 2 周 | 1 个月 | 1 个月 |
| 2 周 ~1 个月 | 3 个月 | 3 个月 |
| 1 个月 ~3 个月 | 6 个月 | 6 个月 |
| > 3 个月 | 6 个月 | 9 个月 |

A：M3（R2）中有提到探索性试验，它是指那些拟在 I 期试验前进行的、仅有有限的人体暴露、不以治疗为目的且不以考察临床耐受量为目的的试验。它包括哪些方法呢？

B：探索性试验可用于考察多种参数，如 PK、PD 以及包括 PET 受体结合和取代或者其他诊断方法在内的其他生物标志物。受试者可以是来自特定人群的患者或健康人。M3（R2）总结了 5 种不同的探索性临床试验方法。

第一种方法中受试者用药的剂量不超过 100μg，可采取单次给药或分次给药的方法。此方法有助于在 PET 研究中对药物的靶受体结合或组织分布进行考察，或者是用于评估药物的 PK 特征。第二种方法中受试者的用药次数不超过 5 次，每次最大给药量为 100μg（每名受试者总剂量 500μg）。本方法与第一种方法有类似的用途，但可采用更低活性的 PET 配体。以上两种方法统称微剂量试验。第三种方法中，单次给药临床试验通常以亚治疗剂量为起始剂量，且可能逐步增加至药理或预期治疗范围。最大允许剂量应根据非临床数据来确定，但是根据试验过程中所获得的人体临床信息该剂量可能进一步受到限制。第四种方法和第五种方法都属于多次给药临床试验，这两种方法可以用于以治疗剂量范围给药、最长给药 14 天的确定人体 PK 和 PD 试验，但不用于支持以确定临床最大耐受剂量为目的的试验。

**A：生殖毒性试验也是临床试验不可或缺的一部分，生殖毒性试验可以分为几个类别？**

B：针对用药人群，分为四类：男性、无生育可能的妇女、有生育可能的妇女以及妊娠妇女。雄性生育力试验应在大规模或长期的临床试验（如Ⅲ期试验）开始前完成。如果已完成相关的重复给药毒性试验，无生育可能妇女（即绝育或绝经后妇女）可以在缺少生殖毒性试验的情况下入选临床试验。通常，当可获得在两种动物种属上进行的适当的初步生殖毒性试验，且在临床试验中采取严格的避孕措施时，在最终的生殖毒性试验完成之前，临床试验中可纳入有生育可能的妇女（至多 150 人）进行相对短期（不超过 3 个月）的研究性治疗。这是因为此种对规模和期限进行严格控制的临床试验中受试者的妊娠概率非常低，而设计合理的初步生殖毒性试验能够检测在临床试验人群中添加有生育可能的妇女时发育毒性风险。在不采取有效避孕措施的有生育可能的妇女或妊娠状况不明的妇女入选临床试验前，所有雌性动物生殖毒性试验和遗传毒性试验标准组合均应完成。对于妊娠妇女，在入选临床试验前，应完成各项生殖毒性试验和遗传毒性试验标准组合。另外，还应对药物以往人体暴露的安全性数据进行评价。

**A：可以解释一下什么是依赖性评估吗？**

B：对于产生中枢神经系统作用的药物，无论何种适应证，均应考虑是否需要进行依赖性评估。评估药物依赖性通常完成三项试验，药物辨别试验、自身给药试验和戒断试验。当进行试验时，药物辨别试验和自身给药试验通常为单独进行。戒断评估有时可整合入重复给药毒性试验恢复期亚组的设计中。非临床依赖性试验中的最高剂量产生的血药浓度应为临床治疗剂量血药浓度的若干倍。

A：对于需要进行非临床特性阐述的代谢物，是否应进行安全药理学试验？

B：评价安全药理学终点的临床试验通常在 I 期中进行。在对代谢物进行充分特性阐述前，这些终点已经在人体中进行了评估。因此，一般不需要为了代谢物的特性阐述而进行非临床安全药理学试验。但是，如果在人体上观察到了母体药物非临床试验中未预测到的安全药理学信号，那么为了更好地了解机制，可考虑进行这些代谢物的附加安全药理学试验。

# *M4* 通用技术文档

## 一、CTD 简介

M4 英文名为 The Common Technical Document，简称 CTD，中文译名为通用技术文档，或通用技术文件，是 ICH 五个二级指导原则之一。1994 年，ICH 成立了 M2 专家工作组，旨在制定监管信息转移的电子标准。在这个过程中，专家们意识到注册资料形式对于监管信息传递的重要性，为使新药申报的形式和内容趋于一致，ICH 单独成立了 M4 专家工作组，研究通用技术文档。2000 年，ICH 发布了第一版 CTD 指导原则，包括 M4、M4Q、M4S、M4E 四份文件。

M4 文件目前已更新至 R4 版本，主题为人用药品注册通用技术文档的组织。M4Q、M4S、M4E 三份指导原则分别涉及 CTD 文档质量部分的编写要点、安全性部分的编写要点和有效性部分的编写要点。另外，在 CDE 组织翻译 M4 系列指导原则时，还为这 4 份指导原则分别编写了 4 份中英文对应的术语表，如果读者在学习中文译稿时，有理解不清晰的术语，可以对照术语表来理解。

M4 的发布极大地促进了注册资料在各国监管机构间的传递便捷性，所以很快被各国采纳。2001 年，欧盟、美国、日本、加拿大和瑞士可选择采用 CTD 文件格式申请药品注册，2003 年欧盟、日本、加拿大、瑞士强制执行 CTD 注册文件格式，美国虽未强制要求必须按 CTD 要求申报注册，但是将 CTD 要求作为极力推荐使用的格式。其他许多国家和地区，比如泛美卫生组织、南非共同体、东盟等国际合作组织也不同程度地将 CTD 格式与地区要求相结合，与 ICH 的要求协调一致。

## 二、CTD 在中国的应用

由于我国药品注册制度起步较晚，早期药品研发和注册的管理较为混乱。直至 2006 年国家开展药品注册核查、2007 年修订药品注册管理办法之后，国内的药品注册才真正步入正轨。CTD 格式第一次引入国内药品注册是在 2010 年，原国家食品药品监督管理局发布了《关于按 CTD 格式撰写化学药品注册申报资料有关事项的通知》，采纳了 CTD 的部分框架，形成了《CTD 格式申报主要研究信息汇总表》。通知中提到化学药品注册分类旧分类 3、4、5 和 6 的生产注册申请的药学部分申报资料，可参照印发的 CTD 格式整理提交。

2016 年，化学药品实行新的注册分类制度，国家食品药品监督管理总局也发布了化学药品新注册分类申报资料要求（试行）。此次要求与之前最大的不同在于首次把新药也纳入了 CTD 格式提交的范围，并且增加了非临床研究信息汇总表和临床研究信息汇总表。要求中还提到，对于注册分类 5 的药品，即境外上市的药品申请在境内上市，可以提交 ICH 规定的全套 CTD 资料。这是我国药品注册制度改革的一大进步。

2018 年我国加入 ICH 后，国家食品药品监督管理总局发布了《总局关于适用国际人用药品注册技术协调会二级指导原则的公告》，公告中要求自 2018 年 2 月 1 日起，化学药品注册分类 1 类、5.1 类以及治疗用生物制品 1 类和预防用生物制品 1 类注册申请适用 CTD 格式。

## 三、中国 CTD 模块一的要求

首先需要了解 CTD 资料的基本结构。图 M-3 是一张很经典的 CTD 三角图，表明了 CTD 资料各个部分之间的关系。CTD 资料共分为 5 个模块，位于三角形顶层的是模块一，它是地区特异的行政信息和法规信息，其内容和格式由各地区药监机构制定。因此 ICH 编写的 CTD 指南并没有包括对模块一的要求。模块二是所有研究的总结与综述，它包含以下 3 部分内容。①质量研究概要 QOS，它是模块三药学研究报告部分的综述。②非临床研究综述和总结，它是模块四非临床研究报告部分的综述。③临床研究综述与总结，它是模块五临床试验报告部分的综述。模块二至模块五属于 ICH 统一规范的 CTD 格式范围。

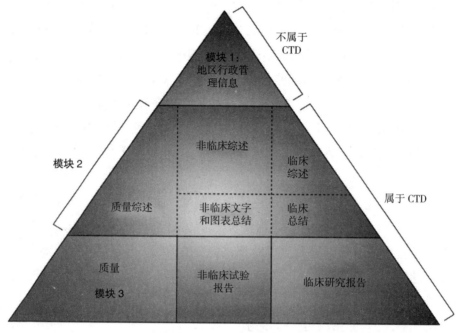

图 M-3　CTD 结构三角图

由于模块一并非 CTD 的内容，各国对模块一都有自己的提交要求，因此这里以我国为例，介绍国内 CTD 资料模块一的内容。国内现行的资料提交要求出自国家食药监总局发布的总局关于发布《化学药品新注册分类申报资料要求（试行）的通告》（2016 年第 80 号）。在前面提到，2016 年，我国并未完全按照 CTD 格式提交注册资料，但是整体的编排已经开始向 CTD 靠拢。在这份文件中与 CTD 模块一相对应的章节称之为"概要"。概要包括八个项目，药品名称、证明性文件、立题目的与依据、自评估报告、上市许可人信息、原研药品信息、药品说明书、起草说明及相关参考文献、包装、标签设计样稿。对于资料编写的具体要求可以参考 2016 年总局发布的 80 号文。

而国内真正出台的 CTD 格式模块一资料提交要求是在 2018 年 11 月，国家药监局发布的《M4：人用药物注册申请通用技术文档模块一（征求意见稿）》。征求意见稿的模块一包括说明函、目录、申请表、产品信息相关材料、申请状态、加快审评审批通道申请、沟通交流会议、临床试验过程管理信息、风险管理计划、上市后研究、上市后变更、申请人 / 上市许可持有人证明性文件、小微企业证明文件、申报资料真实性声明这 14 个方面。

### 四、M4：通用技术文档的组织

通用技术文档可以按五个模块进行组织。模块一为区域性要求，模块二至模块五是统一的，也是指导原则涵盖的范围。下面简要介绍模块二至模块五的内容。

模块二是通用技术文档总结。它提供了药品的研发计划、质量控制、安全性和有效性资料的总结报告，给了审评人员一个很直观的药品质量和临床等内容的概述。在模块二中应提供包括药品主要理化和生理参数的综合性阐述，药品的主要毒性及临床数据的总结和分析，对药品研发要求和符合技术指导原则的说明，研发单位使用的药品非临床和临床研究策略，整个药品开发的利弊总结，实验结果的清晰图表总结等。

模块三是质量研究部分。它提供了药品开发过程和质量控制的关键药学研究信息和数据，整个章节按照质量源于设计理念，将设计的试验和翔实的结果展现出来，让审评人员系统地了解药品研发的科学性和可控性。模块三主要提供药物在化学、制剂和生物学方面的研究内容。以仿制药来说，需包括原研品和自研品的理化性质、生理参数、主要毒性及临床数据；处方工艺设计方案、试验过程及结论；药品标准草案及起草说明；分析方法验证、工艺验证和稳定性试验的方案及报告等。

模块四是非临床研究报告，主要提供原料药和制剂在毒理学和药理学实验方面的内容。以仿制药来说，美国 ANDA 申请无需提供本模块文件，欧盟与中国申报时需列出该药品与其药理毒理内容相关的文献即可。

模块五是临床试验报告，主要提供制剂在临床试验方面的内容。以仿制药生物等效性试验信息申报来说，该模块应提供药品生物等效性试验报告，包括参比和试验药物的选择，BE 试验的设计、开展和评价等。

CTD 的内容涵盖了药品开发批准的全过程，也说明 CTD 格式不仅是一个简单的申报文件格式要求，它对药品的研发、生产和临床等方面也有着高水平的技术要求和科学的内容设计。基于质量源于设计的研发理念，CTD 格式文件体现了过程控制和终点控制相结合的药品质量控制要求，对药品研究的内容和研究水平提出了系统性的技术要求。

### 五、M4Q：质量部分

模块二是所有研究的总结与综述，其中，2.1 节是 CTD 目录，也是模块二至模块五的总目录，2.2 节是引言，2.3 节是质量综述（QOS），2.4 节和 2.6 节是非临床研究部分，2.5 和 2.7 节是临床研究部分。所以质量、安全性和有效性，分别对应模块三、四、五和模块二的相应章节。

质量方面的指导原则可以参考 M4Q。在整个 CTD 文档中涉及质量的部分包括模块二的 2.3 节和模块三的全部内容。首先介绍模块三的内容。3.1 节是模块三的目录，3.2 是主体内容，包括 4 个部分，分别是 3.2.S（substance）原料药、3.2.P（product）制剂、3.2.A（appendix）附录和 3.2.R（region）区域性信息，3.3 是参考文献。

下面以化学原料药为例，讲解 3.2.S 的内容。① 3.2.S.1 是基本信息，其中包括药品名称、结构、基本性质。② 3.2.S.2 是生产，包括生产商名称、地址和职责、生产工艺和工艺控制，比如工艺流程图、投料量、收率范围，关键工艺步骤、工艺控制、生产设备和反应条件等。物料控制部分应列出生产所用的物料的质量控制信息。在关键工艺步骤和中间体的控制部分提供的工艺参数控制范围、进行的中控以及接受标准。工艺验证和评价中应提供包括无菌和灭菌工艺在内的验证和评价信息。生产工艺开发中，应说明生产非临床批次、临床批次、放大批次、中试规模批次以及生产规模批次的生产工艺和生产场地发生的主要变更。③ 3.2.S.3 是特性鉴定，这里应提供结构确证信息和多晶型、杂质谱的相关信息。④ 3.2.S.4 是原料药的质量控制，应提供原料药的质量标准和制定依据、分析方法、方法学验证信息。⑤ 3.2.S.5 应该提供用于原料药检验的对照品或标准品信息。⑥ 3.2.S.6 应该提供包装系统的说明、质量标准和包材适用性的论述。⑦ 3.2.S.7 是稳定性部分，需要总结所进行的稳定性研究的类型、采用的方法和研究结果。

制剂部分 3.2.P 和原料药部分大同小异。3.2.P.1 是剂型及产品组成的说明，3.2.P.2 是产品开发部分，这部分主要论述产品各项属性是如何按照既定目标开发的过程。包括处方组成、制剂研究、生产工艺开发、包装系统、微生物属性、相容性说明。3.2.P.3 至 3.2.P.8 与原料药部分基本一致。3.2.A 附件部分主要提供设施和设备资料、生物技术药物的补充资料等。3.2.R 部分是区域性信息，这一节 ICH 并没有规定内容，CDE 在 2017 年 10 月发布的《药品电子通用技术文档结构（征求意见稿）》中对这部分是有要求的，2020 年 9 月发布了《关于再次征求药品电子通用技术文档（eCTD）相关技术文件意见的通知》，但是目前还没有正式稿出台。

模块二的 2.3 节质量综述与模块三结构基本一致，也包括 S、P、A、R 4 个部分。2.3 是对模块三中主体数据的总结，除附表和附图之外，质量综述一般不应超过 40 页。

### 六、M4S：安全性部分

安全性方面的指导原则可以参考 M4S。在整个 CTD 文档中涉及安全性的部分包括模块二的 2.4、2.6 节和模块四的全部内容。

首先介绍模块四的结构。模块四包括 3 小节，4.1 是模块四的目录，4.2 是试验报告，包括药理学、药代动力学、毒理学，4.3 是参考文献。药理学研究包括主要药效学、次要药效学、安全药理学、药效学药物相互作用；药代动力学研究包括分析方法和验证报告、吸收、分布、代谢、排泄、药代动力学药物相互作用、其他药代动力学试验；毒理学研究包括单次给药毒性试验、重复给药毒性试验、遗传毒性试验、致癌性试验、生殖毒性试验、局部耐受性试验和其他毒性研究。

下面介绍 2.4 非临床研究综述和 2.6 非临床文字总结和列表总结。非临床综述是对药物药理学、药代动力学、毒理学研究的评价，通常不超过 30 页。非临床综述中要对非临床试验策略进行讨论并提供依据，对所递交试验的 GLP 依从性进行说明，对非临床试验结果与药物质量特性、临床试验结果的相关性进行说明。也应包含原料药和制剂的杂质和降解产物的评估，包括它们已知的潜在药理和毒理反应。

2.6 非临床文字总结和表格总结是对所有非临床试验的数据总结。长度一般在 100~150 页。这部分主要需要知道总结的撰写顺序。同一章节内如果有体外试验，要放在体内试验之前。如果在药代动力学和毒理学部分需要对多个相同类型的试验进行总结，应该按照动物种属、给药途径和给药期限对试验进行排序。动物种属的顺序应遵照：小鼠—大鼠—仓鼠—其他啮齿动物—兔—犬—灵长类—其他非啮齿类哺乳动物—非哺乳动物的顺序；给药途径的撰写顺序应参照：人拟用途径—经口给药—静脉注射—肌内注射—腹腔注射—皮下注射—吸入给药—局部给药—其他。

## 七、M4E：有效性部分

CTD 的有效性部分包括模块五临床研究报告和模块二的临床研究综述和总结部分。首先介绍模块五。5.1 是模块五目录，5.2 是所有临床研究列表，5.3 是模块五的主体部分——临床研究报告，5.4 是参考文献。具体来看，5.3.1 是生物药剂学研究报告，其中包括生物利用度研究报告、相对生物利用度和生物等效性研究报告、体外－体内相关性研究、生物分析和分析方法等；5.3.2 是使用人体生物材料进行的药代动力学研究报告，包括血浆蛋白结合研究报告、肝代谢和药物相互作用研究报告、使用其他人体生物材料的研究报告；5.3.3 是人体药代动力学研究报告；在 5.3.4 是人体药效动力学研究报告；5.3.5 是有效性和安全性研究报告；对于已上市产品，上市后经验（包括重要的安全性观察事件）总结报告应纳入 5.3.6 中。

以上是模块五的内容，下面介绍模块二有关临床试验的部分，2.5 是临床综述，2.7 是临床总结。临床综述是对临床数据进行分析评价的文件，重点在于讨论这些数据的结论和意义。临床综述应该描述和解释药物临床开发的总体思路，评价研究设计与实施的质量，包括执行 GCP 情况的声明。依据相关临床研究的结论提供获益与风险评估，包括解释有效性和安全性结果如何支持拟定剂量和目标适应证，以及评价如何利用说明书和其他方法优化获益和管理风险。提出开发中遇到的特殊有效性或安全性问题，并说明这些问题是如何评价和解决的。通常，临床研究综述应该简明扼要（约 30 页）。为了简洁和便于理解，鼓励在正文中使用图和表。

2.7 是临床总结，临床总结是 CTD 中对所有临床信息的详实总结。包括临床研究报告中提供的信息、从任何荟萃分析或其他交叉研究分析获得的信息，以及在其他国家或地区的上市后数据。在进行临床研究结果间的比较和分析时，应重点关注实际观察到的数据。临床总结的长短根据需要传递的信息而有所不同，但通常应在 50~400 页的范围内（不包括附表）。

## 八、电子通用技术文件

正如前面所介绍的，CTD 是指递交药品上市许可申请时，将质量、安全性和有效性信息按照一种通用的格式编辑。而基于这种格式，申请人在向药品审评机构递交申报文件时，还要同时考虑到便于创建、审核、产品生命周期管理以及所有递交资料的归档保存等因素，需要一种通用和标准的信息传递方式，这就是电子通用技术文件（ electronic common technical document，eCTD）。eCTD 由 ICH 开发，目前已被美国、欧盟、日本等多个国家和地区广泛采用。我国在 2010 年启动接收 CTD 格式递交申报资料，目前正在全面开展 eCTD 系统建设的调研和筹备工作。

在所有的药品注册文件按 CTD 格式组织编辑后，为了方便将文件递交给审评机构，同时还要便于官方对文件的审评、存档以及后续过程中申请人的资料补充，因此统一的电子递交标准应运而生，由此可见 eCTD 的文件目录应当与 CTD 结构一致，将注册文件中所有子文件按 PDF 文件的格式编辑，并在 eCTD 中相应的目录结构中存储。其读取和审评则是通过可扩展标示语言（ extensive markup language，XML）骨架结构，而文件的完整性则通过 MD5 校验码（ checksum）来确保。

FDA 要求自 2018 年 5 月 5 日起，所有药品申请文件均需以 eCTD 格式递交。欧盟要求集中审评形式的药品申请在 2010 年后必须以 eCTD 格式递交，其他审评形式则要求在 2020 年左右强制以 eCTD 格式递交。日本自 2003 年起就陆续出台了一系列电子递交的指导文件，但目前未强制按 eCTD 格式递交。中国药品监管部门于 2017 年 5 月 30 日首次发布《药品电子通用技术文档结构（征求意见稿）》，成为当年的年度药品审评的七大工作重点之一。2019 年 3 月 1 号 CDE 发布关于公开征求《eCTD 技术规范》和《eCTD 验证标准》意见的通知，审评中心 eCTD 专家工作组已经将技术规范和配套技术文件做到详尽，标志着中国的 eCTD 时代即将来临。经过十几年的发展，药品注册文件的 eCTD 格式递交已经逐步完善，并将逐步替代纸质递交形式，成为各个国家和地区倡导的主流递交方式。eCTD 格式的电子递交也将为规范文件递交方式，为提高文件审评效率、缩短审评时间提供重要的支持。同时还极大降低了纸张的耗费，响应绿色环保的要求。目前我国的 eCTD 的相关工作才刚刚起步，但相信在不久之后会成为制药企业和官方监管机构的主要文件递交方式。

## 九、问题和回答

**Q1**：是否在所有区域使用的 CTD 格式文件（模块二到模块五）都是相同的？

A1：不一定。CTD 提供了向 ICH 区域的监管机构提交信息的通用格式。但是，CTD 没有说明提交的内容。很多区域性要求以及申请人的偏好，可能会影响每个区域提交的文件内容。

**Q2**：ICH 提供了 CTD 文档的层级编号，但是考虑到 CTD 格式的普遍使用性，ICH 最多只提供 5 级编号，有些部分只有四级或三级编号，那么应该如何组织更低级别的子项编号呢？比如编号 3.2.S.4.3，标题为分析方法的验证，那根据实验内容，里面肯定还会有更详细的层级结构，但是 CTD 格式并不提供这一层以下的其他层级。

A2：在文件中，申请人可以使用指导原则规定的章节编号的子编号。但是在总目录中不应该出现指导原则给定的章节编号之外的其他编号。

**Q3**：重复的标题应该如何处理？例如，当一种制剂使用一种以上的原料药时，或两个生产场地生产的同一原料药并且生产工艺存在差异时，可能会分别提供原料药章节。

A3：在这种情况下，应在标题之后的括号内创建一个可区分的标题，例如 2.3.S 原料药（名称，生产商 A）

**Q4**：CTD 的临床前和临床总结部分是否应包括在仿制药批准申请中？

**A4**：CTD 提供了提交给监管部门的一种格式信息，它没有定义内容。请参阅特定区域的要求以确定某一种提交类型的所需内容。

**Q5**：M4E 部分应在哪里包括关于通用应用的生物等效性研究的信息？

**A5**：生物有效性研究报告应列入单元 5（临床文件），在第 5.3.1 节"生物药物研究报告"下。更具体地说，关于生物利用度 / 生物等效性研究应在 5.3.1.2 节下进行。

**Q6**：在提交一份多个适应证的档案时，申请人应如何在注册档案的临床部分提交，例如第 2.5 临床概况，2.7.3 临床疗效总结和 5.3.5 疗效和安全性研究报告？

**A6**：建议在 2.5 临床概述中登记多个适应证，同时列出发展理由，并与相应的 2.7.3 和 5.3.5 交叉参照；"风险 – 获益"结论应有相应的指标能够证明。2.7.3 临床疗效摘要，如果有多个适应证，可以按照下面所述方法：当前的 CTD 编号应保留，并标明指示。例如：

2.7.3 UTI 临床疗效总结；

2.7.3.1 UTI 背景；

2.7.3.2 UTI 个人研究结果摘要；

2.7.3.3 UTI 对比分析；

2.7.3.3.1 UTI 研究人口；

2.7.3.3.2 UTI 疗效比较结果；

2.7.3 肺炎临床疗效总结

2.7.3.1 肺炎背景

**Q7**：应在何处进行研究以确定药物的物理化学特性？

**A7**：关于为确定药物的物理化学特性而进行的研究的信息应包括在 3.2. S.3.1。只列出了药物的一般性质的应包括在 3.2. S.1.3。

# 参考文献

[1] 杨东升，牛剑钊，许鸣镝，等. ICH 电子通用技术文件简介 [J]. 中国新药杂志，2019, 28（12）：1440-1444.

[2] 夏莉. CTD 格式文件在化学仿制药注册中的实践和改进 [D]. 杭州：浙江大学，2016.

# *M7* 评估和控制药物中 DNA 反应性（致突变）杂质以限制潜在的致癌风险

**A：** 2018 年 7 月 14 日，华海药业生产的高血压用药缬沙坦由于检测出含有微量的基因毒性杂质 $N$，$N-$ 二甲基亚硝胺（NDMA），导致缬沙坦原料药及其相关制剂被宣布从欧洲、美国和中国市场上召回。这一事件引发了制药行业的广泛思考。ICH M7 正是关于评估和控制药物中基因杂质以限制潜在的致癌风险的指南，请介绍一下 ICH M7 的主要内容有哪些？

**B：** ICH M7 指导原则主要介绍原料药和制剂的基因杂质评估、危害要素分析以及风险表征，同时，M7 提供了控制杂质的方法。

**A：** 为保护患者的生命健康，需要将药物的杂质水平降到可接受的安全限度内，因此各国都相继制定了杂质控制指南，这些指南都专注于利用规定限度控制药品中的杂质含量。例如 ICH Q3 系列等。请问 ICH M7 指导原则与其他杂质相关的指导原则有何不同？

**B：** 杂质分为有机杂质、无机杂质以及残留溶剂三类。在这三类中，遗传毒性杂质是一种特例，即便在低浓度条件下也有着重大的安全风险。这是因为它们具有致突变性，可能导致 DNA 损伤，从而增加罹患癌症的风险。已经正式生效的 ICH M7 是 ICH 专家工作组制定的一本关于药物中 DNA 反应性杂质的指南，包括如何根据结构活性分析、评估药品中杂质的潜在基因毒性，如何确定关键毒性阈值（TTC）。此外，M7 还论述了一些比较复杂的问题，例如为什么潜在的基因毒性物质具有相似的分子结构以及可能相同的反应机制，但不能合并用于 TTC 的计算。M7 还对不同 TTC 值进行鉴别。而此前的指导原则并未涉及基因杂质的控制。

**A：基因杂质的危害与一般杂质相比有何不同？基因杂质的来源又是什么？**

B：基因毒性杂质是指能直接或间接损害 DNA、引起基因突变或致癌的一类物质。其对 DNA 的损害作用包括染色体断裂、DNA 重组及复制过程中共价键的插入和修饰，也包括在细胞水平上产生基因毒性物质而引发的突变。显然，基因毒性杂质是从化学试剂、化学合成与反应作用而来的，涉及合成工艺流程的方方面面以及随后的药品稳定性和可能的降解，是一个极其复杂的过程问题。目前学术界对一些常见的带有基因毒性警示结构的官能团有了一些共识，也称为 Ashby 和 Tennant 简化系统，这些官能团涉及的与 DNA 的反应是已知明确的。尽管这些结构并不详尽，但却是进行基因毒性杂质结构评估的基础。其他结构评估软件有 DEREK 和 Mcase。当基因毒性化合物，如环氧化物或芳香胺作为反应物和试剂参与反应制备原料药时，极有可能给最终的活性药物成分带来基因毒性杂质污染，因此对基因毒性杂质的严格检测、控制和预防在工艺化学过程中是必需的。

**A：对新原料药以及新制剂在合成和储藏期间实际存在的和潜在的杂质包含什么评估阶段？**

B：杂质评估包含两个阶段，一是考虑实际存在的杂质的潜在致突变性，二是分析可能出现在最终原料药的潜在杂质，以确定是否需要进一步评估其潜在致突变性。对于合成杂质，原料药中观察到实际杂质水平超过了 ICH Q3A 中所述的鉴定阈值，则应进行鉴定。潜在合成杂质包括从起始原料到原料药的合成路线中的起始物料、试剂和中间体，应对杂质残留的风险进行评估，包括起始原料和中间体中已鉴定的杂质，以及合理预测从起始原料到原料药的合成路线中产生的副产物。对于在原料药合成路线后期才引入的起始物料，应评估起始物料合成的最后几步中的潜在致突变杂质。原料药和制剂中实际的降解产物包括在拟定的长期储藏条件下以及带内包装和外包装储藏期间观察到的超过 ICH Q3A/Q3B 报告限度的降解产物，如果实际降解产物水平超过鉴定限度，则应进行鉴定。原料药和制剂中潜在的降解产物是在长期储藏条件下预期可能会生成的杂质。潜在的降解产物包括加速稳定性研究中和 ICH Q1B 所述的验证性光稳定性研究期间所生成且高于 ICH Q3A/Q3B 鉴定限度的杂质，但这些杂质在原料药和制剂带内包装长期储藏条件下尚未产生。可用降解途径的相关知识，例如化学降解原理、相关强制降解试验和研发期间的稳定性，来指导选择需评估的有致突变性的潜在降解产物。

**A：药物中基因毒性杂质的检测虽然仍属药物中有机杂质的检测范畴，但在灵敏度、选择性、待测物选择性、基质杂质性方面具有特殊性。因此在分析方法的开发及选择上应关注什么？**

B：首先，由于灵敏度和选择性要求高，常规的液相和气相方法，如 LC–UV（紫外分光光度计）、GC–FID（火焰离子化检测仪）等，达不到检测药物中痕量基因毒性杂质的灵敏度要求，多选用液质联用技术和气质联用技术进行测定；其次，很多基因毒性杂质反应活性比较强或不稳定，不能直接进行测定，一般通过衍生化法将其转化为稳定的化合物，然后进行测定，同时也能够达到提高检测灵敏度的目的；此外，药物成分复杂，可能会引起基底效应，影响测定结果的准确性，一般通过萃取技术如液液萃取法（LLE）、固相萃取法（SPE）、超临界流体萃取技术（LSPE）和固相微萃取（SPME）等对样品进行分离、纯化和富集，然后进行分析测定，这样不仅能够提高检测灵敏度，还能减少基质效应，获得更好的测定结果。

**A：指导原则中根据致突变潜力和致癌潜力对杂质进行了分类，并给出了控制措施，请问该方法具体如何实施？**

B：危害评估包括对实际和潜在杂质的初步分析，通过数据库和文献检索致癌性和细菌致突变性数据，如果无法获得这样的分类数据，则应进行构 – 效关系（SAR）评估，着重关注细菌突变的预测。应采用（定量）构 – 效关系 [（Q）SAR] 方法进行计算机模拟的毒性评估，以预测细菌突变试验的结果。建议采用两个相补的（Q）SAR 预测方法。一个方法应基于专家规则，另一个方法应基于统计学。（Q）SAR 模型采用的这些预测方法应遵循经济合作与发展组织（OECD）制订的一般的验证原则。如果两个互补的（Q）SAR 方法（专家规则和统计学）均没有警示结构，则足以得出结论该杂质没有致突变忧虑，不建议做进一步的检测。如有必要，所有基于计算机系统的分析结果均可以使用专家知识进行回顾，以对所有预测的阳性、阴性、相互矛盾或无法得出结论之间的相关性提供额外的支持性证据，从而支持最终结论的合理性。

**A：危险性评估中对于杂质如何分类以及对应采取的控制措施是什么？**

B：对具有警示结构（3 类）的杂质可采取充分的控制措施，或者对该杂质单独进行细菌致突变试验。如果杂质规范的细菌致突变试验结果为阴性，则可以不进行进一步遗传毒性评估，这些杂质视为非致突变杂质（5 类）。如果细菌致突变试验为阳性，则需要进行进一步的危害评估或采取控制措施（2类）。例如，如果杂质水平不能控制在一个适当的可接受限度，则建议进行体内基因突变试验，以了解在体内环境下细菌致突变试验结果的相关性。其他体内遗传毒性试验的选择应根据杂质的反应机制和预期靶组织暴露的知识进行科学的论证。体内试验的设计应参考现行 ICH 遗传毒性试验相关指导原则。符合要求的体内测试结果可支持特定杂质限度的设定。与原料药或相关化合物具有相似的警示结构的杂质，如其细菌致突变试验为阴性，则可视为非致突变杂质（4 类）。具体如表 M-3 所示。

**表 M-3　杂质分类及相应的控制措施**

| 分类 | 定义 | 拟定的控制措施 |
|---|---|---|
| 1 | 已知致突变致癌物 | 控制不超过该化合物特定的可接受限度 |
| 2 | 致癌性未知的已知致突变物（细菌致突变阳性，但无啮齿动物致癌性数据） | 控制不超过可接受限度（合适的 TTC） |
| 3 | 有与原料药结构无关的警示结构，无致突变性数据 | 控制不超过可接受限度（合适的 TTC）或进行细菌致突变试验；如无致突变性，归为 5 类，如有致突变性，归为 2 类 |
| 4 | 有警示结构，且与经测试无致突变性的原料药及其相关化合物，具有相同的警示结构 | 按非致突变杂质控制 |
| 5 | 无警示结构，或虽有警示结构但有充分的数据证明无致突变性或无致癌性 | 按非致突变杂质控制 |

**A：上述 1、2、3 类杂质可接受摄入量的风险表征原则是什么？**

B：主要包括基于 TTC 的可接受摄入量、基于特定化合物的风险评估数据制订可接受摄入量、与 LTL 暴露相关的可接受摄入量以及多个致突变杂质的可接受摄入量。

**A：基于 TTC 的可接受摄入量的风险表征原则是什么？**

B：在基因毒性的控制过程中，一个重要的概念就是毒理学关注阈值（threshold of toxicological concern，TTC），其限度（1.5μg/d）作为基因毒性杂质的可接受限度，低于该限度，则不能观察到显著的毒理作用。具体定义是：在人的一生中，每天摄入 1.5μg 的基因毒性杂质，其致癌的风险是可以接受的，这一值可以通用于大部分药物，作为可接受控制限度的默认值。TTC 方法一般用于长期治疗用药物中存在且无致癌性数据（2 类和 3 类）的致突变杂质。

**A：基于特定化合物的风险评估数据制订可接受摄入量的风险表征原则是什么？**

B：基于特定化合物的风险评估数据制订可接受摄入量分为具有阳性致癌性数据的致突变杂质（1 类）和有实际阈值证据的致突变杂质。具有阳性致癌性数据的致突变杂质，如果致癌性数据足够，则应采用该特定化合物的风险评估数据来推导可接受摄入量，而非基于 TTC 的可接受摄入量。对于已知的致突变致癌物，其可接受摄入量可以根据致癌性强度计算，通常采用线性外推法计算。或者也可以采用其他已确认的风险评估方法。对于与已知的某类致癌化合物在化学结构上相似的杂质，可以具体问题具体分析，对该特定化合物的可接受摄入量按照相似的致癌化合物的可接受摄入量进行计算，但前提是必须提供该杂质与已知化合物化学结构相似的理由以及支持性数据。人们逐渐认识到，有实际阈值证据的致突变杂质存在某些作用机制，化合物剂量与效应之间的关系不完全是线性的，可能需要浓度达到一定阈值，这一现象在不以 DNA 为靶点的化合物和 DNA 反应活性化合物中都存在，这些物质发挥效应可能受到一些影响。对这些化合物的监管，在可获得相关数据的前提下，可通过未观察到作用水平和使用不确定性因子来计算允许日暴露量。

### A：与 LTL 暴露相关的可接受摄入量的风险表征原则是什么？

B：已知致癌物的标准风险评估方法假定了癌症风险与累积剂量呈正相关，因此，终生以低剂量持续给药与在较短时间内给予相同累积暴露量的药物在患癌风险上是等同的。基于 TTC 的可接受摄入量 1.5μg/d 被认为是安全的终生日暴露量。药品中致突变杂质的 LTL 暴露量可理解为可接受的累积终生摄入量（1.5μg/d × 25550d=38.3mg）在 LTL 期间均匀分配在总暴露天数中。即允许致突变杂质日摄入量高于终生暴露时的日摄入量，其风险水平与终生每日或非每日服药相当。通过推导得到单个杂质的可接受摄入量：治疗期小于等于一个月的，日摄入量为 120μg/d；治疗期大于一个月不满一年的，日摄入量为 20μg/d；治疗期大于一年不满十年的，日摄入量为 10μg/d；治疗期大于十年至终生的，日摄入量为 1.5μg/d。间歇给药时，每日可接受摄入量应根据给药总天数计算，而不是服药开始至停药的总时间跨度，例如 2 年期间每周服用一次的药物，即给药 104 天，其可接受摄入量为每日 20μg。

### A：多个致突变杂质的可接受摄入量的风险表征原则是什么？

B：根据 TTC 得出的可接受摄入量适用于每个单杂；如果有两个 2 类或 3 类杂质，应单独制订各自限度。对于临床研发和已上市的药品，如果原料药质量标准中有 3 个或更多的 2 类或 3 类杂质，应按照多个杂质的可接受总摄入量制订总致突变杂质限度；多个杂质的可接受摄入量：治疗期小于等于一个月的，日摄入量为 120μg/d；治疗期大于一个月不满一年的，日摄入量为 60μg/d；治疗期大于一年不满十年的，日摄入量为 30μg/d；治疗期大于十年至终生的，日摄入量为 5μg/d。对于复方药品，每种活性成分应单独制订限度。只有订入原料药质量标准中的 2 类和 3 类杂质应计入总限度，已具有可接受摄入限度的特定化合物或特定类别化合物（1 类），不计入 2 类和 3 类杂质的总限度。另外，制剂中形成的降解产物应单独控制，也不计入总限度。

A：在工艺研究中通常采用"避免－控制－清除（ACP）"的策略，能够最大限度减少基因毒性杂质对最终产品的影响。例如礼来制药采用的基因毒性杂质清除策略就至少把基因毒性杂质的生成放在离最终产物 4 步以外。请介绍一下 M7 是如何实施这一策略的？

B：M7 采取了 4 个方法以实施"避免－控制－清除（ACP）"的策略。

（1）在原料药质量标准中包含对杂质的检测，使用合适的分析规程将可接受标准设定在可接受限度以内。如果在至少 6 个连续的中试批次或 3 个连续的生产批次中，原料药中的致突变杂质水平均低于可接受限度的 30%，则可在后期降低检测频率。如果不满足该条件，则建议将基因毒性杂质作为原料药质量标准中的常规检测项。

（2）在原料、起始物料或中间体的质量标准中包含对杂质的检测，或作为过程控制，使用合适的分析规程将可接受标准设定在可接受限度以内。

（3）在原料、起始物料或中间体的质量标准中包含对杂质的检测，或作为过程控制，制订一个高于原料药中杂质可接受限度的可接受标准，使用合适的分析规程并结合对杂质去向和被清除的理解，及相关的工艺控制，保证原料药中的杂质水平低于可接受限度而无需在后续工艺中再行检测。

（4）了解工艺参数及其对残留杂质水平（包括去向和清除知识）的影响，确信原料药中的杂质水平将会低于可接受限度，则建议不需要对该杂质进行分析检测（即不需要将杂质列在任何质量标准中）。

A：与基因杂质有关的注册资料在提交时应关注哪些方面？

B：与 ICH M7 有关的注册资料有临床试验申请和通用技术文件。在临床试验申请资料中，对于 14 天或更短的 I 期临床研究，要包括降低致突变杂质的风险所采取的措施的描述，重点关注 1 类和 2 类杂质及关注队列中的杂质。对于长于 14 天的 I 期临床试验和 IIa 期临床试验，还应包括已有分析控制措施的 3 类杂质。对于 IIb 期和 III 期临床研究试验，要包括一份（Q）SAR 评估的杂质清单，并描述所有 1 类、2 类和 3 类实际存在的和潜在的杂质及其控制计划。应描述评估所用的计算机（Q）SAR 系统。还应报告实际杂质的细菌突变试验的结果。在通用技术注册资料中，应包括所使用的计算机（Q）SAR 系统的结果和描述，并酌情提交支持性信息以得出 4 类和 5 类杂质的总体结论。如果对杂质进行了细菌突变试验，应提交杂质细菌突变试验的研究报告，还应提交拟定的质量标准和控制方法的合理性说明。

# *M8* 电子通用技术文件

近年来国内越来越多的制药企业将产品出口到世界各地，由于各国法规和药政部门的审核流程千差万别，企业在向当地药监机构提交注册资料时，需要注意调查其中的细则和原委，因此 ICH 根据药政监管方互相协调统一的需求，在 20 世纪 90 年代末的概念和雏形基础上，将"电子递交"与"通用技术文档"的要求相结合，开发了电子通用技术文件（electronic common technical document, eCTD）文件组，自 2003 年实施以来已经在欧美日等 ICH 核心成员国中总体上实现了 70%~80% 的覆盖率，一方面，加拿大、澳大利亚和中国等全球影响力较大的国家也陆续实施 eCTD 加入统一协调进程；另一方面，eCTD 下一个主版本 v4.0 也已经在紧锣密鼓地推广实施中。本文将介绍 eCTD 的发展和全球推行概况。

## 一、什么是"eCTD"

根据 ICH M4 EWG 的定义，通用技术文件是指递交药品上市许可申请时，一种收集质量（M3–Q/CMC），安全性（M4–S）和有效性（M5–E）信息的通用格式；而 eCTD，由 ICH M2 EWG 基于 ICH M4 EWG 发布的 CTD 内容开发，是制药工业界与监管方交换法规信息的一种互动媒介，同时实现更便捷的电子递交的创建、审核、生命周期管理和归档。eCTD 由 3 个基本成分构成：目录索引结构、内容文件组成的电子递交内容以及对 eCTD 进行说明阐述的可扩展标示语言（XML）骨架。

与 CTD 相比，eCTD 涵盖的范围更广，主要体现在模块一的区域性行政信息和处方信息部分，并且各区域涵盖的范围可能在 CTD 范畴以外产生多样的变化。前文中的图 M–1 展示了 M1+CTD（M2~5）即形成完整的 eCTD 的概念。

## 二、eCTD 的推行历史

历史上，电子递交的早期活动开始于 20 世纪 80 年代的美国，到 90 年代，产生了一些电子递交的雏形，例如 CANDAs/ 计算机辅助的新药申请，eNDA，向德国药政机构递交的 DAMOS（Drug Application Methodology with Optional Storage）格式电子递交，法国开发的 MANSEV（基于 HTML）等。2000 年以前，ICH 电子递交 M2 专家组开始与 M4 专家组紧密合作，在 2003 年开发推出了 eCTD v3.0 标准和指南。2004 年，eCTD v3.2 开始在所有 ICH 区域陆续落实，目前广泛应用且较为成熟的 eCTD 版本 v3.2.2 分别在 2008 年和 2010 年由美国和欧盟率先开始强制推行。

20 年前，构思设计 eCTD 的初衷是为了提高文件可用性、方便监管端审阅小组成员的审阅和导航、快速调取页面，以及简化生命周期管理程序和减少纸张的使用。从目前来看，eCTD 的推行已经获得了期望中的收益，并在数据质量、重复使用、快速浏览和调取以及生命周期管理方面收到了预期的效果，却也遭遇了一些挑战从而导致其全面应用一再推迟。

## 三、eCTD 的优势

（1）提高了审评效率　eCTD 推行前，监管机构审查员的书架和桌面纸质文件堆积如山，各国的监管者都遇到了这样的困扰，造成了审评工作的普遍积压，实施电子文件递交后，之前的纸质存档被服务器端的存储替代，节约了工作人员通过借阅纸质材料进行审评工作的时间和资源。

（2）提升了审评质量　加了信息编码和结构格式化后的药品注册资料在监管端的样式就像浏览网页一般，按照功能可以将这一交互界面分成行政信息/信封信息、功能按钮、CTD 目录树和标注批注四大块，这样使得申报资料结构规范，保证其规范性和完整性，覆盖了审评过程中的所有需求。

（3）加强了审评工作交流　电子化文档实现一套资料多人同时查看，方便工作人员在评审过程中进行交流学习，将批注和评论以列表形式展示并导出，方便小组共同审评，同时，eCTD 对于申报材料的格式、内容作出统一要求，不仅可以使得申报资料重复利用，减少资料准备时间，也可以促进国际交流。

（4）降低了申报成本　实施 eCTD 后，审评过程就大大降低了对于纸质材料的需求以及对于审评材料的储备需求，同时降低了管理成本和人力资源成本，又进一步避免了纸质材料的重复提交，极大地降低了企业申报成本。

（5）实现了材料的全生命周期管理　同一产品实施 eCTD 后获得一个原始编号，这样就可以通过此编号对产品进行的临床阶段、上市及上市后的申报资料进行关联和追踪，eCTD 提交的每一个文件均可通过文档的新增、替换、删除和增补属性进行追踪，便于追溯。

### 四、eCTD 的实施进程

自 2003 年，eCTD 开始在欧洲、美国、日本实施以来，就作为一种先进的审评技术手段不断发展，目前已经在越来越多的国家广泛应用。各个国家在推行 eCTD 的过程中都是分阶段进行，以欧盟为例：在 2007 年，由于工业界和监管方的较低采纳水平，欧盟引入了一种沿用 CTD 结构而不支持生命周期管理的变种格式，即非 eCTD 电子递交格式 NeeS，该格式被认为是通向全面 eCTD 实施的跳板。此外 EMA 于 2005 年倡议在欧盟所有成员国到 2010 年全体准备接受 eCTD 递交，而不需要强制使用电子签名。EMA 建议从 2008 年 7 月 1 日起强制只接受电子递交，集中审评申请程序（CP）率先从 2010 年 1 月 1 日强制使用 eCTD；2015 年，采用 eCTD 格式进行新申请在非集中审评程序（DCP）强制试行，2017 年 1 月 1 日开始在互认程序（MRP）新申请中强制执行。相比之下，美国推行 eCTD 递交的速度增长更快，FDA 已于 2017 年强制要求新药、仿制药、生物制品上市申请要通过 eCTD 递交材料；2018 年强制要求新药临床试验也要实施 eCTD 申报。v3.2.2 开始实施算起，10 年来，美国的 NDA 申报基本上实现了 100% 采用 eCTD 格式申报。日本 PMDA 从 2004 年开始接受引用 eCTD，2005 年接受正式 eCTD。几年中，日本 eCTD 递交的数量增长比较缓慢，但是在 2009 年 eCTD v3.2.2 实施以后，正式 eCTD 递交急剧增长。如今，日本大多数的新药申请都采用 eCTD 递交。

### 五、eCTD 实施的挑战和趋势

推行 eCTD 也存在很多挑战，目前，eCTD 申报并没有明确的法律法规依据，还存在着电子申报与纸质材料申报的法规冲突，相关法律法规还有待完善。实施 eCTD 申报后，监管机构的管理模式将发生变化，申报材料的递交、受理、审评等整体流程都发生变化，需要建立新的网上受理系统。制药工业的用户端，源于 eCTD 的颗粒度，PDFs 的格式，超链接等细节的繁琐工作以及它的 IT 元素等相关技术问题的解决。文件的制作需要由经过培训的技术专家借助工具来进行，对审评人员带来挑战。各个审评部门和不同地区的理解和实施差异大，区域性规则变动范围大，也改变了监管方的工作方式。随着信息技术的不断发展，网络与信息安全也成为推行 eCTD 的一个挑战，监管机构要建立配套的安全体系，以确保申请人递交的申报资料的安全性和真实性等。

eCTD 作为一种先进的、格式化的药品注册事务申请标准，已经被越来越多的国家所接受和采纳。自从 1990 年 ICH 缔结以来，其工作流程一直在不断进化。除了安全、质量和有效性这三个主题，ICH 也承担了不少范畴归为其他主题的重要指南的起草，比如法规活动的医学字典（MedDRA，M1），通用技术文档（CTD，M4）。从 2000 年以来，伴随着在 ICH 地区促进指南实施需求的突显，在非 ICH 地区针对 ICH 指南的沟通和传播成为重要关注点。

在过去的 10~15 年里，电子标准开发的需求开始浮现。无论是从大量技术专家的观点出发还是以推动 ICH 标准成为全球标准的良好契机的角度，ICH 都意识到了与国际标准开发组织（SDO）合作能获得的收益。2006 年，在"标准开发组织 SDO 信息标准开发流程的关键环境清单"的基础上，起草了一个其他标准开发组织参与和合作的标准流程描述。在同一个会议上，ICH 指导委员会批准 E2B 和 M5 的信息开发率先使用 SDO 团队来推进，从而对 SDO 流程进行评估。

在 2007 年 10 月的横滨会议上，ICH 决定放弃在当前版本 3.2.2 基础上进行微小改动至 3.3.3，而与 SDO 合作进入下一个 eCTD 标准主版本的开发。2008 年 6 月波特兰的 ICH 会议期间，指导委员会正式批准 ICH 可以采用 HL7

通过联合组织（ISO、CEN 和 HL7）来讨论处理 eCTD 下一个主版本的相关事宜。ICH 在各地区对需求进行了收集和校对，评估所获标准的接受度从而产生了 ICH 需求文档草案。

在 2010 年 11 月的福冈会议上，成立了 ICH M8 专家工作组（EWG）和实施工作组（IWG）来集中推进这个项目，2011 年 6 月在辛辛那提，M8 工作组作为新组建团队首次会晤，开始呈现 eCTD 4.0 版本的概念。

eCTD 的下一个主版本 v4.0 的开发由 M8 专家工作组承担，从 2009 年新的主版本需求的开发以及 2010 年 M8 专家工作组的组建，2015 年底实施指南 1.0 的发布公开征集意见，目前 v4.0 已经进入了实施阶段，并在 2018 年中发布了 1.3 版的实施指南。预计美国将在近期试行。v4.0 在文档结构上沿用了 M4 CTD 的内容和颗粒化切分，并且 PDF 仍将是主要的文档格式，将采用规范产品递交（HL7 RPS）进行信息交换。

升级到 4.0 的愿景是为了解决在 eCTD 3.2.2 的实施和使用过程中产生的新需求和改善需求。除了来自业务的推动，法规环境中也迫切需要采用国际水平的信息交换标准来强制实施，并达到增强监管者间法规信息交换统一性的目标。

最后，ICH 预先设计了从 3.2.2 向 4.0 转换的流程，大致分成递交转换信息→处理/验证转换信息→发送验证报告→撤回转换信息→完整整改行动，从而顺利切换到 v4.0 版本下的全新生命周期管理方式。专家工作组的终极目标是：在全世界已批准的和可交互的标准的基础上，产生一个全球通用的进行法规控制产品信息交换的电子信息标准。

## 参考文献

[1] 范乙. 实施 eCTD 面临的机遇、挑战和对策 [J]. 中国新药杂志，2019，28（16）：1997-2003.

[2] 杨东升，牛剑钊，许鸣镝，等. ICH 电子通用技术文件简介 [J]. 中国新药杂志，2019，28（12）：1440-1444.

# *M9* 基于生物药剂学分类系统的生物等效性豁免

**A：什么是生物等效？**

**B：**含有相同活性物质的两种药品如果在相同摩尔剂量给药后的生物利用度（药物吸收的速率和程度）在可接受的预定限度内，则被认为是生物等效的。设定这些限度是为了确保体内行为相当，即在安全性和有效性方面的相似性。在体内生物等效性研究中，通常采用关键药代动力学参数浓度时间曲线下面积（AUC）和最大浓度（$C_{max}$）评估药物吸收的速率和程度。

**A：什么是生物等效性豁免方法？**

**B：**基于生物药剂学分类系统（BCS）的生物等效性豁免方法旨在减少对体内生物等效性研究的需求，即它可以提供一种体内生物等效性的替代方法。如果满意的体外数据能够证明体内行为等效，则可以免除体内生物等效性研究。在符合区域法规的情况下，基于 BCS 的生物等效性豁免可用于证明生物等效性，例如早期临床开发至市售的产品之间，用于仿制药的申请，以及原本需要进行体内生物等效性评估的上市后变更。需要注意的是，基于 BCS 的生物等效性豁免仅适用于将药物输送至体循环的普通口服固体剂型或混悬剂，并不适用于窄治疗指数药品。

**A：BCS 基于药物的哪些特性？**

**B：**基于药物的水溶性和肠道渗透性特征。

A：BCS 可以将药物分为哪几种类别？

B：分别为 I 类：高溶解性、高渗透性；II 类：低溶解性、高渗透性；III 类：高溶解性、低渗透性；IV 类：低溶解性、低渗透性。

A：BCS 的生物等效性豁免可以适用于其中哪些类型的药物？

B：基于 BCS 的生物等效性豁免适用于药物具有高溶解性，且具有高渗透性（BCS I 类）或低渗透性（BCS III 类）的药物。其只能适用于受试制剂和参比制剂中的药物完全相同的情况。如果受试制剂和参比制剂包含不同的盐且它们均属于 BCS I 类（高溶解性和高渗透性），则可适用于生物等效性豁免。当受试产品包含与参考产品不同的酯、醚、异构体、异构体混合物、药物复合物或衍生物时，不适用于生物等效性豁免。当前药以前药形式吸收时，可以考虑基于 BCS 的生物等效性豁免。

A：具体可以用什么方法来评估某药物的溶解性和渗透性呢？

B：关于溶解性的测定，可以使用摇瓶技术或其他可替代的方法（如果合理），通过试验确定药物在 37℃ ±1℃、pH 在 1.2~6.8 范围下的平衡饱和溶解度。应评估该范围内的至少三种缓冲液，包括 pH1.2、4.5 和 6.8 的缓冲液。在 pH1.2~6.8 的范围内测得的最低溶解度将用于药物溶解性分类。此外，应证明药物在测定介质中具有足够的稳定性。如果在溶解度测定过程中药物不稳定（降解 > 10%），则不能充分确定溶解度，因此也不能对其进行分类。在这种情况下，不能应用基于 BCS 的生物等效性豁免。

渗透性方面，评估渗透性应优先基于人体药代动力学研究的吸收程度，例如绝对生物利用度或质量平衡。此外，还可以使用经验证的标准化体外细胞渗透性试验（Caco-2）细胞方法评价渗透性。应在已有人体药代动力学数据的基础上讨论 Caco-2 渗透性测定结果。如果不能证明高渗透性，则只能认为药物具有低渗透性。

A：是不是可以这样理解：若药物①满足溶解性和渗透性标准（也就是之前提到的 BCS Ⅰ类和Ⅲ类），②是具有全身作用的普通口服剂型，③并且剂型与参比制剂药学等同，则该药品适用于基于 BCS 的生物等效性豁免。

B：非常正确。除此以外，就剂型来说，颊黏膜或舌下吸收剂型的药品不适用于基于 BCS 的生物等效性豁免。同理，仅当没有颊黏膜或舌下吸收的剂型，并且产品标签上注明仅能用水送服时，口服分散制剂才适用于生物等效性豁免。此外，药品应满足成分（辅料）和体外溶出度的标准。

A：下面探讨药品的可接受标准，首先是辅料，应怎样评估受试制剂与参比制剂之间的辅料差异是否会影响药物的体内吸收呢？

B：申请人可以采用基于风险评估的方法论证所存在的辅料差异是否会影响药物的吸收特征。下面给读者展示此类评估的决策树（图 M-4、图 M-5）。

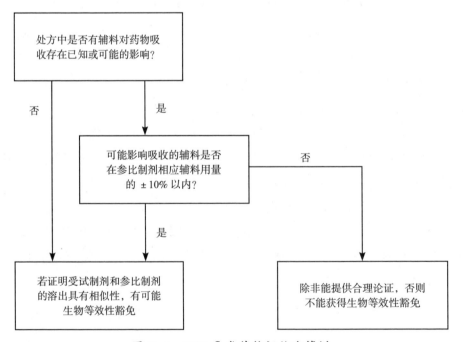

图 M-4　BCS Ⅰ类药物评估决策树

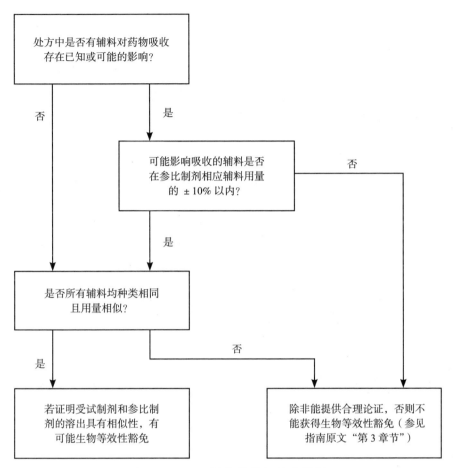

图 M-5 BCS Ⅲ类药物评估决策树

应充分考虑辅料对体内吸收的可能影响，如溶解性、胃肠动力、通过时间和包括转运体机制在内的肠道渗透性。可能影响体内吸收的辅料包括糖醇（如甘露醇，山梨醇）和表面活性剂（如十二烷基硫酸钠）。特定辅料影响药物吸收的风险应基于风险评估的机制，考虑因素有：①所用辅料的用量；②辅料可能影响吸收的机制；③药物的吸收特性（吸收速率、程度和机制）。

### A：BCS Ⅰ类和Ⅲ类药物受辅料影响的程度大小是否有区别？

B：根据定义，BCS Ⅰ类药物被高度吸收，吸收既无溶解性也无渗透性限制。因此，与其他 BCS 类别相比，辅料影响 BCS Ⅰ类药物吸收的可能性较低。针对 BCS Ⅰ 类药品，辅料影响应关注其对药物吸收速率或程度的潜在影响。也允许辅料存在种类和用量上的差异。

BCS Ⅲ 类药物则更容易受到辅料的影响。由于这些药物渗透性差，可能在某些部位具有特异性吸收，因此与 BCS Ⅰ 类药物相比，可能会涉及更多的辅料影响吸收的机制。对于 BCS Ⅲ 类药物，所有辅料应种类相同且用量相似（薄膜包衣或胶囊壳辅料组成除外）。

**A：要获得基于 BCS 的生物等效性豁免，对于体外溶出比较试验的结果有何要求？**

B：对于 BCS Ⅰ 类药物，受试制剂和参比制剂都应该表现出非常快速的溶出（≤ 15 分钟内平均溶出 ≥ 85%）或快速溶出（≤ 30 分钟内平均溶出 ≥ 85%）以及在所有规定条件下相似的体外溶出特性。对于 BCS Ⅲ 类药物，受试制剂和参比制剂在规定条件下的体外溶出应非常快速（≤ 15 分钟内平均溶出 ≥ 85%）

**A：关于生物等效性豁免提交的资料，有什么需要说明的地方吗？**

B：（1）申请人应提供关于受试药物和制剂的关键质量属性的完整信息，以及尽可能多的关于参比制剂的信息，包括但不限于：多晶型和对映异构体纯度，以及该药物或制剂的生物利用度或生物等效性问题的任何信息，包括文献检索和申请人进行的研究。

（2）报告格式应包括以表格和图形展示的个体和平均结果以及统计学汇总。

（3）该报告应包括所有辅料，及其在受试制剂和参比制剂之间的种类差异和用量差异（如可能）。

（4）应提供所用分析方法的完整描述，包括验证（如方法线性、准确度和精密度）。还应提供所有测试方法和介质的详细描述，包括受试制剂和参比制剂的批次信息 [ 单位剂量、批号、生产日期和批量（如已知），有效期和任何评论 ]。溶出度报告应包括对实验设置和分析方法的详尽描述，包括溶出条件，如装置、脱气、取样过程中的过滤过程、体积等的信息。此外，如果适用，应提供 Caco-2 细胞渗透性测定方法全部描述的完整信息。

**A：表现出非线性药代动力学的药物是否符合基于 BCS 的生物等效性豁免？**

B：表现出非线性药代动力学的药物如果符合 BCS Ⅰ类药物或 BCS Ⅲ类药物的溶解性和渗透性标准，则符合基于 BCS 的生物等效性豁免。

# *M10* 生物样品分析方法验证

**A：ICH M10 生物样品分析方法验证指导原则介绍了哪些内容？**

B：ICH M10 生物样品分析方法验证指导原则分为九个小节：①引言；②一般原则；③色谱法；④配体结合分析；⑤已测样品再分析；⑥部分验证与交叉验证；⑦其他考虑事项；⑧文档；⑨术语。其中主要介绍了用于注册申请提交的生物样品分析所需的方法验证内容［色谱法和配体结合分析法（LBAs）］。

**A：建立 ICH M10 生物样品分析方法验证指导原则的目的是什么？该指导原则适用于哪些分析方法？**

B：该指导原则旨在为化学药物和生物制品定量生物分析方法验证及其在试验样品分析中的应用提供建议，以提高化学药物和生物制品研发和注册申请中生物分析方法验证支持性数据的质量。该指导原则适用于配体结合分析法（LBAs）和色谱法［例如液相色谱（LC）或气相色谱（GC），通常与质谱（MS）检测联用，有时与其他检测器联用］的定量分析，不适用于生物标志物和免疫原性分析方法。

**A：方法开发涉及优化待测物提取和检测的相关过程和条件，其需优化哪些参数以确保新方法适合于验证？**

B：①标准品/对照品；②标准品/对照品；③关键试剂；④校准曲线；⑤质控样品（QCs）；⑥选择性和特异性；⑦灵敏度；⑧准确度；⑨精密度；⑩回收率；⑪待测物基质稳定性；⑫最低稀释度。

**A：方法验证具体分为哪几类？分别在何种情况下适用？**

B：方法验证可分为：完整验证、部分验证与交叉验证。

（1）完整验证 对分析方法所涉及的各个参数进行验证的过程。当建立新的生物分析方法、药物开发过程中采用文献报道的分析方法、商业试剂盒用于生物样品分析时，应进行完整验证。

（2）部分验证 对已经完整验证的生物分析方法的修改。部分验证的范围可以从简单的一个批次内准确度和精密度验证到几乎进行完整验证。对于色谱方法，可进行部分验证包括但不限于以下情况。

①分析地点改变，但使用相同的方法（例如实验室之间的生物分析方法转移）。

②分析方法的改变（例如检测系统、平台的改变）。

③样品处理过程发生改变。

④样品体积的改变（例如儿科样品体积较少）。

⑤校准浓度范围的变化。

⑥生物样品中抗凝剂的变化［例如肝素变为乙二胺四乙酸（EDTA），但不包括平衡离子的变化］。

⑦同一物种的一种基质变为另一种基质（例如，从人血浆变为血清或脑脊液），或物种不同，但基质相同（例如从大鼠血浆变为小鼠血浆）。

⑧储存条件的变化。

对于配体结合分析，可进行部分验证包括但不限于以下情况：

①配体结合分析关键试剂的变化（例如批次间变化）。

②最低要求稀释度（MRD）的变化。

③储存条件的变化。

④校准浓度范围的变化。

⑤分析方法的变化（例如检测系统、平台的变化）。

⑥分析地点改变，但使用相同的方法（例如实验室之间的生物分析方法转移）。

⑦样品制备的变化。

如果检测的参数符合完整验证的接受标准，则可接受部分验证；如果这些标准不满足，则需要进行额外的调查和验证。

（3）交叉验证　比较两种分析方法或不同实验室的同一分析方法以证明所报告的数据具有可比性的验证过程。在以下情况下需要进行交叉验证来比较数据。

①在一项研究中，数据从不同的完整验证的方法中获得。

②在多项研究中，数据从不同的完整验证的方法中获得，这些数据将被合并或进行比较以支持特殊给药方案，或有关安全性、有效性及标签的监管决策。

③在一项研究中，数据从不同的实验室采用相同生物分析方法获得。

通常不需要对采用相同的已完整验证的方法所获得的不同实验室多项研究数据进行交叉验证。

交叉验证一般分为三个阶段，具体流程如图 M-6 所示。

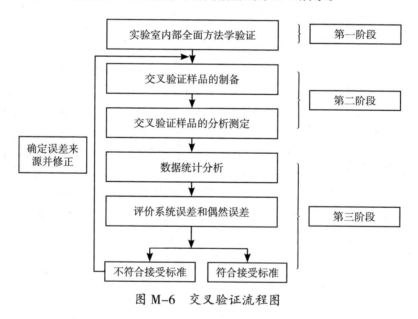

图 M-6　交叉验证流程图

## A：色谱法与 LBAs 法的验证内容有哪些?

B：色谱法验证应包括以下内容：选择性、特异性（如适用）、基质效应、校准曲线（响应函数）、范围［定量下限（LLOQ）至定量上限（ULOQ）］、准确度、精密度、残留、稀释完整性、稳定性和重进样重现性。

对于LBAs法，应验证以下内容：特异性、选择性、校准曲线（响应函数）、范围（定量下限至定量上限）、准确度、精密度、残留（如有必要）、稀释线性、平行性（如必要，在试验样品分析期间进行）和稳定性。

**A：什么是校正标样、质控样品、稳定性样品、内标物？**

B：（1）校正标样　指加入或加标已知量待测物的基质，其用于建立校准曲线。

（2）质控样品（QCs）　指模拟试验样品，通过在基质中加入已知量的待测物来制备，并储存于试验样品预期的储存条件下，经分析来评估分析方法学的有效性。

（3）稳定性样品　指用于稳定性考察的质控样品。

（4）内标物（IS）　指在色谱分析中被加入到已知重量的样品中的某种纯物质，内标物在色谱图上得到分离的峰；根据已知含量的内标物的峰面积和样品的峰面积，计算组分的百分含量。应在所有校正标样、质控样品和试验样品处理过程中加入适宜的内标。若不添加内标，应提供相应的支持性证据。

**A：在方法验证和试验样品分析过程中，需用对照标准品制备校正标样、质控样品和稳定性样品，其对所用的对照标准品有何要求？**

B：适合的对照标准品包括药典标准品、商业化标准品或经充分验证的内部或外部非商业组织制备的标准品。应提供分析证书（COA）或同等的其他材料来证明对照标准品的质量，应包含有关纯度、储存条件、重新标定/失效日期和批号的相关信息。如果无法获得与待测物相同的对照标准品，也可以使用质量可控的其他化学形式的物质（例如盐或水合物）。

**A：如何验证色谱分析法的选择性？**

B：选择性是分析方法在空白生物基质中存在潜在干扰物质（非特异性干扰）的情况下区分和测定待测物的能力。选择性验证应使用至少6个个体来

源 / 批次（非溶血和非高脂）的空白基质（不含待测物或内标的基质样品）。

选择性的评估应证明空白样品中待测物或内标的保留时间内没有干扰组分引起的显著响应。若存在干扰，干扰组分的响应应不高于待测物 LLOQ 响应的 20%，并且不高于待测物 LLOQ 样品中内标响应的 5%。

### A：如何验证色谱分析法的特异性？

B：特异性是生物分析方法检测和区分待测物与其他物质的能力，包括相关物质（例如与待测物结构相似的物质、代谢物、异构体、杂质、样品制备过程中形成的降解产物）。

特异性的考察包括比较待测物与潜在干扰相关物质的分子量以及将相关物质与待测物色谱分离。干扰组分的响应不应超过待测物 LLOQ 响应的 20%，并不高于待测物 LLOQ 样品中内标响应的 5%。

### A：如何验证色谱分析法的基质效应？

B：基质效应是指由生物基质中的干扰物质和未识别的成分引起的待测物响应的改变。影响基质效应大小的因素很多，包括生物样本中所含基质的种类、抗凝剂、处理方法、选用的流动相、色谱条件、离子化方式和质谱条件等。血浆为最常测定的生物样本，也是最易产生基质效应的样本。目前普遍认为，处理后样本中存在的磷脂成分和待分析物一同从色谱柱流出，是造成基质效应的主要因素。

在方法验证过程中，需要考察不同来源 / 批次间的基质效应。基质效应应通过分析至少 3 个重复的低、高浓度质控样品进行评估，各同等浓度样品使用至少 6 个不同来源 / 批次的基质制备。其准确度应在标示浓度的 ±15% 以内，并且所有单个来源 / 批次基质的精密度（变异系数百分比，CV%）应不大于 15%。如果基质难以获得，可以允许使用更少来源 / 批次的基质。对基质效应大小的判断，目前各国法规中并没有统一的要求尺度，只是规定重复测定的精密度应符合要求。

A：校准曲线用来体现哪两者之间的关系？制备校准曲线需准备哪些样品？校准曲线回归分析报告应包含哪些参数？可接受校准曲线的标准是什么？

B：校准曲线用于描述待测物的标示浓度与分析响应之间的关系。通过在空白基质中加入已知浓度待测物制备校正标样，涵盖相应的浓度范围并组成校准曲线。

应使用空白样品、零浓度样品（仅添加内标的空白样品）和至少 6 个浓度水平的校正标样（包括定量下限和定量上限）制备校准曲线。

报告中应包括校准曲线参数（线性拟合时的斜率和截距）、校正标样的回算浓度和计算的平均准确度。应提交在验证过程中所有可接受的校准曲线，其中包括不同天内考察的至少 3 个独立批的校准曲线。

校正标样的回算浓度应在定量下限标示浓度的 ±20% 以内，其他水平应在标示值的 ±15% 以内。至少有 75% 的校正标样且至少 6 个浓度水平应符合上述标准。在使用重复测定的情况下，对于每个浓度水平，至少 50% 的校正标样应满足接受标准（LLOQ ±20%，其他浓度 ±15%）。如果不符合接受标准，则应拒绝该校正标样，并重新拟合去除该点后的校准曲线，包括回归分析。对于准确度和精密度考察的批次，如果分析批定量下限或定量上限校正标样的所有重复数据都不合格，则应拒绝该批次结果，确定分析批失败的可能原因，并在必要时修改方法。

A：验证准确度与精密度前应如何制备质控样品？如何验证色谱法的准确度和精密度？

B：在方法验证过程中，应制备在校准曲线范围内至少 4 个浓度水平的质控样品：LLOQ、在 LLOQ 浓度三倍以内（低浓度质控）、约为校准曲线范围的 30%~50%（中浓度质控）和至少 ULOQ 的 75%（高浓度质控）。

准确度和精密度应通过分析批内和批间的质控样品来确定。应使用同一批次的数据考察准确度和精密度。批内准确度和精密度应通过对每一分析批中每个浓度水平的质控样品进行至少 5 次样品分析来评估。批间准确度和精密度需要通过对每个浓度水平质控在至少两天内考察的至少 3 个分析批结果进行评价。为了能够评估一个分析批内随时间变化的任何趋势，建议至少在一个分析批中证明质控样品的准确度和精密度，该分析批的大小应与试验样品预期分析批大小相当。

除 LLOQ 外，每个浓度水平质控样品的总体准确度应在标示值的 ±15% 以内，LLOQ 的准确度应在标示值的 ±20% 以内。除 LLOQ 外，每个浓度水平质控样品的精密度（CV%）不应超过 15%，LLOQ 的精密度不应超过 20%。

**A：说明残留的定义及限度要求？如果残留不可避免，则试验样品不能随机进样，应考虑采取哪些措施？**

B：残留是指前一个样品残留在分析仪器上的残留物而引起的测定浓度的变化。

在验证期间，通过在 ULOQ 样品之后分析空白样品来考察残留。在 ULOQ 之后的空白样品中的残留应不超过 LLOQ 样品中待测物响应的 20% 和内标响应的 5%。

如果残留不可避免，应在方法验证时检验并在试验样品分析时应用，以确保残留不影响准确度和精密度。包括在分析预期高浓度样品之后，下一个试验样品之前，进样空白样品。

**A：验证色谱法的稀释完整性具体有哪些要求？**

B：稀释完整性是在必要时对样品稀释过程的评估，以确保不会对待测物浓度的准确度和精密度造成影响，应使用与质控样品来源相同的空白基质进行样品稀释。

稀释质控样品的浓度应大于 ULOQ，采用空白基质对样品进行稀释，各稀释因子对应的稀释质控样品至少进行 5 次重复试验，以确保检测浓度在校准曲线范围内被准确测量。试验样品分析过程中所用稀释因子应处于方法学验证的稀释因子范围内。稀释质控的平均准确度应在标示值的 ±15% 之内，精密度（CV%）不超过 15%。

**A：为什么要进行稳定性考察？稳定性考察的内容有哪些？**

**B：** 进行稳定性考察的目的在于确保样品在制备、处理和分析过程中采取的每一步操作以及使用的储存条件不会影响待测物的浓度。通常应该进行下列稳定性考察。

（1）储备液和工作液稳定性　应根据分析试验样品期间使用的储存条件，确定待测物和内标储备液和工作液的稳定性，采用溶液的最低和最高浓度进行考察。考虑到检测器的线性和检测范围，应通过适当稀释，通过检测器的响应来考察储备液和工作液的稳定性。

（2）冻融稳定性　为了评估从冷冻储存条件中反复取出样品的影响，应在多次冷冻和解冻循环后考察待测物的稳定性。应采用与试验样品相同的处理过程对低和高浓度稳定性质控样品进行解冻和分析。

（3）生物样品前处理过程中的稳定性（短期稳定性）　应设计考察生物样品前处理过程中的稳定性试验，以覆盖试验样品的实验室处理条件。低浓度和高浓度稳定性质控样品应采用与试验样品相同的方式解冻，并在前处理过程中保持相同的温度和至少相同的持续时间。

（4）处理后样品稳定性　包括分析完成（在自动进样器/仪器中）前的时间。如：①处理后样品在试验样品（干提取物或在进样阶段）分析时储存条件下的稳定性；②在进样器或自动进样器温度下，仪器处理后样品的仪器/自动进样器稳定性。

（5）长期稳定性　应考察储存在冰箱中的基质中待测物的长期稳定性。低和高浓度稳定性质控样品应在与试验样品相同的储存条件下持续保存至少相同的时间。对于化学药物，可以接受将一个温度（例如 –20℃）的稳定性外推到较低温度（例如 –70℃）。对于生物药物，可以采用括号法，例如在 –70℃和 –20℃条件下的稳定性已经被证明的情况下，若试验样品储存温度在此范围内，则不必额外考察试验样品储存温度下的长期稳定性。

此外，如果适用，也应该进行以下考察：

（6）全血稳定性考察　样品从受试者采集之后到储存之前，应该充分关注样品基质（全血）中待测物的稳定性，以确保通过分析方法获得的浓度能够反映样品采集时受试者血液中待测物的浓度。

**A：如何考察方法的重现性？**

B：方法的重现性通过重复测定质控样品来考察，通常包含在精密度和准确度考察中。但如果样品可以重新进样（例如在仪器中断或其他原因如设备故障的情况下），应当考察重进样重现性并将其纳入方法验证报告或在生物样品分析报告中提交。

**A：方法验证完成之后需进行试验样品分析，一个分析批由哪些试样组成？**

B：一个分析批由空白样品（不含待测物和内标的处理后样品）、零浓度样品（含内标的处理基质）、至少 6 个浓度水平的校正标样、至少 3 个浓度水平质控样品（低、中、高浓度双样品，或至少试验样品总数的 5%，两者中取数目更多者）以及待分析的试验样品。

**A：色谱法验证中如何规定分析批的接受标准？**

B：（1）除 LLOQ 外，校正标样的回算浓度应在标示值的 ±15% 以内，LLOQ 应在 ±20% 范围内。至少 75% 且不少于 6 个浓度水平的校正标样应满足该标准。如果采用的校正标样浓度超过 6 个且其中 1 个不满足标准，则应该拒绝该校正标样，重新计算不含该点的校准曲线并进行新的回归分析。

（2）质控样品的准确度值应该在标示值的 ±15% 范围内。至少 2/3 且每一浓度水平至少 50% 的质控样品应满足这一标准，若不满足，则应拒绝该分析批。

（3）含有稀释复测样品的分析批应包含稀释质控，以验证试验样品分析过程中稀释方法的准确度和精密度。稀释质控的浓度应大于需稀释试验样品（或 ULOQ）的浓度，并采用相同的稀释因子进行稀释。稀释质控的批内接受标准仅影响稀释试验样品的接受情况，不影响分析批的结果。

（4）在同时检测多个待测物的情况下，每个待测物都要有一条校准曲线。如果一个分析批中一个待测物的结果可以接受，而另一个待测物的结果被拒绝，则可以采用接受待测物的数据，被拒绝的待测物应重新处理和分析。

（5）生物样品分析报告中应包含接受批的校正标样和质控样品的回算浓度。对于所有接受分析批，应计算每个浓度水平质控样品的总体（批间）准确度和精密度，并在分析报告中提交；若总体平均准确度或精密度不满足15%的接受标准，则应进行调查以确认出现偏差的原因。在比较 BA/BE 研究中出现这种情况，可能会导致结果被拒绝。

**A：色谱方法下的试验样品在哪些情况下需进行重分析？**

B：试验样品重分析包括但不限于下列原因。

（1）由于校正标样的准确度和（或）质控样品的准确度和精密度不满足接受标准，导致分析批被拒绝。

（2）内标响应与校正标样和质控样品的内标响应差异显著（在 SOP 中预先规定）。

（3）测得的浓度高于 ULOQ。

（4）测得的浓度低于调整后的 LLOQ，而该批校准曲线中最低浓度校正标样已被拒绝，致 LLOQ 比其他分析批高。

（5）进样不当或设备故障。

（6）稀释后的试验样品浓度低于 LLOQ。

（7）在给药前样品、对照或安慰剂样品中测得可定量的待测物。

（8）色谱图不佳（SOP 中预先规定）。

对于比较 BA/BE 研究，通常不接受由于药动学原因（例如样品浓度与预期曲线不符）重分析试验样品，因为这样可能会影响研究结果。

**A：什么是配体结合分析法？配体结合分析方法验证的主要试剂有何限定要求？**

B：配体结合法指使用能特异性结合待测物的试剂来分析目标待测物的一种方法。使用如酶、放射性同位素、荧光团或发色团标记的试剂检测待测物，采用微量滴定板、试管、皿等进行反应。

配体结合分析方法验证的主要试剂包括标准品及关键试剂〔结合试剂

（例如结合蛋白、适配子、抗体或偶联抗体）和含酶试剂〕。标准品应进行充分表征并提供充足的证明性文件（例如检验分析证书和来源）。生物制品具有高度复杂的结构，其与用于生物样品分析的结合试剂的反应活性可能会受到药品生产工艺的变化而发生影响。因此用于制备校正标样和质控的标准品批号应尽可能与非临床试验和临床试验中使用的批号保持一致。

无论是自制还是购买商品化试剂，都应该在方法开发的早期阶段评估关键试剂的可靠性。关键试剂的数据表应至少包括试剂标识、来源、批次 / 批号，纯度（如适用）、浓度（如适用）和稳定性 / 储存条件。

**A：配体结合分析方法的特异性如何验证？**

B：特异性验证可采用在空白基质样品中添加试验样品中最大浓度的预期相关干扰物质来考察。应考察加入最大浓度相关干扰物质时，目标待测物在 LLOQ 和 ULOQ 水平的准确度。添加相关干扰物质的空白样品的响应应低于 LLOQ，目标待测物在相关干扰物质存在的情况下，准确度不应超过标示值的 ±25%。

**A：配体结合分析方法的选择性如何验证？**

B：应评估低浓度水平的选择性，因为在很多案例中低浓度水平的分析会存在选择性的问题。但也建议在较高的待测物浓度水平下评估选择性。因此，选择性应通过向至少 10 个个体来源的空白基质中，分别添加 LLOQ 和高浓度质控水平的目标待测物来考察。至少 80% 以上个体来源的空白样品响应应低于 LLOQ 的响应；至少 80% 以上个体来源的目标待测物标样样品的准确度应在 LLOQ 标示值的 ±25% 范围内，在高浓度水平质控标示值的 ±20% 范围内。

**A：配体结合方法的校准曲线如何选样？ 怎样判断校准结果？**

B：校准曲线应至少由 6 个浓度水平的校正标样建立，包括 LLOQ 和 ULOQ，加上一个空白样品。空白样品不应参与校准曲线参数的计算。可以使用浓度低于 LLOQ 和高于 ULOQ 的锚定点校正样品来改善曲线的拟合。

每个校正标样回算浓度的准确度和精密度应满足：LLOQ 和 ULOQ 水平的

校正标样准确度和精密度在标示值的 ±25% 范围内，其他所有浓度水平的校正标样准确度和精密度在标示值的 ±20% 范围内。在不包括锚定点校正样品的情况下，应至少有 75%，且至少 6 个浓度水平的校正标样（包括 LLOQ 和 ULOQ）符合上述标准。锚定点校正样品因超出校准曲线的定量范围不需要满足上述标准。

**A：如何评估配体结合分析方法的准确度及精密度？**

B：准确度和精密度应通过在 2 天或 2 天以上的至少 6 个分析批中，对每一个质控浓度水平（LLOQ、低、中、高、ULOQ）下至少重复分析 3 次来确定。

除 LLOQ 和 ULOQ（应在标示值的 ±25% 范围内）外，每个浓度水平下的批内和批间总体准确度应在标示值的 ±20% 范围内。除 LLOQ 和 ULOQ（不应超过标示值的 25%）外，每一浓度水平质控的批内和批间精密度均不应超过标示值的 20%。此外，还应基于准确度和精密度评估总误差〔即准确度（%）和精密度（%）误差绝对值的总和〕，总误差不应超过 30%（LLOQ 和 ULOQ 不应超过 40%）。

**A：验证配体结合分析方法稀释线性的目的是什么？如何验证？**

B：评估稀释线性的目的是确定：①测量浓度在校准曲线范围内不受稀释的影响；②高于校准曲线 ULOQ 的样品浓度的准确性不受钩状效应（即由高浓度待测物引起的信号抑制）的影响，从而产生错误的结果。

稀释线性采用稀释质控样品来验证，即在基质中加入高于 ULOQ 浓度的待测物，分析未稀释的样品（用于钩状效应），同时用空白基质稀释该样品（至少 3 个不同稀释因子）至校准曲线浓度范围内。对于每一个被测稀释因子，应采用与试验样品分析一致的复孔数进行至少 3 个分析批的分析。通过稀释质控样品验证是否存在响应抑制现象（钩状效应），如果观察到该现象，那么应该采取措施消除试验样品分析过程中的响应抑制。经稀释因子校正后，每个稀释质控终浓度的准确度应在标示值的 ±20% 范围内，所有稀释质控经稀释因子校正后终浓度的精密度不应超过 20%。

**A：配体结合法与色谱法的稳定性评估有何异同？**

**B：**（1）相同点　①评估条件相同，都使用低浓度和高浓度的稳定性质控样品评估待测物在基质中的稳定性（低和高浓度的稳定性质控样品分别在零时和一定储存条件储存后进行评估，每个浓度水平/储存条件/时间点应至少制备并分析三份稳定性质控样品）。

②稳定性考察的主要内容相同，都包括：短期稳定性，样品处理温度条件下及处理后的稳定性，冻融稳定性，长期冻存稳定性。

（2）不同点　每个浓度水平的质控样品浓度的平均值与标示值的偏差不同，色谱法在标示值 ±15% 范围内，配体法在标示值 ±20% 范围内。

**A：配体结合法与色谱法的分析批接受标准有何异同？**

**B：**（1）校正标样的回算浓度　校正标样除 LLOQ 和 ULOQ 水平外的所有浓度水平的回算浓度应在标示值的 ±20%（色谱法 ±15%）以内，LLOQ 和 ULOQ 水平的回算浓度应在标示值的 ±25%（色谱法 ±20%）内。至少 75% 的校正标样且至少 6 个浓度水平，应符合上述接受标准。

（2）分析批中质控样品的准确度　至少 2/3 的质控样品以及在每个浓度水平下 50% 的质控样品的准确度应在标示值的 20%（色谱法 ±15%）以内。

（3）分析批中每个浓度水平质控样品总体的平均准确度和精密度要求　配体结合法每个浓度水平质控样品总体平均准确度和精密度不超过 20%，色谱法不应超过 15%。否则在比较 BA/BE 研究中，这种情况可能会导致数据被拒绝。

**A：配体结合分析方法验证中试验样品重分析的可能原因有哪些？**

**B：**配体结合分析方法验证中试验样品重分析可能基于但不限于以下原因。

（1）由于校正标样的准确度和（或）质控样品的精密度和准确度不符合接受标准，因而拒绝该分析批。

（2）检测浓度高于 ULOQ。

（3）因校准曲线 LLOQ 被拒绝，调整后的校准曲线的定量下限高于其他分析批，导致检测浓度低于调整后的定量下限。

（4）设备发生故障。

（5）稀释样品浓度低于 LLOQ。

（6）给药前样品、对照或安慰剂样品中检测到可定量的目标待测物。

（7）如果生物样品为复孔检测，由于一个孔的结果未能达到预定义的接受标准（例如复孔间差异较大，其中一个孔的浓度高于 ULOQ 或低于 LLOQ）而获得不可报告的值。

对于比较 BA/BE 研究，不可接受由于 PK 原因（例如样品浓度不符合预期情况）对试验样品进行的重分析，因为这样可能导致研究结果发生偏离。

### A：什么是 ISR，在什么情况下应进行已测样品 ISR？

B：ISR 指已测样品再检测，是生物分析方法学验证的必要组成部分。它旨在确认样品待测物浓度结果的可靠性，并可通过随行质控样品的准确度和精密度来说明。

已测样品再检测可能基于但不限于以下原因。

（1）对于临床前研究，一般而言，每一物种的主要非临床 TK 研究均需进行 ISR。而在 PK 研究中而非 TK 研究中进行 ISR 也是可接受的，只要相应的研究为关键研究，并将用于监管决策。

（2）所有关键性的比较 BA/BE 研究。

（3）首次用于人体的临床试验。

（4）用于患者的关键性早期临床试验（每个患者群体进行一次）。

（5）首次或关键性的用于肝和（或）肾功能不全患者的临床试验。

通过使用相同的生物分析方法在不同日期且独立的分析批（即与初测批次不同），重复分析给定研究中的一组样品来考察 ISR。

### A：如何评定 ISR 是否符合接受标准？

B：根据公式计算再测试值与原始测得值之差：

差值＝（再测试值－原始测得值）÷ 平均值 ×100%

对于色谱方法，至少 2/3 的百分比差值应该 ≤ 20%。对于配体结合方法，至少 2/3 的百分比差值应该 ≤ 30%。

如果 ISR 总体结果不符合接受标准，则应进行调查并纠正原因。应该有 SOP 指导如何启动并进行调查。如果经调查未能确定失败的原因，则生物分析报告中也应提供 ISR 失败对研究有效性的潜在影响。

如果 ISR 符合接受标准，但在多个样品的结果之间显示出较大或系统差异，这可能表明存在分析问题，建议进行进一步的调查。

**A：什么是内源性物质？内源性物质的检测有何难点？**

B：内源性物质是指机体内天然存在的物质，主要包括激素、维生素、蛋白质及电解质等。生物标记物与内源性治疗药物都属于内源性物质的范畴。

内源性物质的检测有其独特的技术难点。首先是空白基质的获取；其次是如何区分药源性与内源性，或者其他来源；此外，由于机体的自身稳定机制，使内源性物质通常稳定在一个相对狭窄的范围（或有一定的周期性波动）。因此，内源性物质的分析需要建立一套科学、可靠的定量分析方法。

内源性物质分析策略如图 M-7 所示。

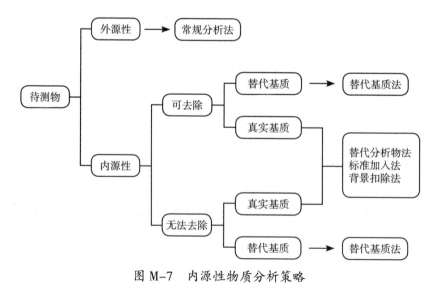

图 M-7　内源性物质分析策略

**A：内源性物质的分析方法有哪些，并说明其优劣势？**

B：内源性物质的分析目前主要采用四种分析方式，即替代分析物法、替代基质法、标准加入法和背景扣除法。这四种分析方法分别采用真实基质、替代基质、生物样本和真实基质建立各自校准曲线，以此计算或折算内源性物质的浓度。

（1）替代分析物法　是使用稳定的同位素标记物作为替代分析物在真实基质中建立校准曲线，利用替代分析物与内源性物质间存在的恒定比例关系（响应因子 RF），折算内源性物质的浓度。

替代分析物法由于引入机体内不存在但经验证与内源性物质存在着恒定比例关系的替代分析物，因此较其他分析方法费用更加昂贵。但其优势显著，由于方法采用与生物样本一致的真实基质，可有效消除基质效应和回收率的差异。

（2）替代基质法　是采用替代基质（或剥离基质）和内源性物质建立校准曲线，以此分析内源性物质的浓度。

替代基质法更实用、经济，但其组分与真实样本间存在一定差异，若不予以消除，则会因基质不同引起仪器响应的差异和提取回收率的差异。

（3）标准加入法　是将待测的生物样本等分成若干份，除两份外（一份用于制备零浓度样本 BK，另一份用于制备双空白样本 DB），依次加入已知量但不同浓度的内源性物质和等量的内标，以此建立每个生物样本的校准曲线，该样本制备的校准曲线与 X 轴的负载距即为待测生物样本的浓度。

标准加入法最大的优势在于使用生物样本自身建立校准曲线，不存在基质效应和回收率差异，同样这也是该方法的劣势——样本需求量大，检测耗时。

（4）背景扣除法　是在含内源性物质的真实基质中添加内源性标准品，在扣除真实基质的背景响应后，与内源性标准品的添加浓度建立校准曲线，以此计算生物样本的浓度。

背景扣除法的优势在于其采用真实基质，此法可有效避免标曲样本与生物样本间存在的基质效应和回收率差异。但该方法需要额外处理数据，利用软件在扣除背景后，拟合回归方程，以此计算样本中内源性物质的浓度。

**A：在方法验证中平行性指什么？一般在哪个时间段考察平行性？如何考察平行性？**

B：平行性是指校准曲线和系列稀释试验样品间的平行关系，用来确定稀释对待测物测定的影响。平行性主要与试验样品相关（即一个分析方法可能对特定人群的样品具有平行性，而对另一人群的样品缺乏这种平行性），应在试验样品检测期间考察平行性。

应使用空白基质对高浓度的试验样品（最好接近 $C_{max}$）稀释至少 3 个系列浓度，每个稀释系列样品间的精密度不应超过 30%。然而，若采用不超过 30% 可接受标准时需仔细分析数据，因为结果符合标准仍可能具有非平行性的趋势。

**A：新药研发过程中，如果申请人改变试剂盒用途或采用"仅用于研究"的试剂盒测定化学或生物制品浓度，则应进行试剂盒检测验证，试剂盒检测验证需注意哪些事项？**

B：试剂盒检测验证的注意事项包括但不限于以下内容。

（1）若试剂盒中的对照品与受试者样品的不同，应进行试验评估试剂盒试剂检测性能的差异。应在试验样品检测机构实际条件下进行特异性、准确度、精密度和稳定性考察。若修改试剂盒操作说明应进行完整验证。

（2）使用稀疏校正标样（例如一点或两点校准曲线）的试剂盒应包括内控验证试验，以建立在校正范围内具有足够数量标样的校准曲线。

（3）实际质控样品浓度应已知。以范围表示的质控样品浓度不足以用于定量。在这种情况下，应制备和使用已知浓度的质控样品，而非仅使用试剂盒提供的质控样品。

（4）应使用与试验样品相同的基质制备校正标样和质控样品。使用与试验样品不同的基质制备校正标样和质控样品的试剂盒应予以说明，且应进行适当试验。

（5）如果在一项研究中使用了多个批次的试剂盒，则应考虑不同批次间试剂盒任何关键试剂的变异性和可比性。

（6）如果应用需使用多个分析板的试剂盒时，应在每个分析板上制备足够的质控样品，以确保检测的准确度。应建立针对各个分析板和整个分析批的接受标准。

# 参考文献

[ 1 ] Muirhead DC，Smart TS. Cross validation in bioanalysis：why，when and how？［J］. Chromatographia，2000，52（Suppl 1）：72.

[ 2 ] NMPA. Guideline on the Human Bioavailability and Bioequivalence of Chemical Drug Preparations（化学药物制剂人体生物利用度和生物等效性研究技术指导原则）［S］. 2005.

[ 3 ] NMPA. Good Laboratory Practice for Nonclinical Laboratory Studies（药物非临床研究质量管理规范）［S］. 2017.

[ 4 ] KORFMACHER W A. Mass Spectrometry for Drug Discovery and Drug Development［M］. New Jersey：Wiley，2013：5595.

[ 5 ] JEMAL M，OUYANG Z，XIA Y Q. Systematic LC–MS/MS bioanalytical method development that incorporates plasma phospholipids risk avoidance，usage of incurred sample and well thought–out chromatography［J］. Biomed Chromatogr，2010，24（1）：219.

[ 6 ] VISWANATHAN C T，BANSAL S，BOOTH B，et al. Workshop/conference report–quantitative bioanalytical methods validation and implementation：Best practices for chromatographic and ligand binding assays［J］. AAPS J，2007，9（1）：3042.

# 附录

# ICH 基础知识课堂

总论

梁毅总论

Q

范琳琳 Q1A~Q1C

范琳琳 Q1B~Q1D

范琳琳 Q1E

周清萍 Q2

周清萍 Q3A、Q3B

周清萍 Q3C

周清萍 Q3D

田文淼 Q5A

田文淼 Q5B、Q5C　　田文淼 Q5D、Q5E　　张瑞楠 Q6A　　张瑞楠 Q6B

张瑞楠 Q7（上）　　张瑞楠 Q7（下）　　蔡洋洋 Q8　　蔡洋洋 Q9

蔡洋洋 Q10　　蔡洋洋 Q11　　蔡洋洋 Q12

S

朱雪敏 S1A~S1C

朱雪敏 S3A、S3B

田文淼 S6

## E

阿蓉娜 E1、E2

雕钰惟 E2B

阿蓉娜 E2C

阿蓉娜 E2D、E2E

阿蓉娜 E2F

## M

李东昂 M1A

李东昂 M1B

敖唯一 M2

雕钰惟 M3

李东昂 M4A

李东昂 M4B

敖唯一 M7

雕钰惟 M9